T0274878

CUANDO EL CUERPO SE REBELA

MARÍA REAL CAPELL

CUANDO EL CUERPO SE REBELA

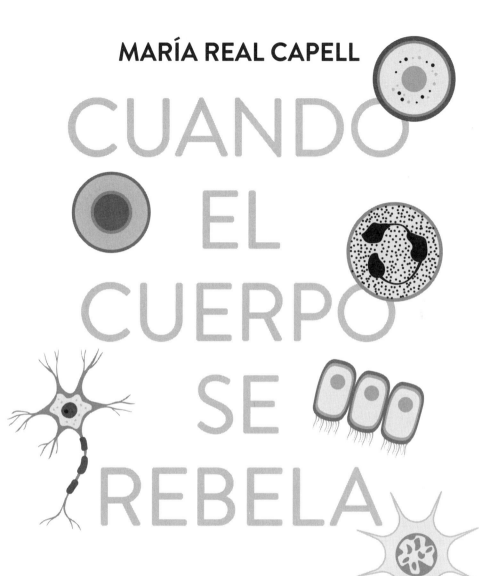

Aprende cómo vivir plenamente con una enfermedad autoinmune

Grijalbo

Papel certificado por el Forest Stewardship Council®

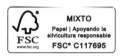

MIXTO
Papel | Apoyando la
silvicultura responsable
FSC
www.fsc.org   FSC® C117695

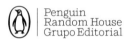

Penguin
Random House
Grupo Editorial

Primera edición: julio de 2023
Cuarta reimpresión: diciembre de 2023

Printed in Spain – Impreso en España

ISBN: 978-84-253-6376-4
Depósito legal: B-7.939-2023

Compuesto en Pleca Digital, S. L. U.

Impreso en Unigraf
Móstoles (Madrid)

GR 6 3 7 6 4

Cuando creas que has agotado todas las posibilidades, recuerda esto: no lo has hecho.

THOMAS EDISON

A todas las personas que alguna vez han tenido que escuchar un diagnóstico
A mis pacientes, que son mis grandes maestros con los que aprendo a diario

ÍNDICE

PRÓLOGO

Cuando el médico te dice por primera vez: «Mire, le voy a explicar lo que es una enfermedad autoinmune», sabes que tu vida está a punto de cambiar. Inmediatamente el discurso se complica y, mientras lidias con la ansiedad y el miedo, intentas descifrar cómo de grave es esa nueva acompañante que tendrás en tu día a día.

Con la distancia empiezas a informarte, indagas en internet, en las redes sociales, quizá tengas la suerte de que alguien de tu entorno te dé una información más cercana. «¿Qué es eso de una enfermedad autoinmune? ¿Por qué a mí?». En los buscadores aparecen imágenes terribles; los foros están colmados de mensajes contradictorios, con poco rigor y mucho sensacionalismo…

Intentas volver a consultar a tu médico y te da una explicación más concreta en la que, al parecer, «Todo está bien, no hay de qué preocuparse». No entiendes nada. ¿No estabas tan mal? ¿No era tan grave esa enfermedad autoinmune?

Los días malos se van acumulando, edulcorados de estrés y falta de sueño. Sientes dolor en las articulaciones, rigidez e hinchazón. Al parecer has tenido un brote. ¿Un brote? ¿Acaso eres una planta? La limitación física e intelectual amenaza con adelantarte por la derecha poniendo en entredicho tu capacidad para resolver esa nueva realidad. Sigues en estado de *shock*, intentas vestir de normalidad la nueva rutina de tratamientos, analíticas y visitas al médico. Hasta que llega un día peor que los anteriores en el que te dicen que la enfermedad está afectando a órganos tan importantes como los riñones o los pulmones. «¿Y eso por qué? ¿Qué ha cambiado para que suceda eso? ¿Qué debo esperar ahora?».

La sala de espera es más gris que de costumbre; la extracción sanguínea, más dolorosa, y el discurso del médico, menos tranquilizador. Sales de la consulta con, arrugada en el bolsillo, la nota que habías preparado antes de la visita, llena de miedos y preguntas importantes… Abres el teléfono móvil, necesitas no pensar, quitarte de encima esa sensación de desasosiego y preocupación. En la pantalla aparece una joven que te dice a las claras y sin tapujos que la autoinmunidad (procesos que acarrea una enfermedad autoinmune) tiene un punto de inflexión clave determinado por el estilo de vida. Se llama María Real Capell, y en ese momento no sabes la fortuna que tienes de haberla encontrado (aunque lo intuyes).

Pronto te das cuenta de que esa alegre mujer es capaz de concentrar conocimiento, practicidad y desenfado en recetas culinarias, consejos de salud y trabajos de campo e investigación dignos del Ministerio de Salud Pública. Te rompes por dentro cada vez que te habla de su historia, de cómo llegó hasta allí. Sus condicionantes de salud —personales, familiares— y su constante lucha te llevan a desear que deje de compartir tantas cosas, que se quede algo para ella. Pero María no es así. Ha entrado en tu vida para deconstruir las enfermedades autoinmunes, la inflamación, el poder del *momentum* inmune. Insiste constantemente en que lo estás haciendo bien, que tu camino es el mejor que podías elegir, y por ello has de enorgullecerte. Con el tiempo la empatía que sientes hacia ella te absorbe, disfrutas de su sonrisa y te angustian sus días malos. Ha conseguido poner en orden todo aquello que tanto miedo te daba. Te sientes capaz de todo, con energías renovadas y una perspectiva de salud que nunca habías tenido.

Tres carreras universitarias, dos másteres e infinidad de cursos la avalan a nivel académico. Sin embargo, tú lo que ves y sientes es a una fiel escudera capaz de ayudarte a vencer cualquier cosa. Y, sin temor a equivocarte, adquieres este libro con ilusión y responsabilidad. María Real Capell te acompañará en cada página, en cada susurro, en cada noche con los ojos cansados y el intelecto nutrido.

En el viaje de una enfermedad autoinmune nunca hay que buscar la ballena blanca (que por cierto era un cachalote). No funciona así. No hay soluciones milagrosas, ni grandes gurús con poderes sobrenaturales o compendios de consejos, como «A mí me fue bien así» o «Lo he leído en alguna parte».

Las enfermedades autoinmunes son silenciosas, invisibles, en muchas ocasiones indescifrables. En mi día a día me encuentro en muchas ocasiones ante la necesidad de entender ese cosmos de procesos en paralelo que definen a mis pacientes, con la frustración compartida de necesitar un complemento, alguien como María. Soy testigo de cómo infinidad de condicionantes se filtran en la evolución de las enfermedades autoinmunes, enlenteciendo el proceso de mejora o curación. En ese punto disruptivo, mientras surfeaba por la tangente de lo protocolario y la evidencia científica, me encontré a María Real Capell dándome una *master class* sobre microbiota, etiquetado de alimentos, inflamación intestinal o déficits de progesterona. Da igual lo que le eches, María es una gran conversación sea cual sea el escenario. Y en ese punto me di cuenta de cómo puede llegar a aglutinarse tanto conocimiento y pasión en un recipiente tan frágil y poderoso.

Ella se define como una persona altamente sensible. Yo la definiría como una sensibilidad altamente personal. Talento en estado puro, aquello que hoy en día llaman «orgánico» (qué mejor concepto para definirla).

Este libro te apasionará. Dedícale atención, porque cada línea, cada pausa y cada frase célebre tienen un sentido. Toma notas y relee capítulos; tu salud te lo agradecerá.

Permíteme que agradezca tu interés por la inmunología, por cuidar tu sistema inmunitario y por buscar entender el funcionamiento de las enfermedades autoinmunes y cómo controlarlas mejor. Te aseguro que María Real Capell tiene las claves que buscas, simplificadas y bien estructuradas. Así se lo hago saber a todos mis pacientes, a mis familiares y… ¡a mí mismo! ¡Pon a María en tu vida!

Enhorabuena por estar a punto de empezar a leer este maravilloso libro.

Dr. Enrique Esteve

INTRODUCCIÓN

Seguro que tienes este libro en tus manos por alguno de estos motivos:

○ Tienes una enfermedad autoinmune y quieres mejorar tu calidad de vida.
○ Conoces un familiar o un amigo con alguna de estas enfermedades tan complicadas y quieres aprender todo lo posible para acompañarle.
○ Quizá, simplemente, te interesan los temas de salud y bienestar y al ver esta cubierta tan bonita te ha picado la curiosidad.
○ Eres profesional de la salud y quieres aprender un poco más sobre cómo acompañar a tus pacientes desde la consulta.
○ Me sigues en Instagram y te has visto en la obligación moral de leerlo, pues comenté en mis redes sociales que escribiendo estas páginas me han aumentado las dioptrías (y no es broma).

Pues bien, mientras lees estas cinco situaciones y piensas cuál es la tuya, hay unas células de tu sistema inmunitario patrullando en busca de infecciones. Pero si encima estás aquí por el primer motivo, puede ser que algunas de estas células del sistema inmunitario estén atacando a tu propio cuerpo como quien no quiere la cosa. A veces, ya sabes, el cuerpo se rebela.

Siempre me defino como una fan total del cuerpo humano. Hace años solía pensar que el cuerpo humano era una máquina perfecta, pero mis estudios de inmunología y los casos diarios que veo de pacientes con enfermedades autoinmunes me han hecho ver que el cuerpo humano, aunque es fascinante, no es una máquina perfecta ni de lejos. El cuerpo humano es demasiado complejo, un engranaje que a veces se atranca.

Desde muy pequeña me ha interesado cómo funciona nuestro cuerpo. Recuerdo un libro infantil de anatomía humana con la cubierta de tapa dura y color rojo, era mi favorito. En aquel entonces, con toda mi inocencia, todavía pensaba que el cuerpo humano era perfecto. Lo leía muy a menudo, pero no me cuadraban algunas cosas, así que un buen día puse el libro rojo en mi mochila —que también era roja—, se lo llevé al señor Ramón (en paz descanse) y le pregunté por qué salían pintados los pulmones de color verde, la lengua azul, el estómago marrón, el corazón violeta… Le pregunté si se habían equivocado y lo habían pintado mal. Entonces el señor Ramón me explicó que, como era un libro infantil, los autores habían decidido pintar los órganos de distintos colores para ayudar a distinguirlos mejor. Quizá sin saberlo había aprendido que siempre hay que contrastar la información, y más en la ciencia.

Y ya que estamos hablando de mi infancia, te contaré cuál era mi juego favorito. ¡Sanar a los demás! Tenía un montón de muñecas y la historia siempre era la misma: se ponían enfermas cada día y se curaban un rato después. ¡Tenía montado un hospital para Barbies!

Para curarlas preparaba pócimas con cualquier hierba que encontrase en el jardín (césped, margaritas…), hacía que las tomaban y las ponía a dormir bien tapaditas con alguna manta o toalla. En el mortero de mi abuela Antonia, donde ella siempre hacía alioli los domingos, preparaba los líquidos y ungüentos. Me echaba un poco la bronca, porque no le gustaba que tocaran sus cosas. Desde su butaca de flores azules les decía a mis padres: «Esta niña irá a la universidad». Después de darles pócimas y descanso a mis muñecas, todas mejoraban rápidamente y el juego terminaba con una gran fiesta. Reunía a todas las Barbies y ponía en el centro a la que se había recuperado. Entonces, todas bailaban a su alrededor.

Más adelante, ya entrada en la adolescencia, descubrí el maravilloso remedio de los animales y cambié las muñecas por gatos y perros que encontraba malnutridos en mi pueblo. Es vergonzoso y doloroso recordar la cantidad de perros abandonados que llegaban al pueblo, pero la historia también tenía final feliz, y esta vez con seres vivos de verdad. El remedio que aplicaba era parecido al de las muñecas: buenos alimentos, descanso y mucho amor. A los animales, por suerte, no les daba pócimas, ya que todavía no tenía ni idea de química y prefería ser cautelosa. A menudo bajaba a la tienda de mi madre y le pedía dinero para comprar comida para perros, ella ponía los ojos en blanco y decía: «¡Otro perro no!». Pero siempre accedía y me daba cinco euros, y yo iba al supermercado a comprarles comida y los alimentaba con mucho cariño. Los perros me querían tanto que algunos me esperaban en la parada de bus de mi pueblo cuando llegaba de los escolapios; en una ocasión, uno se coló en el autocar antes de que yo bajara. ¡Menudo homenaje me hacía cada día a las cinco y media de la tarde! Los perros que adoptaba estaban muy delgados, pero en dos o tres semanas se recuperaban. A ellos también les hacía dormir, les tapaba con una manta y les daba amor. Quizá entonces sin saberlo aprendí que el descanso es fundamental para el sistema inmunitario. Y tú también lo descubrirás a lo largo de estas páginas.

Lo que veo ahora mientras ojeo mi vida desde un dron es que estos pobres animales que adoptaba me daban más a mí que yo a ellos, pero sobre esta lección de vida hablaré en un capítulo aparte, en «El maravilloso remedio de los animales».

De pequeña ya tenía una salud delicada. Era jovial y alegre, pero también enfermiza, siempre me encontraba mal y faltaba bastante al colegio. A veces escuchaba a mis padres discutir por este motivo, se preguntaban qué hacía otra vez en casa. ¿Que qué hacía? Pues convertirme en una devoradora de libros, que eran mis grandes amigos. Adquirí el hábito de leer y una velocidad lectora que me sirvió muchísimo en mis estudios universitarios. Y me sirve también ahora para mantenerme constantemente actualizada en mi campo.

Pasada la adolescencia, por fin me diagnosticaron celiaquía. Este era el motivo de que mi infancia y adolescencia fueran tan enfermizas. Este primer diagnóstico fue recibido como un alivio, como un bálsamo. ¡Por fin sabía lo que me pasaba! No era rara, no me lo estaba inventando, no quería engañar a mis padres para quedarme en casa: tenía una enfermedad con nombre y apellidos. Sospecho que este retraso en el diagnóstico hizo que desarrollara dos enfermedades autoinmunes más, cada una más grave que la anterior.

Cuando me preguntan de dónde saco la motivación para estudiar y trabajar tantas horas, confieso que soy la más interesada en aprender sobre enfermedades autoinmunes, y ahora ya sabes el porqué: las sufro en mi propia piel. Pero también te diré que las tengo bastante bien gestionadas gracias a los buenos hábitos de vida que te explicaré en este libro.

Estas líneas son un viaje a través de las enfermedades autoinmunes, y el estilo de vida es el eje central. Entenderás por qué a veces el cuerpo se rebela. También leerás muchos casos reales y esperanzadores de pacientes que tengo en la consulta y verás que, aun con una enfermedad con nombre raro, puedes tener calidad de vida.

Soy farmacéutica, nutricionista y psiconeuroinmunoendocrina. He estudiado dos másteres: uno de inmunología y otro de nutrición oncológica. Me he formado en profundidad en el estudio de la microbiota, ya que todo paciente con enfermedades autoinmunes debe tratarse el intestino.

Al principio de mi trayectoria profesional trabajaba en una oficina de farmacia y allí aprendí muchísimo. Veía pacientes cada semana que no mejoraban. Tomaban hasta dieciséis medicamentos distintos y no hacían más que empeorar. Se metían en el cuerpo pastillas innecesarias y con interacciones entre sí, ¡un desastre! Un día me enfadé mucho, porque una abuela de setenta y seis años se cayó y le recetaron un analgésico, un antiinflamatorio, un inhibidor de la bomba de protones del estómago (el mal llamado «protector estomacal», omeprazol, seguro que te suena) y un opiáceo. La señora recogió el surtido diciendo que no entendía tantas pastillas, que solo había ido al médico por una caída tonta en su casa, que se había chequeado por insistencia de su cuidadora. ¿Cómo podía estar sucediendo esto? Cuatro medicamentos innecesarios, ¡cuatro! Detrás del mostrador descubrí la falta que hacían (y hacen) los profesionales de la salud integrativa, los que escuchamos, revisamos y ponemos orden. Vi que en la farmacia podía mejorar muchísimo la salud de las personas con lo que ahora se llama «medicina del estilo de vida». A las mujeres que venían cada quince días a por Monurol, un antibiótico para las infecciones de orina, les daba una serie de consejos y ya no aparecían más por allí. A las que tenían candidiasis recurrentes también les daba recomendaciones y… ¡tachán! Dejaron de comprar tantos óvulos y tantas cremas. En la oficina de farmacia también aprendí la importancia del acompañamiento, el respeto hacia el paciente, la escucha activa, la empatía y a ser muy cautelosa con la suplementación, ya que es habitual que interaccione con los fármacos.

Los pacientes que entraban en la farmacia sabían que también estudiaba nutrición y muchos me pedían consejo. A veces se formaba cola en mi mostrador. Te hablaré de ello con detalle en el capítulo «Una *rara avis*», pero te adelanto que acabé lanzándome a la piscina y abrí mi propia consulta. Hoy he tratado a más de cinco mil pacientes con enfermedades autoinmunes, y los resultados son muy satisfactorios. Me llena de alegría saber que estoy contribuyendo a mejorar la vida de personas con enfermedades cuyos nombres aterran: espondilitis anquilosante, artritis reumatoide, celiaquía, esclerosis múltiple, síndrome de Sjögren, enfermedad de Crohn, hipotiroidismo de Hashimoto, lupus…

Recibo como mínimo un mail a la semana de algún paciente que me comenta que tiene menos dolor, que le han bajado la dosis del tratamiento biológico, que anda más pasos diarios, que se ha quedado embarazada, que tiene menos fatiga, que los marcadores de inflamación aparecen más bajos en las analíticas, que ha ido al médico de cabecera a pedir el alta…

Para mí toda mejora, por pequeña que sea, es un logro. ¿En qué oficio uno recibe estos regalos? A veces pienso que tengo una deuda con la sociedad, que tengo que devolver este regalo que me hacen las personas. ¿Cómo podría ayudar a más gente? ¿Y si escribo un libro y comparto mis conocimientos? ¿Y si cuento casos reales de mi consulta para que los pacientes recién diagnosticados se sientan menos desamparados? ¡Cómo me hubiese gustado a mí leer testimonios de mis enfermedades cuando no tenía ni idea de a qué me enfrentaba! ¡Cómo me hubiese gustado leer sobre las pruebas que me iban a hacer para confirmar el diagnóstico y así ir con menos miedo! Y por estas carambolas que da la vida de vez en cuando, un buen día me llegó a la bandeja de entrada un correo de

Laura Álvarez, mi editora. Quería conocerme. Primero pensé en rechazar la propuesta, porque todavía estaba en fase de aprendiz. ¡Menuda osadía escribir un libro con treinta años! Pero medité mi respuesta y entendí que seré aprendiz toda la vida, porque si realmente quieres saber, tienes que estar siempre curioseando, ¡y con la misma pasión que el primer día! De modo que cambié de opinión y acepté. Y así empezó la historia de este libro, ni más ni menos.

En estas páginas te hablaré de todo lo que debes tener en cuenta si tienes una enfermedad autoinmune para que mejores tu calidad de vida. Te explicaré las enfermedades autoinmunes que más veo en la consulta y que más he estudiado: hipotiroidismo de Hashimoto, enfermedad celiaca, esclerosis múltiple, lupus, espondilitis anquilosante, enfermedad de Crohn, psoriasis, enfermedad de Graves, diabetes, artritis reumatoide, esclerodermia.

Mi objetivo es que entiendas las principales causas que enfadan al sistema inmunitario y hacen que el cuerpo se rebele. Pero tú puedes apaciguar esta rebelión con cambios cotidianos, factibles y sencillos. El mejor plan es el que se puede ejecutar, y yo te ayudaré a encontrar la fórmula.

Y por último, esto ya no es un objetivo, sino un deseo (quizá demasiado ambicioso): en un futuro próximo, después de la publicación de este libro, espero encontrarme por la calle como mínimo a una persona que me diga que su enfermedad autoinmune mejoró después de leerlo.

1
EL CUERPO HUMANO, UN ASUNTO COMPLEJO

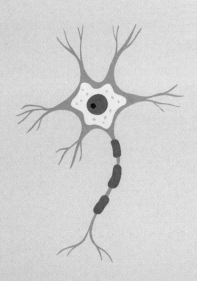

El misterio de la vida no es un problema que hay que resolver, sino una realidad que hay que experimentar.

FRANK HERBERT, *Dune*

¡Menudo portento estás hecho! Y no es un halago, es la pura realidad. ¿Sabes qué está capacitado para gestionar cuarenta billones de células? ¡Tu cuerpo! Tenemos nada más y nada menos que cuarenta billones de células que se agrupan en órganos, y los órganos, en sistemas que están programados para poder funcionar perfectamente, pero eso no significa que lo hagan. El cuerpo humano es demasiado complejo para ser perfecto. Pero esto ya lo descubrirás más adelante. Por ahora te resumiré los nueve sistemas que tenemos para que entiendas un poco mejor cómo funciona nuestro cuerpo.

El sistema locomotor es movimiento. Está formado por músculos, huesos, articulaciones, ligamentos, tendones... Funciona bajo las órdenes del sistema nervioso y las ejecuta. Es el responsable de que podamos desplazarnos, practicar deporte o incluso sujetar este libro.

El sistema respiratorio respira. Incluye la nariz, la boca, la garganta, la faringe, la tráquea y los pulmones. La boca y la faringe, a su vez, forman parte del sistema digestivo. El sistema respiratorio tiene una función vital: obtener oxígeno y generar dióxido de carbono. En los alveolos de los pulmones se realiza este intercambio de gases que nos permite vivir. Los alveolos son pequeñas cavidades que absorben el oxígeno, traspasándolo al sistema circulatorio para repartirlo debidamente por el cuerpo, y liberan el dióxido de carbono, que lo exhalamos.

El sistema digestivo asimila. Abarca el larguísimo tramo que va desde la boca hasta el ano. Es de gran importancia entender el sistema digestivo, ya que en él se encuentra más del 80 por ciento del sistema inmunitario. También aquí se localiza el nervio vago, del que te hablaré más adelante. La función principal del sistema digestivo es digerir los alimentos para la obtención de energía, agua y nutrientes esenciales. Los nutrientes que ingerimos son los ladrillos de nuestro cuerpo, la materia prima, la energía para nuestras células. Así que tenemos que cuidar lo que comemos.

El sistema excretor expulsa. Es el encargado de desechar de nuestro cuerpo los residuos. Forman parte del sistema excretor las glándulas sudoríparas, los pulmones y el sistema urinario. Las glándulas sudoríparas eliminan agua, metales pesados, plásticos como el bisfenol A (BPA) y sales minerales; los pulmones liberan dióxido de carbono cuando espiramos y los riñones filtran la sangre, formando la orina, que está compuesta por agua, sales minerales y urea. Hasta el palacio más lujoso del mundo sería un auténtico desastre sin el servicio de limpieza. Pues bien, el sistema excretor es nuestro servicio de limpieza: nos deja el cuerpo impoluto. Si no funciona o colapsa, tendremos un problema.

El sistema circulatorio transporta. Engloba la sangre, el corazón, los vasos sanguíneos, el sistema linfático… Las venas transportan sangre desde el cuerpo hasta el corazón y las arterias llevan sangre desde el corazón hasta lo más recóndito del cuerpo. El sistema circulatorio tiene dos trayectos: la circulación pulmonar y la circulación sistémica. La circulación pulmonar es el trayecto corto y va del corazón a los pulmones y viceversa. La circulación sistémica es más compleja, transporta la sangre desde el corazón hasta el resto del cuerpo y después la lleva de vuelta al corazón. Dentro del sistema circulatorio está también el linfático, que es una red de vasos interconectados que recolectan líquido del intersticio y lo reincorporan a la sangre. El intersticio es un espacio repleto de líquido entre la piel, los músculos, los órganos del cuerpo y el sistema circulatorio.

El sistema endocrino regula. Si el cuerpo fuera una empresa, el sistema nervioso sería el ejecutivo y el sistema endocrino, el director de operaciones. La función del sistema endocrino es producir hormonas que actúen de mensajeras por todo el cuerpo, haciendo interaccionar y regulando el resto de los sistemas. Está formado por el hipotálamo, la hipófisis, las glándulas tiroides, paratiroides y suprarrenales, los ovarios y los testículos. Estos dos últimos también forman parte del sistema reproductor.

El sistema nervioso lidera. Es el ejecutivo, el jefe, y se organiza en dos grandes partes: el sistema nervioso central y el sistema nervioso periférico. El central lo forman el encéfalo y la médula espinal, y el periférico está compuesto por los sistemas somático, que se controla de forma voluntaria, y autónomo, que es involuntario. En el autónomo encontramos, a su vez, los sistemas nerviosos simpático y parasimpático. Conviene que recuerdes el parasimpático, ya que te será de gran ayuda para recuperar tu salud. Te explicaré más en estas páginas.

El sistema reproductor perpetúa. Gracias a él hemos mantenido viva la especie. El conjunto de órganos que participan en este sistema son, por una parte, la vagina, las trompas, el útero, los ovarios...

y, por otra, el pene, los testículos, la próstata… Aunque parezca un sistema independiente, no lo es, está conectado con el resto. De hecho, algunos fallos de implantación y abortos de repetición se dan cuando el sistema inmunitario no permite que arraigue el embrión. Resulta que hay un aumento de un tipo de células del sistema inmunitario, las *natural killer*, que atacan al embrión.

El sistema inmunitario protege. Hemos dicho que el ejecutivo del cuerpo humano es el sistema nervioso y que el sistema endocrino es el director de operaciones. Pues el sistema inmunitario es el equipo de seguridad, que hace la ronda por todo el cuerpo. Consta de distintos órganos y células, como linfocitos y eosinófilos, entre otros, que ayudan a combatir gérmenes y regulan nuestra respuesta inmunitaria para permanecer sanos y en buen estado. Pero a veces este sistema es demasiado bélico, pierde la tolerancia y puede ocurrir que nos ataque a nosotros mismos. Es entonces cuando el cuerpo se rebela.

ENTRANDO MÁS EN DETALLE EN EL SISTEMA INMUNITARIO

> El diablo está en los detalles.
>
> MIES VAN DER ROHE

Este sistema ocupa el 2 por ciento del peso corporal y es nuestro principal mecanismo de defensa contra agresiones externas: trabaja día y noche patrullando en busca de enemigos. Nos protege, en consecuencia, de los millones de microbios (virus, bacterias y hongos) que nos rodean.

Está compuesto por órganos, células y moléculas que trabajan conjuntamente y en perfecta sintonía para garantizar una buena respuesta contra agresiones externas. Es un sistema muy complejo y estructurado. La acción de defensa no puede ser exagerada ni quedarse corta, pues en el primer caso se activará tanto el sistema inmunitario que aparecerán inflamaciones en cascada con efectos indeseados y en el segundo caso la respuesta será insuficiente y los microbios nos atacarán, haciendo estragos en nuestro cuerpo.

Este sistema tiene divisiones: inmunidades celular y humoral, función de memoria… Cuando alguna de estas partes se descontrola, organiza un complot y el cuerpo se rebela. ¡Y ya la hemos liado! ¡Enfermedad autoinmune a la vista!

¿Verdad que cuando a veces vemos a alguien por la calle con un poco de mala pinta activamos el estado de alerta? ¡Pues en nuestro cuerpo ocurre lo mismo! Si detecta un antígeno, empieza a producir anticuerpos para combatirlo; es su mecanismo de defensa. Este antígeno puede ser un contaminante ambiental, un virus, una bacteria, un alérgeno, como el polen, o incluso un alimento que el cuerpo detecta como amenaza (por ejemplo, el melocotón en personas alérgicas al melocotón).

El sistema inmunitario tiene capacidad microbicida, es decir, mata los microbios (virus y bacterias) y los gérmenes (hongos, por ejemplo). Cuando aparece un invasor, lo elimina gracias a unas células que se llaman «fagocitos». Los monocitos, los macrófagos y los neutrófilos pueden actuar como fagocitos. La fagocitosis es bestial, la célula primero rodea al invasor, luego lo abraza y cuando lo tiene bien agarrado lo consume totalmente. Después elimina las células muertas. Te recomiendo mirar algún vídeo de fagocitosis en YouTube para que lo entiendas un poco mejor. No es Netflix, pero la fagocitosis es igual de entretenida. ¡Palabra!

Cuando nuestro cuerpo mata a bacterias, nuestra analítica suele salir alterada. Por eso a veces, si nos han hecho una analítica justo después de pasar una infección, podemos tener algún marcador ligeramente alterado, como por ejemplo los monocitos. Así que si tienes que sacarte sangre y justo has estado enfermo es mejor que esperes entre diez y quince días para que tu sistema inmunitario vuelva a la normalidad. Si no es posible retrasar la analítica, habla con tu médico para que lo tenga en cuenta a la hora de interpretar los resultados.

El sistema inmunitario tiene capacidad de memoria y aprendizaje. Dicen que uno no se olvida nunca de ir en bicicleta, pues, de la misma forma, nuestro equipo de seguridad recuerda la mayoría de las infecciones que hemos pasado. Gracias a la memoria inmunitaria, si vuelves a tener contacto con un virus que ya conoces, la respuesta defensiva será mucho más rápida y eficaz. En la memoria y el aprendizaje se basan la mayoría de las vacunas actuales.

El sistema inmunitario se comunica mandando mensajes al resto del cuerpo. Puede ser que un mes que has pasado una infección que te ha dejado KO no ovules; resulta que este mes no te baja la menstruación o lo hace mucho más tarde. Lo que ha ocurrido es que el sistema inmunitario ha enviado una orden a la hipófisis y esta, a los ovarios diciendo: «¡Hey! Ahora no es momento de ovular. Estoy gastando muchísima energía en combatir una infección y prefiero que ovuléis el siguiente mes o cuando se pueda. Gracias y a descansar, que os lo merecéis».

El sistema inmunitario es un chupóptero: cuando trabaja devora toda nuestra materia prima. Por eso, cuando estamos enfermos nos sentimos muy cansados y no nos podemos mover del sofá. Está monopolizando el suministro de energía. Es muy importante que entiendas esto: es normal que estés cansado y fatigado si sufres una enfermedad autoinmune. ¡Tu cuerpo no tiene fondo, lo consume todo! Por lo que el descanso es una parte fundamental de la recuperación de cualquier enfermedad.

El sistema inmunitario distingue lo propio de lo ajeno, lo que se llama «tolerancia y reconocimiento». Si no reconoce lo propio, corremos el riesgo de que nos ataque y suframos una enfermedad autoinmune. La palabra «inmunidad» la inventaron los romanos; proviene del latín *inmunitas*, que designaba a las personas que estaban exentas de pagar impuestos y tenían defensa frente a acciones jurídicas, como los senadores. Más adelante se utilizó para hacer referencia a la protección ante una enfermedad infecciosa.

Podemos dividir el sistema inmune en dos partes: el sistema inmune innato (o inespecífico) y el sistema inmune adaptativo (específico). El innato, tal y como indica el nombre, se adquiere al nacer, y el adaptativo se va adquiriendo a medida que nos vamos exponiendo a distintas bacterias, virus y otras sustancias químicas.

El sistema inmune innato es el rápido, es el que responde primero ante un invasor. Los protagonistas del sistema inmune adaptativo son los linfocitos B y T.

Cuando hay una desregulación del sistema inmunitario, podemos sufrir dos consecuencias: la autoinflamación, que está regulada por el sistema innato, y la autoinmunidad, que depende del adaptativo.

¿CÓMO PUEDE SER QUE EL SISTEMA INMUNITARIO PRODUZCA INFLAMACIÓN?

> El fuego es como un niño, puede ser tu mejor amigo o tu peor enemigo, según cómo lo manejes.
>
> RICHARD BACH

La inmunidad innata, la que se adquiere al nacer, no tiene memoria y es muy poco específica, podríamos decir que es un poco bruta, por eso la inmunidad innata produce básicamente una respuesta inflamatoria aguda. La inmunidad innata se pone en marcha cuando hay un peligro, por ejemplo un corte en un dedo. El tejido se enrojece y se inflama, ya que aumentan el suministro de sangre en la zona afectada y la permeabilidad capilar. Los leucocitos corren a la zona inflamada y por consiguiente se produce fiebre, astenia, calor, dolor, tumefacción… Esta respuesta inflamatoria aumenta las citocinas factor de necrosis tumoral alfa (TNF-α), interleucina-1 (IL-1) e interleucina-6 (IL-6).

La inflamación aguda produce una respuesta rápida, exagerada y durante un tiempo limitado. Dura pocos días. Es frecuente que se produzca inflamación aguda cuando ha habido una lesión o una infección. Sigamos con el ejemplo del corte en el dedo. Si ahora te cortaras con un cuchillo, Dios no lo quiera, en tu cuerpo habría una respuesta inflamatoria aguda. Lo primero que sucedería en tu cuerpo sería un aumento de la vasodilatación, por lo que aumentaría el flujo sanguíneo en el dedo que te has cortado y te saldría más sangre. ¿No es poco astuto el cuerpo? ¡Encima de que te cortas y pierdes sangre, él hace que salga más sangre! No, no es así. Que salga más sangre es por una razón. Este flujo sanguíneo que saldrá de más aumenta la cantidad de oxígeno disponible en la zona para que el cuerpo empiece la reparación tisular. Seguidamente el dedo se te hinchará debido a un aumento de la presión osmótica, la cual atrae más líquido con nutrientes en el corte para repararlo cuanto antes. Es en ese momento cuando sale una patrulla de células con factores de coagulación. ¡Cuando llegan los factores de coagulación se acaba el río de sangre! Llegan a la herida y exclaman: «¡El espectáculo ha terminado!». Entonces se adhieren al sitio de la lesión y forman una red de fibrina para crear un tapón. Es muy interesante, porque en esta historia del corte en el dedo trabajan en paralelo el sistema nervioso con los nociceptores —las terminaciones nerviosas que detectan el dolor— y el sistema inmunitario con las células inmunitarias. Son un tándem perfecto.

El problema es cuando el sistema inmunitario produce inflamación sin que haya una infección o una lesión, sin motivo, porque en ese caso se puede generar un autoataque. Entonces las citocinas TNF-α, IL-1 e IL-6, en vez de proliferar para curar el corte de tu dedo, proliferan y actúan de forma exagerada haciendo que el cuerpo se rebele.

> Una buena respuesta del sistema inmunitario debe ser adecuada y justa; ni deficitaria ni exagerada. Los linfocitos T reguladores son las células especialistas del sistema inmunitario encargadas de regular esta respuesta.

¿CÓMO SE REGULA EL SISTEMA INMUNITARIO?

En primer lugar, se comunica mediante las citocinas, que son los wasaps que se mandan las células inmunitarias. Son mensajes del tipo: «¡Despierta y actívate, que acabamos de recibir una amenaza! Es un coronavirus». Otros no son tan alarmistas: «Ni te inmutes, no reacciones, se trata de un simple alimento, solo está comiendo helado».

Seguro que en tu entorno hay personas pacíficas que dan las noticias de forma relajada y no arman líos, pero también estás rodeado de gente incendiaria que parece querer sacarte de quicio y que exagera las cosas para hacerte enfadar. Solo con ver un wasap suyo te pones de mal humor. ¡Esto mismo ocurre con las citocinas!

Las citocinas pacíficas son las antiinflamatorias, no arman lío, le dicen a tu cuerpo: «Se acabó, no te rebeles, no te alteres, mejor tranquilízate», y ayudan a reducir la respuesta inflamatoria. Son, por ejemplo, la interleucina-4 (IL-4), la interleucina-10 (IL-10) y el factor de crecimiento transformante beta (TGF-β).

Las citocinas liantas son las proinflamatorias. El mensaje que llevan es más bien: «¡Vamos a montar un buen pollo!», y son las responsables de que el cuerpo se rebele y se inflame. Son, por ejemplo, la interleucina-1 beta (IL-1β), la interleucina-6 (IL-6), el factor de necrosis tumoral alpha (TNF-α) y la interleucina-17 (IL-17). (Ya has visto que aunque sean liantas se necesitan en algunos casos específicos, como por ejemplo el corte en el dedo).

¡Aquí el arte consiste en domar a las liantas y tenerlas en su justa medida! Mis acciones y mis decisiones diarias influirán en los niveles de estas citocinas. Se ha demostrado que el consumo de alimentos altos en omega 3 puede aumentar la producción de citocinas antiinflamatorias, mientras que consumir grasas vegetales refinadas aumentará la producción de citocinas proinflamatorias y con ellas, la inflamación.

Las citocinas a nivel clínico también pueden ofrecer información específica de las enfermedades autoinmunes.

○ La IL-17 se correlaciona con la esclerosis múltiple.
○ La IL-15 se correlaciona con la enfermedad celiaca.
○ La IL-6 y el TNF-α se correlacionan con la artritis reumatoide y el lupus.
○ La TNF-α se correlaciona con la enfermedad de Crohn.
○ La IL-23 se correlaciona con la espondilitis anquilosante.
○ La IL-6 y la IL-10 se correlacionan con el hipotiroidismo de Hashimoto.

ALGUNOS VAN DE LISTOS: ¿CÓMO LOS VIRUS Y LAS BACTERIAS PUEDEN ELUDIR EL SISTEMA INMUNITARIO?

Si el sistema inmunitario es tan listo, ¿cómo puede ser, por ejemplo, que aun así suframos gripes cada año? ¿Cómo puede ser que cada primavera tenga el típico virus intestinal, que es lo más semejante a la muerte que he vivido?

A ver, si te dedicaras a atracar bancos, ¿verdad que cambiarías de atuendo en cada atraco? De lo contrario tendrías los días contados como ladrón. En las películas el malo siempre va disfrazado, nunca va de cara. ¡Pues los virus hacen lo mismo! Cambian constantemente la secuencia de aminoácidos de sus proteínas de superficie para engañar a nuestro sistema inmunitario. Se ponen peluca, bigote y lentillas de colores y pasan desapercibidos. Un engaño en toda regla.

Los virus y las bacterias pueden presentar resistencia a las citocinas. Significa que son tan fuertes que aguantan el ataque de las citocinas y siguen campando a sus anchas por nuestro cuerpo. No les afectan ni tan siquiera las citocinas proinflamatorias. De hecho, algunos virus y bacterias se ríen de ellas. Yo a veces me los imagino con el traje rojo de *La casa de papel* cantando el «Bella ciao» a las citocinas.

Los virus y las bacterias, por desgracia, pueden tener cambios antigénicos y de esta manera eludir el sistema inmune, es entonces cuando cambia la superficie del virus y son difíciles de reconocer. ¡Es como si en tu casa entrara un ladrón disfrazado de un familiar tuyo! Tú pensarías que es de fiar, pero se trata de un virus con cambios antigénicos para que no lo reconozcas. Te ha engañado para que lo dejes pasar. Algunos virus y bacterias, además, inactivan la apoptosis (explicada en el diccionario del sistema inmunitario en el final del libro) mediada por el sistema inmunitario. Imagínate que entra un ladrón en tu casa y desactiva la alarma. Pues esto también lo pueden hacer los microorganismos. Se saltan todas las barreras y finalmente entran.

Como decía antes, también una sustancia no infecciosa, por ejemplo un alimento, puede provocar una respuesta inmunitaria. Hay mecanismos de regulación para que el sistema no ataque los alimentos que hay en el intestino. Es lo que denominamos «tolerancia inmunogénica». Pero ¿qué ocurre por ejemplo en las personas alérgicas al melocotón? Pues que su sistema inmunitario detecta el melocotón como una amenaza y por eso pone en marcha los mecanismos que desencadenan la alergia, con su correspondiente inflamación.

¿QUÉ ES UNA PERSONA INMUNODEPRIMIDA?

En pocas palabras, es aquella cuyo sistema inmunitario tiene una respuesta por debajo de lo normal. Te pongo unos ejemplos para que lo entiendas mejor:

- Algunas personas tratadas con quimioterapia, corticoides y fármacos modificadores de enfermedades como la artritis reumatoide o la esclerosis múltiple.
- Personas con VIH, el virus clásico que causa inmunosupresión. En esta enfermedad, el microorganismo infecta los linfocitos T colaboradores y los destruye. Como queda una cantidad de linfocitos T muy reducida, un resfriado común puede ser un problema muy grave para estas personas.
- Personas trasplantadas que reciben inmunosupresores para que su sistema inmunitario no rechace el órgano trasplanta-

do; la ciclosporina es uno de los tratamientos que se utilizan, y te recuerdo que tienes este fármaco explicado en el diccionario final.

○ Personas con inmunodeficiencias. Hay enfermedades que causan inmunodeficiencias haciendo que el cuerpo sea más susceptible a infecciones, como por ejemplo el síndrome DiGeorge, la inmunodeficiencia combinada grave (SCID), etc.

¿PARA QUÉ SIRVEN LAS VACUNAS?

Las vacunas son un medicamento que permite introducir microbios muertos o inactivos en el cuerpo humano, de manera que tienen la capacidad de provocar una respuesta inmune sin producir ninguna enfermedad.

Se ha demostrado que si nos inoculan y hemos descansado bien la noche anterior, la respuesta inmunitaria es más efectiva. Incluso hoy se sabe que algunas vacunas (tuberculosis y gripe) cumplen una determinada cronobiología y son más eficaces por la mañana que por la tarde y son todavía más eficaces si la persona ha descansado bien.

> La próxima vez que tengas cita para una vacuna, descansa bien la noche antes.

Nuestro sistema inmunitario utiliza los microbios debilitados que nos introducen para poder identificarlos en un futuro, ya que así nuestra memoria celular sabrá combatirlos con más eficacia en futuras infecciones y no nos pillarán por sorpresa.

Por ejemplo: la vacuna de la gripe con la que se inicia anualmente una campaña de vacunación en noviembre está hecha con un virus atenuado. Si nos vacunamos y más adelante nos contagiamos, nuestras células del sistema inmunitario ya estarán prevenidas y dirán: «¡Ah, yo a ti te conozco! El 3 de noviembre me crucé contigo en este mismo cuerpo. Mi ejército te estudió y está preparado para guerrear. ¡Ven aquí, que te hago pedazos!».

Eso sí, algunas vacunas, como la del tétanos, necesitan más de una dosis para que el sistema inmunitario sea capaz de reconocer y combatir de manera eficaz a los virus y las bacterias.

2
LAS ENFERMEDADES AUTOINMUNES, UNA REBELIÓN DEL SISTEMA INMUNITARIO

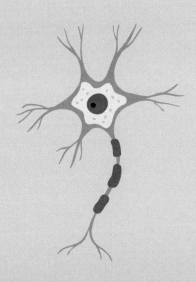

La guerra es sobre todo un cúmulo de errores garrafales.

Winston Churchill

En nuestro país, una de cada diez personas tiene una enfermedad autoinmune. La prevalencia ha ido aumentando en las últimas décadas y, aunque depende de la zona geográfica, se estima que alrededor del 8 por ciento de la población mundial sufre este problema. Es posible que este porcentaje sea mayor, porque no todas las personas están correctamente diagnosticadas. Tú, que tienes este libro entre manos, sabes lo difícil que es llegar a un diagnóstico: a veces puede tardar años y en muchos casos requiere un largo peregrinaje de médico en médico. Puede ser un auténtico calvario. A veces, cuando el paciente recibe su diagnóstico, es un alivio, porque por fin entiende lo que le pasa.

Las enfermedades autoinmunes se dan cuando hay un fallo de reconocimiento en el sistema inmunitario, que nos protege de enfermedades y evita que virus y bacterias nos ataquen, ya que fabrica sustancias que matan a estos microorganismos. Pero si hay una desregulación, en vez de protegernos nos ataca a nosotros mismos. En una enfermedad autoinmune, el cuerpo ataca las estructuras propias por error y las destruye. Este autosabotaje suele ser selectivo: si hay hipotiroidismo de Hashimoto, el cuerpo fabrica anticuerpos que atacan la glándula tiroides y la destruyen; si hay artritis reumatoide, los anticuerpos se enzarzan con las membranas sinoviales de las articulaciones; en la esclerosis múltiple, el sistema inmunitario se lanza contra las vainas de mielina de las neuronas de la médula espinal o del cerebro; por último, en las enfermedades autoinmunes intestinales, como la enfermedad de Crohn o la celiaquía, el sistema inmunitario agrede al intestino y a sus microvellosidades. Y de esta forma se van explicando todas las enfermedades autoinmunes órgano-específicas catalogadas.

También podemos sufrir un autoataque no selectivo, es decir, las células inmunes, en lugar de sabotear un órgano, producen una alteración generalizada. Entonces se dice que la enfermedad autoinmune es sistémica, como es el caso del lupus eritematoso sistémico, la esclerodermia y el síndrome de Sjögren.

No me gustan las guerras, no le gustan a nadie. Pero te pondré un ejemplo para que lo entiendas para siempre. Imagínate un ejército que es enviado a un destino para realizar un ataque a unos invasores. Se espera que aniquile a los invasores, porque para algo es el ejército, y esta es su función. Pues si el ejército funciona mal porque no ha recibido las órdenes correctas se puede equivocar y atacar al propio pueblo en vez de a los enemigos. Esto es una enfermedad autoinmune, un ataque al propio cuerpo.

¿POR QUÉ SE PRODUCEN LAS ENFERMEDADES AUTOINMUNES?

Este tipo de dolencias son multifactoriales: no tienen una sola causa, son fruto de una acumulación de factores genéticos, ambientales y de estilo de vida. La parte genética no la podemos solventar, es la que es, así que en estas páginas haremos más hincapié en los factores modificables.

Los factores que pueden hacernos más proclives a sufrir una enfermedad autoinmune son los siguientes:

○ Ser del sexo femenino.
○ Tener sobrepeso u obesidad.
○ Contraer infecciones víricas y bacteriológicas.
○ Experimentar fluctuaciones hormonales.
○ Tener déficit de vitamina D.
○ Sufrir disbiosis intestinal, hiperpermeabilidad intestinal o inflamación crónica de bajo grado.
○ No gestionar el estrés, no descansar y llevar una dieta no saludable.
○ Consumir tabaco y otros tóxicos como alcohol, sílice, metales pesados…

Todos estos factores pueden hacernos más proclives a sufrir una enfermedad autoinmune y también pueden comprometer la evolución de la enfermedad, haciendo que seamos más proclives a sufrir un brote o un empeoramiento.

No juego a la lotería, pero la pondré como ejemplo. Imagínate que tienes una predisposición genética a sufrir una enfermedad autoinmune. Pues cuantos más factores cumplas para sufrir una dolencia, más riesgo tendrás de llegar a desarrollarla. Cuantos más boletos de lotería compres, más probabilidades hay de que te toque.

¿Y por qué es más probable que las mujeres sufran una enfermedad autoinmune? Es curioso, pero solo la enfermedad de Crohn, la diabetes de tipo 1 y la espondilitis anquilosante afectan a hombres y mujeres por igual. En realidad la espondilitis la sufren más hombres que mujeres, pero la diferencia es mínima. Hay una explicación muy sencilla de por qué estas enfermedades afectan más a mujeres que a hombres. El sexo de los mamíferos lo determinan dos cromosomas: el X y el Y. Las mujeres somos XX, a diferencia de los hombres, que son XY. Pues bien, el cromosoma X contiene un número mayor de genes y codifica más proteínas que el Y, y resulta, además, que muchos de estos genes están relacionados con la respuesta inmunitaria; por tanto, es más probable que suframos enfermedades de este tipo. Para más inri, las mujeres tenemos fluctuaciones hormonales cada veintiocho días, un factor que podría desencadenarlas o agravarlas.

De hecho, las enfermedades autoinmunes se diagnostican en mayor medida en mujeres de veinte a treinta años, es decir, cuando producimos más estrógenos. Puede ser, por otro lado, que con la edad el sistema inmunitario se haga más sabio y presente una mayor tolerancia inmunitaria, así que se vuelve más respetuoso con nuestro propio cuerpo y no lo ataca.

TIPOS DE ENFERMEDADES AUTOINMUNES

Dependiendo de la rebelión, el sistema inmunitario puede atacar a un órgano o a otro. Si ataca la glándula tiroides, el paciente puede sufrir hipotiroidismo de Hashimoto o enfermedad de Graves, en función de si produce menos hormonas o demasiadas. Si afecta a las células productoras de insulina en el páncreas, le causará diabetes de tipo 1. Cuando marcha contra la membrana sinovial de las articulaciones, artritis reumatoide, y al agredir a las vainas de mielina de la médula espinal y el cerebro, esclerosis múltiple. Cuando los órganos afectados son el intestino delgado y el colon, aparecerá la enfermedad de Crohn, y si lo son las células de la piel, haciendo que se multipliquen de forma desmesurada, el paciente presentará psoriasis. Si el sistema ataca algunas articulaciones y otros órganos como los riñones y el cerebro, sufrirá lupus eritematoso. Si afecta a las glándulas suprarrenales, se producirá la enfermedad de Addison, y si es a los músculos que controlan los movimientos oculares y la deglución, miastenia grave. En el caso de los vasos sanguíneos, la dolencia será vasculitis autoinmune, y si el sistema inmunitario del paciente, ante la presencia de gluten, ataca el intestino delgado, presentará la enfermedad celiaca.

SÍNTOMAS GENERALES TEMPRANOS DE LAS ENFERMEDADES AUTOINMUNES

Los síntomas de las enfermedades autoinmunes variarán ampliamente según la enfermedad y la gravedad de la afección. Sin embargo, algunos de los síntomas generales de las enfermedades autoinmunes podrían ser: fatiga, dolor articular, problemas gastrointestinales, etc.

Los síntomas más frecuentes en este tipo de enfermedades son la fatiga y el cansancio persistente, es decir, que no mejora con reposo. La fatiga, al menos, es como un sombrero: hay días que la llevas y otros que afortunadamente se queda en el perchero. Pero siempre va a estar ahí y habrá que aprender a gestionarse para no agotarse más de la cuenta. Por eso es muy importante que indagues y apliques en tu día a día lo que te contaré en este libro sobre la «moneda energética».

Otros síntomas comunes, que, además, se agravan con algunos tratamientos farmacológicos, son la pérdida de masa capilar y el empeoramiento en general del cuero cabelludo. Las pacientes me dicen literalmente que ahora tienen el cabello menos poblado y me señalan zonas donde claramente se ve una pérdida de densidad capilar. Siempre digo que el cabello es un chivato, porque este dato me ayuda a confirmar que realmente el paciente que tengo delante no está bien.

También hay pacientes (muchos, de hecho) que tienen dificultad para concentrarse y que ya no son tan resolutivos como antes en sus tareas. Considero que este síntoma se debe al estrés del diagnóstico y todo lo que conlleva y a la niebla mental (*foggy mind*) que caracteriza a las enfermedades autoinmunes. En el caso del lupus hablamos de neblina lúpica.

Por otra parte, un síntoma característico que suele aparecer en enfermedades autoinmunes reumatológicas, como la artritis reumatoide, la esclerodermia, el lupus o la espondilitis anquilosante, es el síndrome de Raynaud, un trastorno circulatorio que puede afectar a los vasos sanguíneos de los dedos de pies y manos, la nariz y las orejas. En esta afección se produce una vasoconstricción temporal en respuesta al frío o al estrés y, en consecuencia, disminuye el flujo sanguíneo y el oxígeno en los tejidos. Las personas con síndrome de Raynaud cumplen las siguientes condiciones en los dedos: palidez repentina, entumecimiento u hormigueo con la exposición al frío, sensación de frío, cambio de color a rojo-azulado y presencia de dolor. En el capítulo «Vademécum» te describo tratamientos para dilatar los vasos sanguíneos y paliar este síndrome.

Otro síntoma muy frecuente es que los pacientes sufran alteraciones en su ritmo deposicional, pudiendo sufrir tanto estreñimiento como diarrea. Para identificar estas alteraciones utilizamos la escala de Bristol. Se trata de una herramienta para clasificar la forma y consistencia de las heces, va del tipo 1 al tipo 7, siendo el tipo 1 heces duras y caprinas y el tipo 7 diarrea líquida y acuosa. Esta escala es clave en pacientes con enfermedades autoinmunes intestinales, como las enfermedades celiaca y de Crohn.

Otros síntomas tempranos de las enfermedades autoinmunes pueden ser: entumecimiento de las extremidades, fiebre intermitente, dolor de cabeza, dolor muscular y articular, hinchazón de manos y pies… El problema es que estas señales son inespecíficas y sin el contexto del paciente no tienen por qué indicar nada. ¿Quién no ha sufrido dolor de cabeza alguna vez? Más adelante detallaré los síntomas concretos de cada enfermedad.

ALGUNAS PREGUNTAS BÁSICAS

¿Cómo son las analíticas de sangre de una persona con alguna enfermedad autoinmune?

En este apartado te mencionaré algunos anticuerpos, pero ¡no te pongas en lo peor! Tener autoanticuerpos positivos no tiene por qué indicar que presentas la enfermedad o que la vayas a padecer en un futuro. No es tan sencillo. El diagnóstico siempre se basa en una combinación de hallazgos clínicos, la evolución del paciente, las pruebas de laboratorio y el seguimiento por parte de un médico especialista.

- **Vitamina D:** debe estar entre 40 ng/ml y 60 ng/ml para disminuir el riesgo y la progresión de una enfermedad autoinmune. Sin embargo, es frecuente que antes del diagnóstico los pacientes presenten un déficit de esta vitamina.
- **Enfermedad de Sjögren:** suelen aparecer anticuerpos para antígenos Ro(SSA) y La(SSB).
- **Esclerosis múltiple:** hay falta de vitamina D y presencia de autoanticuerpos anti-AQP4. Se está estudiando la relación de esta enfermedad con un anticuerpo específico, el

Kir4.1. En todo caso, uno de los criterios que ayudan a diagnosticar esta enfermedad es la aparición de inmunoglobulinas (bandas oligoclonales) en el líquido cefalorraquídeo.

○ **Artritis reumatoide:** aparte de que la vitamina D y el hierro están bajos, se pueden encontrar anticuerpos anti-péptidos citrulinados cíclicos (anti-CCP) y antinucleares (ANA), factor reumatoide (FR) y anticuerpos anti factor reumatoide. También hay pacientes «seronegativos», que no presentan elevación de ningún autoanticuerpo.

○ **Enfermedad celiaca:** puede haber anticuerpos antigliadina (AGA), antiendomisio (anti-EmA), antitransglutaminasa tisular (anti-TG2) y deaminados de gliadina. Pero ¡ojo! No todos los pacientes con enfermedad celiaca presentan elevación de autoanticuerpos, y esto ocasiona muchas confusiones, ya que hay profesionales de la salud que consideran erróneamente que si no hay presencia de autoanticuerpos, no hay celiaquía. Entonces paran la búsqueda y dejan al paciente sin diagnosticar, perpetuando la agresión a su intestino. Es habitual también que una persona celiaca presente niveles bajos de ácido fólico, vitaminas D y B12 y hierro, debido a la malabsorción intestinal. En personas con celiaquía sin diagnosticar es frecuente que las enzimas hepáticas estén elevadas.

○ **Enfermedad de Graves** (hipertiroidismo autoinmune): en la mayoría de los casos hay una elevación de la inmunoglobulina estimulante del tiroides (TSI), la triyodotironina (T3) y la tiroxina (T4). Estas personas también pueden presentar niveles altos de calcio y de las enzimas hepáticas en sangre.

○ **Hipotiroidismo de Hashimoto:** a diferencia de la enfermedad anterior, aquí se produce un aumento de la hormona TSI y una disminución de la T3 y la T4. También pueden incrementarse los anticuerpos antiperoxidasa tiroidea (TPO) y antitiroglobulina (TG).

○ **Lupus:** aparte del factor lúpico (FL), son elevados los anticuerpos para antígenos Ro(SSA) y La(SSB) y los autoanticuerpos anti-ADN de doble cadena y ANA. También suele haber un nivel bajo de plaquetas y una elevación de la proteína C reactiva (PCR) y la velocidad de sedimentación globular (VSG). Algunas personas con lupus pueden presentar cantidades normales de FL, y viceversa, también hay personas sin el diagnóstico de lupus pero con presencia de factor lúpico en sus analíticas.

○ **Espondilitis anquilosante:** aparecen ANA y anti-CCP. Hay una fuerte asociación entre el antígeno leucocitario humano B27 y la espondilitis anquilosante, así que suele reflejarse en las analíticas de las personas con esta dolencia. Pero llamo a la calma otra vez, también puede haber personas con la presencia de HLA B27 y no presentar la enfermedad.

○ **Enfermedad de Crohn:** no tiene autoanticuerpos específicos, pero en algunos pacientes se pueden encontrar elevaciones de los anticuerpos anticitoplasma de neutrófilos (ANCA) y antiflagelina. Como en la celiaquía, pueden darse niveles bajos de ácido fólico, vitaminas D y B12 y hierro, debido a la malabsorción intestinal.

○ **Diabetes *mellitus* de tipo 1:** hay presencia de anticuerpos antiislote pancreático (ICA), anti glutamato descarboxilasa (GAD), antiinsulina, anti tirosina fosfatasa IA-2… La hemoglobina glucosilada (HbA1c) suele ser alta (>5,7), así como la glucemia en ayunas (>100 mg/dl). Puede ser que en pacientes con diabetes la función renal y hepática estén también alteradas.

Además, en las analíticas de las personas con enfermedades autoinmunes es habitual encontrar los siguientes parámetros alterados:

○ **Alteración en el sistema del complemento:** el sistema del complemento es una parte del sistema inmunitario que ayuda a eliminar microorganismos y sustancias extrañas del cuerpo. Este parámetro puede estar alterado en pacientes con enfermedades autoinmunes. El sistema del complemento también hace un puente entre la inmunidad innata y la adquirida y está formado por las proteínas de la sangre. Hay alteraciones de este sistema sobre todo en enfermedades como el lupus o la artritis reumatoide, aunque también pueden indicar la existencia de ciertos tipos de cáncer, linfoma no Hodgkin, colitis ulcerosa… Incluso una dieta inadecuada puede modificar el sistema del complemento. La vitamina D y el omega 3 podrían reducir la activación del sistema del complemento y regular su actividad.

○ **Metabolismo del hierro:** es frecuente encontrar la ferritina baja en pacientes con enfermedades autoinmunes. Si eres mujer, debes vigilar que los valores de ferritina estén por encima de 40-50 ng/ml. Solo por debajo de 10 ng/ml te saldrá asterisco en el informe, así que fíjate bien. Si no te revisan las analíticas con atención, esta alteración puede pasar desapercibida.

○ **Historial viral:** algunas infecciones víricas, por ejemplo de Epstein-Barr, citomegalovirus y parvovirus, tienen un papel importante en el desarrollo de las enfermedades autoinmunes. Las inmunoglobulinas G de estas infecciones están elevadas.

○ **Marcadores de inflamación:** la PCR, por ejemplo, indica inflamación aguda y daño en los tejidos. El valor normal de PCR oscila entre 0 y 5 mg/dl. La VSG, en cambio, mide la rapidez con la que los glóbulos rojos se sedimentan en un tubo de ensayo. Su valor esperado es por debajo de 20 mm/h en las mujeres y por debajo de 15 mm/h en los hombres. Durante el embarazo y la menstruación se puede ver elevada la VSG sin que esto sea un problema. Sin embargo, hay enfermedades en las que una elevación así puede aportar ciertas pistas, como es el caso del lupus o la artritis reumatoide.

○ El **volumen plaquetario medio** (VPM) se ha visto alterado en pacientes con enfermedades autoinmunes y se puede utilizar también como marcador de inflamación. Un VPM elevado puede ser indicativo de más producción de plaquetas en la médula ósea o una mayor destrucción de plaquetas en la sangre. También se asocia el VPM elevado con un mayor riesgo de eventos trombóticos y accidentes cerebrovasculares.

○ **Leucopenia:** se produce cuando el número total de glóbulos blancos en sangre es inferior a 4.000 células por microlitro. Este descenso de leucocitos puede producirlo una enfermedad autoinmune, pero también sucede cuando el paciente ha sufrido recientemente una infección viral.

○ **Trombocitopenia:** se origina cuando no se llega a las 100.000 plaquetas por microlitro de sangre. Al igual que la leucopenia, no es exclusiva de las enfermedades autoinmunes y puede estar causada por infecciones virales e incluso algunos medicamentos.

A la autoinmunidad le gusta la compañía

Una persona que padece una enfermedad autoinmune tiene mayor riesgo de desarrollar otra, ya que, como suelo decir, a la autoinmunidad le gusta la compañía, y esto ocurre porque si hay un desequilibrio en el sistema inmunitario es probable que haya otro. Además, hay variantes genéticas asociadas a un mayor riesgo de enfermedades autoinmunes. A mis pacientes les pongo el ejemplo de las medias. Cuando te sale una carrera en las medias es más probable que te salgan más, ¿verdad? Porque el tejido está más sensible. Pues esto mismo ocurre con las enfermedades autoinmunes.

Algunos ejemplos de dolencias asociadas son:

○ Hipotiroidismo de Hashimoto y celiaquía
○ Enfermedad de Crohn y artritis reumatoide
○ Esclerosis múltiple e hipotiroidismo de Hashimoto
○ Diabetes de tipo 1 y enfermedad celiaca
○ Hipotiroidismo de Hashimoto y artritis reumatoide
○ Esclerodermia y lupus eritematoso sistémico

¿Las personas con enfermedades autoinmunes son personas altamente sensibles (PAS)?

Las personas sensibles tienen un sistema nervioso más reactivo y sensible que el del resto de la población. Viven con más intensidad y profundidad en todos los ámbitos. Tienen mucha sensibilidad emocional, pero esto las abruma emocionalmente con más frecuencia. Estas personas también pueden ser más sensibles a estímulos sensoriales como los ruidos, las luces, los olores, las temperaturas, etc. Suelen reflexionar las cosas y darles más vueltas a los pensamientos, por lo que acaban más cansadas al final del día que el resto de las personas. Su exceso de sensibilidad ocasiona a veces demasiada empatía, y la empatía es buena pero en su justa medida. Demasiada empatía puede sobrecargarlas. Las PAS captan mucha más información que los demás. Pasearán por la calle y verán a alguien con una expresión triste y se preguntarán qué le pasa. ¿Y si tiene un familiar enfermo? ¿Y si tiene problemas graves? Una persona PAS se cansa más durante el día.

Con terapia psicológica, las personas PAS pueden llegar a transformar su debilidad en fortaleza, ya que pueden utilizar esta supersensibilidad para desarrollar su talento, su identidad y su propósito vital.

No necesariamente todas las personas con enfermedades autoinmunes son PAS, pero es cierto que muchas de ellas pueden tener este rasgo. Ser PAS en enfermedades autoinmunes, si no está bien gestionado, puede ser un factor que estimule el cortisol y la inflamación.

¿Se heredan las enfermedades autoinmunes?

Hay muchos factores genéticos y ambientales que afectan, por lo que el patrón de herencia no está claro del todo. No son enfermedades que se hereden de manera directa, pero tener un familiar que está sufriendo un proceso autoinmune probablemente aumenta el riesgo de desarrollar esta enfermedad. Las enfermedades más estudiadas en el asunto de la transmisibilidad son la esclerosis múltiple, el hipotiroidismo de Hashimoto y la artritis reumatoide.

La población general solo tiene un 0,1 por ciento de probabilidades de desarrollar esclerosis múltiple. Si se tiene un hermano, padre o madre con la enfermedad, la probabilidad aumenta al 2,5-5 por ciento. Si el hermano es gemelo, sube al 25 por ciento.

Algunos estudios indican que tener un familiar directo con hipotiroidismo de Hashimoto supone que el riesgo de desarrollar la enfermedad sea entre cinco y veinte veces mayor que el del resto de la población.

En la artritis reumatoide, la incidencia de la enfermedad si hay familiares de primer grado que la padecen es del 2-4 por ciento. Por lo tanto, a pesar de que el médico siempre pregunte si hay autoinmunidad en la familia, el factor de herencia es muy bajo.

Si tengo una enfermedad autoinmune, ¿se la puedo transmitir a mis hijos?

No, solo se hereda la predisposición a padecerla. Tener un familiar de primer grado con alguna enfermedad autoinmune podría aumentar el riesgo de desarrollar una similar. No obstante, esta inclinación de la balanza suele ser baja y no tiene por qué comprometer tu deseo gestacional. Es importante tener en cuenta los factores modificables que se mencionan en este libro para reducir la probabilidad de desarrollar una enfermedad autoinmune en caso de que tengas familiares de primer grado afectados. Céntrate siempre en las cosas que puedes solventar, no en las que no puedes cambiar.

¿Son contagiosas las enfermedades autoinmunes?

En absoluto, las enfermedades contagiosas son las infecciosas causadas por virus, bacterias y hongos. Algunos ejemplos de enfermedades contagiosas son la gripe, la sífilis, la varicela, la gastroenteritis… En este sentido, el VIH, que produce una respuesta autoinmune en el cuerpo, sí puede transmitirse, porque es un virus.

¿Tengo más riesgo de padecer cáncer con una enfermedad autoinmune?

Por desgracia, la vinculación entre este tipo de dolencias y el cáncer es bidireccional. La culpa es de la inflamación crónica asociada a estas enfermedades. Pero ¡ojo! Esto no significa que vayas a desarrollar un cáncer si tienes una enfermedad autoinmune, solo hay mayor predisposición.

Los pacientes con artritis reumatoide, por ejemplo, tienen un riesgo aumentado de desarrollar cáncer de pulmón y linfoma. En las personas con lupus la probabilidad de padecer cáncer de tiroides, de cuello uterino, de pulmón y linfoma es más alta.

Algunos medicamentos para el tratamiento del cáncer (hidralazina, ipilimumab y nivolumab) pueden predisponer a tener más riesgo de desarrollar lupus. No está todavía clara la relación, pero se ha visto una incidencia de lupus más elevada en pacientes que han recibido radioterapia.

LA UVEÍTIS Y LAS ENFERMEDADES AUTOINMUNES

La uveítis es la hinchazón e inflamación de la capa media de la pared del ojo. Causa dolor, enrojecimiento y visión borrosa. Los síntomas pueden aparecer de forma repentina y empeorar con rapidez, puede ser grave y provocar una pérdida de visión permanente, por lo que hay que acudir de inmediato a urgencias. La uveítis puede estar causada por una infección o por alguna enfermedad autoinmune. Por este y otros motivos —como por ejemplo el hecho de que algunos tratamientos para enfermedades autoinmunes afectan negativamente a la visión—, es imprescindible que si sufres enfermedades autoinmunes te revises la vista una vez al año con un oftalmólogo. Y acude a urgencias si presentas dolor, enrojecimiento o visión borrosa.

LAS FASES DEL DIAGNÓSTICO

A veces no hay suficientes criterios para dictaminar un diagnóstico y lo que se hace es poner al paciente en estudio y realizarle una serie de controles para ver si acaba desarrollando la enfermedad. A esto le llamamos Wait and See, que es la conducta expectante de toda la vida, aunque cada vez nos gusten más los anglicismos.

Las fases emocionales de un diagnóstico dependerán de cada cual. Los procesos emocionales son únicos; habrá personas que no experimenten todas las fases o que las solapen entre sí.

Estas fases podrían resumirse en los siguientes puntos:

1. **Estado de *shock* y negación.** Cuando el paciente escucha el diagnóstico se siente aturdido y abrumado y puede tener dificultades para creer lo que está sucediendo. (Algunos pacientes me han explicado que durante el diagnóstico se sintieron en un proceso como de despersonalización: salieron de su cuerpo y veían la imagen del médico y de ellos sentados escuchando el diagnóstico). Es habitual estar unos meses pensando que se han equivocado y tener pensamientos de este tipo.
2. **Ira y frustración.** Una vez pasado el estado de negación aparecerán sentimientos de rabia y de injusticia. El paciente se pre-

guntará «¿Por qué a mí?», puede que incluso envidie a las personas que no tienen ninguna enfermedad. Esto es humano y no te hace peor persona, es normal y justo ser un poco *hater* en estos momentos. No te tienes que sentir culpable ni mala persona por odiarlo todo un poco en esta fase.

3. **Tristeza y depresión.** El paciente puede experimentar sentimientos de tristeza y depresión a medida que entiende la enfermedad y conoce su impacto.

4. **Incertidumbre.** Si el paciente no está bien controlado, esta enfermedad será impredecible, y tomar conciencia de eso se asocia a altos niveles de incertidumbre. La incertidumbre en las enfermedades autoinmunes es común, pero si te las explican bien y estás bien gestionado puedes quitarle cartas a la incertidumbre.

5. **Aceptación.** El paciente acepta la realidad. Eso no significa que esté más contento ni más feliz, pero podrá estar más preparado para enfrentar los desafíos que se avecinan.

3
SÍNTOMAS ESPECÍFICOS DE LAS ENFERMEDADES AUTOINMUNES

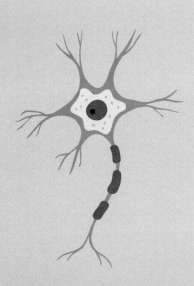

La valentía más grande del ser humano es mantenerse de pie, incluso cuando se esté cayendo a pedazos.

Gladiator

Los síntomas específicos tienden a ser suaves al principio y aparecen y desaparecen. En muchos casos el paciente no se da cuenta hasta que, después de este primer contacto, se producen lo que llamamos «brotes», periodos de tiempo en los que presenta mucha sintomatología, pues la enfermedad está muy activa; el sistema inmunitario está atacando literalmente al cuerpo. Por el contrario, los periodos de remisión son fases con ausencia de síntomas: la enfermedad existe, pero está parada, el sistema inmunitario da tregua. Cuando el paciente está en brote presentará muchos síntomas, y cuando el paciente está en remisión presentará pocos o nulos síntomas.

A continuación hablaré de las enfermedades autoinmunes que veo más en la consulta (esclerosis múltiple, artritis reumatoide, lupus, espondilitis anquilosante, hipotiroidismo de Hashimoto, psoriasis, Graves, Crohn, celiaquía, esclerodermia y síndrome de Sjögren) y recopilaré sus síntomas más comunes.

LA ESCLEROSIS MÚLTIPLE

Se trata de una enfermedad autoinmune que afecta al sistema nervioso central, sobre todo al cerebro, al cerebelo, al nervio óptico, al tronco del encéfalo y a la médula espinal. La prevalencia de esta enfermedad en España es de ciento treinta casos por cada cien mil habitantes; como en todas las enfermedades autoinmunes, la prevalencia varía según la zona geográfica y resulta que cuanto más lejos estemos del ecuador más riesgo tenemos de sufrir esta enfermedad. El sistema inmunitario provoca lesiones (llamadas «placas de desmielinización») en las vainas de mielina que rodean los axones de las neuronas, y estas lesiones pueden observarse en las resonancias magnéticas de control que se realizan los pacientes de forma periódica.

Estos daños alteran la conducción neuronal, y la comunicación del cerebro con el resto del cuerpo es más lenta y errática, provocando, en consecuencia, los síntomas de la esclerosis múltiple. Imagínate que tu perro muerde el cable del wifi y pela la capa de plástico que cubre los filamentos de cobre. A partir de ese momento, la conexión falla o se ralentiza, ¿verdad? Pues ahora piensa que el perro es tu sistema inmunitario y el cable es tu cerebro y tu médula espinal. ¡Seguro que ahora lo has entendido mejor!

Los signos y síntomas de la esclerosis múltiple varían según la magnitud de la lesión y el lugar de afectación. Mientras nos encontramos con pacientes que tienen dificultad para caminar y moverse bien, otros llevan una vida convencional, sin muchas alteraciones en su rutina.

Los síntomas tempranos de esclerosis múltiple son:

○ Visión borrosa o doble, o pérdida de visión, que puede ir acompañada de dolor al mirar hacia arriba o a un lado.

- Hormigueos, temblores, espasticidad y entumecimiento. Los sitios más comunes de estos síntomas son cara, brazos, piernas y dedos.
- Pérdidas de equilibrio, aturdimiento o mareos.
- Problemas en la vejiga (tanto obstrucción como incontinencia), infecciones urinarias y dificultad para controlar las evacuaciones intestinales.
- Deterioro del habla y de la memoria.
- Dolor de cabeza y migrañas.
- Falta de tolerancia al calor (los síntomas pueden empeorar o reaparecer al darse, por ejemplo, una ducha caliente).
- Dificultad para coordinar el movimiento.
- Desfallecimiento, cansancio injustificado… Los pacientes con esclerosis múltiple pueden sufrir una fatiga muy intensa. Algunos la describen como la «peor resaca de su vida». Puede ocurrir de forma repentina.
- Disfunción sexual.
- Signos de Lhermitte, una sensación eléctrica muy incómoda que se irradia desde la nuca y baja por la columna cuando se dobla el cuello hacia delante. Es un signo característico de la esclerosis múltiple.
- Acúfenos (sonidos internos en el oído).

¿QUÉ ES UN BROTE?
¿CÓMO SÉ SI TENGO UN BROTE?

Un brote es la aparición repentina de síntomas. Normalmente, para saber si es un brote, tenemos que esperar a que los síntomas duren como mínimo un día, a menos que sea algo grave, como una neuritis óptica. Si sufres esclerosis múltiple, seguro que más de una vez se te ha dormido el brazo unos minutos y has pensado que era un brote, ¿verdad? Y después resulta que llevabas media hora en el sofá aguantando el móvil en una mala postura y simplemente se te había dormido un poco el brazo. O quizá te has levantado de la silla cojeando levemente, pero es solo por la mala postura y se te pasa al poco rato. ¡Menudo alivio! A veces cuesta saber si estamos en brote o solo son síntomas pasajeros y normales, por eso se recomienda esperar más de un día.

Si realmente tienes un brote clínico de la enfermedad, se están dando nuevas lesiones en tu sistema nervioso. Si han pasado más de veinticuatro horas, debes ponerte en contacto con tu servicio de neurología, donde probablemente te harán una exploración. Los brotes suelen durar entre cuatro y seis semanas. El tratamiento consiste en corticosteroides de forma intravenosa y rehabilitación de la mano de un fisioterapeuta.

Normalmente los pacientes se recuperan bien del brote, con remisión completa, aunque es verdad que a algunas personas les quedan secuelas.

Los «pseudobrotes» son los brotes que se dan en periodos cortos de tiempo provocados por un denominador común que ya conocemos, por ejemplo el estrés; si te estresa mucho una situación, es posible que tengas síntomas durante unos minutos. También puedes padecer pseudobrotes si eres sensible a las altas temperaturas. El otro día una paciente me comentó que al salir de la sauna sufrió un pseudobrote: tenía ataxia (inestabilidad al andar) y disartria (dificultad para hablar), pero se le pasó enseguida y no necesitó tratamiento. Ella sabía que la esclerosis múltiple puede empeorar con el calor, así que decidió estar dos minutos bajo la ducha con agua fría y el pseudobrote remitió.

El diagnóstico de esclerosis múltiple depende del juicio clínico del neurólogo, que combina estas pruebas:

- Examen físico: dura aproximadamente veinte minutos, en los que el neurólogo mide la fuerza y la sensibilidad de distintas áreas del cuerpo.
- Resonancia magnética: prueba de imagen donde se pueden observar las lesiones desmielinizantes del cerebro y la médula.
- Punción lumbar: técnica que se utiliza para hallar la presencia de bandas oligoclonales en el líquido cefalorraquídeo.
- Integración de la historia clínica: el médico recopila y analiza todos los datos para darte un diagnóstico.

¿Cómo sabe el neurólogo si estoy mejorando?

Aparte del control por resonancia magnética de la enfermedad, los neurólogos en la consulta realizan al paciente una serie de ejercicios para evaluar su capacidad sensitiva y motora siguiendo determinados criterios, como la MSFC (Multiple Sclerosis Functional Composite), que evalúa la capacidad cognitiva y el funcionamiento de los miembros superiores e inferiores.

¿Puedo tener hijos si sufro esclerosis múltiple?

¡Por supuesto! Pero con la planificación adecuada con tu médico, ya que algunos tratamientos farmacológicos no son compatibles con el embarazo. Necesitarás un periodo de «limpieza» para que el cuerpo excrete el fármaco, que te sustituirán por otro que sea compatible con el embarazo. En ocasiones, dependiendo del historial clínico y del contexto, se puede prescindir del tratamiento durante el embarazo.

Problemas en la vejiga

Las personas con esclerosis múltiple pueden tener problemas en la vejiga debido al daño causado por la enfermedad en el sistema nervioso. Estos problemas pueden afectar al control de la vejiga (obstrucción o incontinencia urinaria), con los siguientes síntomas:

○ Cambios en la frecuencia urinaria.
○ Dificultad para iniciar la micción (obstrucción; vas al baño con ganas de hacer pipí y no sale nada).
○ Micción nocturna frecuente.
○ Retención aguda de orina (RAO).
○ Pérdida del control de la vejiga.
○ Incapacidad para vaciar la vejiga correctamente.
○ Infecciones urinarias recurrentes (ITU).
○ Cálculos renales.

Si la vejiga no puede vaciarse correctamente, se irá formando un caldo de cultivo para las bacterias, que no acabarán de salir bien por la uretra y empezarán a multiplicarse. Imagínate que siempre que bajas la basura queda un poco de basura en el cubo… Dentro de unos meses tendrás problemas, ¿verdad? Pues eso mismo le ocurre a tu vejiga.

El abordaje para esta sintomatología y para prevenir las infecciones de orina es el siguiente:

1. Realizar una prueba de urodinamia para evaluar el estado. En algunos casos la sintomatología mejora con la inyección local de bótox.
2. Fisiología de suelo pélvico. Existen fisioterapeutas especializados en suelo pélvico que te enseñarán a realizar ejercicios para mejorar tu condición.
3. Utilizar siempre ropa interior de algodón (no de tejidos sintéticos) para evitar aumentar la temperatura de la zona.
4. Planchar la ropa interior. De esta manera se elimina la humedad residual de las braguitas y se dificulta el crecimiento de bacterias. El calor de la plancha aniquila todas las bacterias que podrían crecer.
5. Suplementación adecuada para tus mucosas. La mucosa urogenital puede mejorar mucho con alimentación antiinflamatoria y con la suplementación adecuada.
6. Limitar al mínimo el consumo de alcohol y café. El consumo de alcohol y café puede irritar la vejiga y los conductos urinarios, lo que aumentará la sensación de ardor y el dolor al orinar. Además, el alcohol puede afectar al sistema inmunitario, con lo que será más difícil combatir este proceso.
7. No utilizar suavizante en la colada, ya que sus componentes y fragancias son irritantes para las mucosas. El suavizante no es necesario para lavar la ropa y solo empeorará el estado de tu piel y tus mucosas. Una opción es utilizar vinagre blanco destilado.
8. Además de los tejidos sintéticos, es preciso evitar todo lo que aumente la temperatura de la zona vaginal, como por ejemplo llevar pantalones muy ajustados y estar durante

mucho tiempo con las piernas cruzadas o con la ropa del gimnasio puesta. Todo lo que aumente el calor y la humedad favorece el crecimiento de bacterias, esa es la regla número 1 de la microbiología.

LA ARTRITIS REUMATOIDE

La palabra «artritis» proviene del griego y significa «inflamación». En la artritis reumatoide, el sistema inmunitario ataca por error a la membrana sinovial de las articulaciones, es decir, a la capa que las recubre. Esta agresión produce hinchazón, dolor y deformidad en el cartílago y en el hueso.

La artritis inflama sobre todo la membrana sinovial de las articulaciones periféricas (manos, pies, muñecas, hombros, codos y caderas), de manera que se engrosa, pudiendo llegar a destruir el cartílago y el hueso. Por consiguiente, la articulación afectada puede deformarse gradualmente, y eso repercute en la función articular y la movilidad.

La incidencia de la artritis varía según el país. La Sociedad Española de Reumatología estima que en España afecta a casi 7 millones de personas. La incidencia de la artritis reumatoide está aumentando en los últimos años, como el resto de las enfermedades autoinmunes, y afecta a más de 350 millones de personas en todo el mundo.

Es importante diagnosticar la artritis lo más rápido posible para mejorar la calidad de vida del paciente, evitar la deformidad en las articulaciones y modular la cronicidad.

El diagnóstico a tiempo puede evitar la deformidad de las articulaciones.

Esta enfermedad suele iniciarse entre los treinta y los cincuenta años, pero puede afectar también a niños. De hecho, es la enfermedad reumatológica crónica más común en pediatría, ya que afecta a entre cuarenta y ciento cincuenta niños de cada cien mil, y tiene nombre propio: artritis idiopática juvenil. Cada vez se ven diagnósticos más tempranos, de jóvenes de entre veinte y treinta años.

Los síntomas de la artritis reumatoide son:

○ Rigidez matutina que dura más de una hora. Es una señal de alarma bastante específica de la enfermedad.
○ Inflamación y enrojecimiento de las articulaciones.
○ Entumecimiento y hormigueo en manos y pies.
○ Problemas oculares como enrojecimiento y sequedad.
○ Sudores nocturnos.
○ Rigidez, inflamación y dolor en las articulaciones.
○ Síndrome de Raynaud.
○ Febrícula. Es otra señal de advertencia.
○ Disminución del rango de movimiento.

Existe un marcador, el Disease Activity Score 28 (DAS 28), con el que los reumatólogos pueden valorar el grado de actividad de la enfermedad y la respuesta al tratamiento farmacológico. El número viene porque analiza veintiocho articulaciones para el recuento. Según los rangos de puntuación del gen HLA-DRB1, en concreto de la variante HLA-DRB1*04, tenemos cuatro valores:

Menos de 2,6: remisión de la enfermedad

Entre 2,6 y 3,2: baja actividad

Entre 3,2 y 5,1: actividad moderada

Más de 5,1: alta actividad

El diagnóstico de la artritis reumatoide se obtiene combinando lo siguiente:

○ Examen físico: el médico recopila la historia clínica del paciente y evalúa los síntomas en busca de signos de inflamación, hinchazón, limitación del movimiento…
○ Pruebas de laboratorio: se estudia la presencia de anticuerpos anticitrulina y otros, aunque, como he mencionado en el capítulo anterior, no son datos concluyentes. Incluso hay casos de artritis seronegativas.
○ Pruebas de imagen: se pueden hacer, por ejemplo, radiografías que permitan observar las articulaciones y si hay presencia de daño articular.
○ Criterio diagnóstico del reumatólogo: el radiólogo puede utilizar los criterios de la European League Against Rheumatism o la clasificación del Colegio Americano de Reumatología.

EL LUPUS ERITEMATOSO SISTÉMICO

El lupus es una enfermedad autoinmune inflamatoria sistémica en la que el sistema inmunitario puede atacar a diversos órganos y tejidos: articulaciones, riñones, cerebro, células sanguíneas y piel.

La prevalencia mundial del lupus es variable y depende de la zona geográfica, pero, en general, oscila entre los veinte y ochenta casos por cada cien mil personas. En España, la Sociedad Española de Reumatología arroja datos muy altos: setenta y nueve casos por cada cien mil habitantes, aunque es posible que sean más, ya que no todas las personas afectadas están diagnosticadas.

El diagnóstico del lupus, además, puede ser muy complejo y tardar años. Requiere que se evalúen los siguientes criterios:

○ Historia clínica, examen físico y de los síntomas del paciente.
○ Biopsias de los tejidos afectados y en ocasiones de la piel y los riñones para confirmar el diagnóstico.
○ Análisis de sangre específicos: se puede ver la elevación de marcadores de inflamación aguda y también la presencia de ANA, anti ADN de doble cadena, anti-SSA/SSB, FL…

A pesar de la complejidad de esta enfermedad autoinmune, con el tratamiento y el seguimiento adecuado los pacientes pueden llegar a llevar una vida normal. ¿Por qué se llama lupus? ¿Qué tiene que ver con los lobos? *Lupus* significa «lobo» en latín. A muchos pacientes con lupus les salen erupciones parecidas a las que tienen algunos lobos en la cara. No obstante, he atendido a muchos pacientes con lupus sin ninguna afectación cutánea y con un cutis estupendo.

Los síntomas del lupus eritematoso sistémico son:

○ Dolor de pecho al respirar profundamente.
○ Sensibilidad al sol o a la luz.
○ Erupción cutánea en forma de alas de mariposa sobre mejillas y nariz.
○ Úlceras en boca y nariz.

○ Dolor torácico.
○ Dolor de cabeza.
○ Anemia, trombocitopenia y leucopenia.
○ Náuseas, diarrea y vómitos.
○ Fatiga, ansiedad y dificultad para concentrarse (neblina lúpica).
○ Dolor, inflamación y rigidez en las articulaciones.
○ Síndrome de Raynaud.

Los síntomas del lupus pueden variar muchísimo de una persona a otra, los pacientes no suelen experimentar todos los signos. ¡Eso sí! Cuanto antes se diagnostique la enfermedad, mejor, ya que si el tratamiento se aplica tarde puede darse daño orgánico (inflamación renal, del hígado, del páncreas…).

Es muy importante que las mujeres en edad reproductiva con deseo gestacional se lo comuniquen a su reumatólogo, porque a menudo hay que reajustar la medicación para que la enfermedad no comprometa el desarrollo del embarazo, que, por otra parte, con el tratamiento adecuado puede darse con normalidad.

A pesar de lo compleja que es esta enfermedad, las personas con lupus pueden entrar en remisión. Para ello deben cumplirse una serie de criterios:

○ El índice de actividad de la enfermedad debe ser igual a cero.
○ La valoración global de la actividad por parte del médico (VGM) no puede ser mayor que 0,5.
○ La cantidad máxima de prednisona que el paciente debe tomar es de 5 mg/día, y la terapia con antimaláricos (hidroxicloroquina), inmunosupresores y medicamentos biológicos ha de ser estable.

LA ESPONDILITIS ANQUILOSANTE

Se trata de una enfermedad reumatológica autoinmune que afecta principalmente a la columna y la zona de la pelvis, aunque también a los hombros, rodillas, tobillos y articulaciones intercostales, entre otros.

La espondilitis anquilosante, en comparación con la artritis, es relativamente sencilla de diagnosticar, ya que la mayoría de las personas afectadas presentan un resultado positivo para el gen HLA-B27, un antígeno leucocitario humano de histocompatibilidad que puede detectarse a través de un análisis de sangre. Sin embargo, no todos los portadores de este gen acaban desarrollando la enfermedad.

La Liga Europea contra el Reumatismo cifra en 0,5 por ciento la prevalencia de esta enfermedad en el continente. Hay una incidencia más alta de espondilitis anquilosante en personas de ascendencia europea y asiática.

Tu reumatólogo te diagnosticará esta dolencia con los siguientes criterios:

○ Radiografía o resonancia magnética de columna y pelvis.
○ Existencia de antígeno HLA-B27 en una analítica de sangre.
○ Presencia y elevación de marcadores de inflamación aguda en sangre (PCR, VSG y VPM).
○ Alto nivel en sangre de factor reumatoide, aunque es inespecífico y puede salir negativizado.

La espondilitis, como he mencionado anteriormente, es de las pocas enfermedades autoinmunes que afectan más a hombres que a mujeres (por cada dos o tres hombres, una mujer).

Los síntomas de la espondilitis anquilosante son:

○ Dolor y rigidez en la zona lumbar, caderas (especialmente por la mañana y después de periodos de inactividad), cuello, hombros, parte posterior del talón (entesis), pies, tobillos, mandíbula y articulación temporomandibular, tórax, costillas…
○ Dificultad para respirar profundamente.
○ Fatiga, pérdida de energía y mareos.
○ Sensación de calor o enrojecimiento de la piel en las zonas afectadas.
○ Inflexibilidad en la parte baja de la columna vertebral.

Debido a la variabilidad de síntomas de la espondilitis anquilosante, a menudo se descarta o se diagnostica erróneamente.

(?)

¿Sabías que el dolor de la espondilitis y la artritis
a menudo mejora con el movimiento o el ejercicio?
¡A veces un paseo de veinte minutos puede hacer milagros!
¡El movimiento es imprescindible!

LA DIABETES *MELLITUS* DE TIPO 1

La diabetes *mellitus* de tipo 1 es una enfermedad autoinmune en la que el sistema inmunitario ataca y destruye las células productoras de insulina en el páncreas. En consecuencia, el cuerpo no produce suficiente insulina para controlar los niveles de azúcar en sangre y aumentan, provocando hiperglucemia, que tiene las siguientes consecuencias negativas en la salud de los pacientes:

- Daños en los vasos sanguíneos: el azúcar alto en sangre deteriora los vasos sanguíneos de todo el cuerpo y aumenta el riesgo cardiovascular y los problemas circulatorios del paciente.
- Alteraciones irreversibles en la visión y, en casos graves, incluso ceguera.
- Neuropatías: la hiperglucemia daña los nervios del cuerpo y causa hormigueo, dolor y entumecimiento de las piernas.
- Pie diabético: es una complicación de la enfermedad, consiste en la reducción del flujo sanguíneo en los pies de las personas afectadas, dando lugar a úlceras que no sanan, entumecimiento, infecciones en la piel y, en algunos casos, infecciones en los huesos.

La educación alimentaria es básica para prevenir complicaciones en la diabetes de tipo 1. El paciente debe conocer el perfil nutricional de los alimentos y saber qué dosis de insulina administrarse. También es imprescindible que sepa cuáles son los síntomas de alarma y de las bajadas de azúcar (hipoglucemia), que es una complicación grave.

Los síntomas tempranos de la diabetes de tipo 1 son:

- Sed desmedida (polidipsia).
- Necesidad de orinar a menudo (poliuria).
- Aumento del hambre (polifagia).
- Adelgazar sin haber intencionalidad.
- Mareos y desmayos.
- Visión borrosa.
- Infecciones de orina recurrentes.
- Sudoración excesiva.
- Dolor abdominal.
- Alteraciones en el sueño: insomnio o somnolencia diurna.

- Sequedad en la boca y en la piel.
- *Acantosis nigricans* (manchas oscuras en la piel de los codos, rodillas, cuello y axilas).

> (?)
> ¿Sabías que hay una regla nemotécnica muy útil para saber los cuatro síntomas básicos de la diabetes de tipo 1? Se llama «regla de las 4-P»: poliuria, polifagia, polidipsia y pérdida de peso.

A diferencia de otras enfermedades autoinmunes, la diabetes de tipo 1 suele diagnosticarse en urgencias y rápidamente, ya que el paciente presenta un cuadro de hiperglucemia, es decir, con la glucosa elevada a más de 200 mg/dl.

Signos de alarma

Hipoglucemia

Es fundamental que el paciente conozca los síntomas de una hipoglucemia, ya que las consecuencias en caso de no tratarla a tiempo pueden ser muy graves. La hipoglucemia consiste en una bajada en caída libre de los niveles de azúcar en sangre, quedando por debajo de los 70 mg/dl. Los síntomas de la hipoglucemia son los siguientes:

- Sudoración excesiva.
- Visión borrosa.

○ Dolor de cabeza y mareo.

○ Palpitaciones, temblores y aumento de la frecuencia cardiaca.

○ En casos graves, pérdida de conciencia y convulsiones.

La hipoglucemia debe tratarse con inmediatez. El paciente tiene que comer rápidamente de 15 a 20 gramos de carbohidratos de acción rápida, como zumos de fruta, refrescos azucarados, caramelos, terrones de azúcar o geles de glucosa.

Cetoacidosis diabética

Se trata de una complicación grave de la diabetes que ocurre cuando el cuerpo produce niveles elevados de cuerpos cetónicos debido a la falta de insulina en el cuerpo. Si notas alguno de estos síntomas, acude rápidamente a urgencias y de camino al hospital hidrátate mucho. Los síntomas de la cetoacidosis diabética son los siguientes:

○ Sed extrema y sequedad bucal.

○ Debilidad, fatiga y mareos.

○ Aliento y orina con olor a acetona.

○ Micciones muy frecuentes.

○ Dolor abdominal, náuseas y vómitos.

○ Dificultad para respirar.

○ Sudoración excesiva y piel enrojecida.

EL HIPOTIROIDISMO DE HASHIMOTO

Es una enfermedad autoinmune en la que el cuerpo produce autoanticuerpos TPO y TG, que destruyen la glándula tiroides y provocan una disminución en la producción de hormonas tiroideas T3 y T4, por lo que suben los valores de la hormona estimulante del tiroides (TSH), ya que la glándula pituitaria del cerebro la segrega a modo de alarma para estimular la creación de hormonas tiroideas.

La T3 y la T4 son relojes internos: su función es dictaminar el ritmo del metabolismo, la energía del cuerpo, el consumo de oxígeno, la termogénesis… A menor concentración de hormonas tiroideas, menor metabolismo basal y consumo de oxígeno.

Los valores deseables de la TSH oscilan entre 0,3 y 4,3 mUI/l, aunque hay situaciones especiales. Por ejemplo, durante la búsqueda gestacional es conveniente tener los valores por debajo de 2,5 mUI/l. En el caso de la T3 los valores deben situarse entre 0,7 y 2 µg/dl, y en el de la T4, entre 5 y 11 µg/dl.

> **?**
>
> ¿Sabías que el grado de conversión de T4 a T3 puede determinar la vitalidad y la energía de una persona? La T4 es transformada en T3 en el hígado. La T3 es trescientas veces más potente que la T4.

Veamos una serie de trucos para ayudar a la conversión de T4 a T3:

○ Ingerir suficiente cantidad de zinc, hierro, selenio, vitamina B12 y omega 3.
○ Estimular el nervio vago (lo verás explicado detalladamente en un apartado).
○ Gestionar el estrés y mejorar la calidad y cantidad del sueño para bajar el cortisol, la hormona del estrés.

○ Practicar ejercicios de fuerza.
○ Examinar el intestino para ver si hay disbiosis y, en caso afirmativo, tratarla.

Los síntomas del hipotiroidismo de Hashimoto son:

○ Cara hinchada y ligeramente amarilla.
○ Poca tolerancia al frío y al calor.
○ Cansancio, pereza, fatiga y sueño excesivo.
○ Descenso de la libido.
○ Pensamientos negativos y obsesivos.
○ Piel seca, pérdida de densidad del cabello, acortamiento de las cejas y uñas quebradizas.
○ Infertilidad.
○ Bocio (agrandamiento anormal de la glándula tiroides; puede resultar en un agrandamiento visible en la zona del cuello donde está la tiroides).
○ Problemas de concentración y *foggy mind*, es decir, dificultad para pensar y ejecutar ideas.
○ Dolor en las articulaciones y mialgias (dolor muscular).
○ Aumento de peso y dificultad para adelgazar.
○ Digestión lenta, estreñimiento y velocidad del vaciamiento gástrico disminuida.

Que a la autoinmunidad le gusta la compañía es un hecho. Tener una enfermedad autoinmune te hace más proclive a padecer otra por la propia desregulación que existe en el sistema inmunitario. Junto con el hipotiroidismo de Hashimoto pueden coexistir otras dolencias como la diabetes *mellitus* de tipo 1, el vitíligo, la esclerosis múltiple, la artritis reumatoide o la enfermedad celiaca. Por esta razón, es muy importante medir los autoanticuerpos en pacientes con hipotiroidismo, ya que si los autoanticuerpos TPO y TG están elevados, la desregulación del sistema inmunitario será notable y los pacientes podrían presentar complicaciones.

> (?)
>
> ¿Sabías que la Mona Lisa podría haber sufrido hipotiroidismo de Hashimoto? Si observamos el retrato de Leonardo da Vinci, identificaremos los siguientes signos: piel amarillenta, hinchazón de la cara, bocio, cabello fino y escaso, acortamiento de las cejas e hinchazón de las manos.

LA PSORIASIS Y LA ARTRITIS PSORIÁSICA

La psoriasis tiene una prevalencia mundial del 3 por ciento de la población y su nombre proviene de la palabra griega *psora*, que significa «picor». La psoriasis es una enfermedad autoinmune en la que los linfocitos T atacan a las células epiteliales y, por tanto, aparecen manchas rojas en la piel por todo el cuerpo, aunque se concentran en codos, rodillas y cuero cabelludo. Estos ronchones suelen ser dolorosos y pruriginosos y están cubiertos de escamas plateadas y blanquecinas, aunque este aspecto depende de cómo sea el color de base de la piel.

Las células de la piel se renuevan aproximadamente cada veintiocho días, pero en las personas con psoriasis este proceso de renovación es desmesurado y se da cada dos por tres, lo que provoca que las células muertas se acumulen en la epidermis y formen manchas rojas.

Los síntomas de la psoriasis son:

○ Picor, sequedad y manchas rojas y escamosas en la piel.
○ Fatiga y debilidad.
○ Dolor articular.
○ Uñas quebradizas y engrosadas.

La psoriasis, al ser muy visible, puede tener un impacto muy fuerte en la autoestima de quien la padece, ya que las manchas que produce esta enfermedad pueden ser objeto de comentarios o de miradas impertinentes. Algunos pacientes con psoriasis se niegan a llevar pantalón corto, bañador, etc. Si ese es tu caso, es muy importante que trabajes la autoestima con un psicólogo y aprendas a gestionar la vergüenza y el aislamiento. Me resulta muy duro saber que un paciente no se baña en el mar porque teme que alguien le pregunte por sus manchas. Y tú, querido lector, si no tienes psoriasis pero estás leyendo este libro para aprender más, recuerda que jamás debemos comentar el físico de los demás; ese comentario que quizá hemos hecho sin mala intención puede dejar al otro dos días destrozado moralmente.

Por otra parte, la artritis psoriásica es una forma de artritis que afecta al 30 por ciento de las personas con psoriasis.

Los síntomas de la artritis psoriásica son:

○ Dedos hinchados en manos y pies (algunos dedos se ponen «como una salchicha», dicen los pacientes).
○ Cambios en el aspecto de las uñas.
○ Rigidez matutina.
○ Dolor articular y muscular y donde los tendones y ligamentos se adhieren a los huesos (por ejemplo, la planta del pie).

Los pacientes con psoriasis suelen ser grandes conocedores de su enfermedad y saben identificar agentes de mejora y de empeoramiento de la dolencia. Suele agravar el malestar bañarse en una piscina tratada con cloro, mientras que causa mejoría, de hecho significativa, bañarse en el mar.

LA ENFERMEDAD DE GRAVES

Se trata de una enfermedad autoinmune en la que hay una sobreproducción de hormonas tiroideas, por lo que el cuerpo entra en un estado de hipertiroidismo. Siempre decimos que es como el hipotiroidismo, pero al revés. En vez de faltar, hay un exceso de hormonas tiroideas. En esta enfermedad el sistema inmunitario fabrica autoanticuerpos que activan el receptor de la TSH: el anticuerpo antirreceptor de esta hormona y anticuerpos de la inmunoglobulina estimuladora. La consecuencia es que aumentan los niveles de hormonas T3 y T4, que sobreacelerarán el cuerpo.

El continente con más prevalencia de la enfermedad de Graves es Asia, con una incidencia de hasta el 5 por ciento de la población. En España es del 2 por ciento y se concentra en mujeres (la proporción es de diez mujeres por cada hombre afectado). El pico de incidencia de la dolencia se da entre los cuarenta y los sesenta años.

Los síntomas de la enfermedad de Graves son:

○ Ansiedad, nerviosismo e irritabilidad.
○ Piel caliente y húmeda, sensibilidad al calor y aumento de la sudoración.
○ Piel gruesa y roja sobre las espinillas y en la parte superior de los pies (dermopatía de Graves).

○ Ojos abultados, saltones (oftalmopatía de Graves).
○ Defecaciones frecuentes y diarrea.
○ Insomnio o dificultad para dormir.
○ Dolor en músculos y articulaciones.
○ Aumento de la sed.
○ Temblores en las manos.
○ Pérdida de densidad capilar.
○ Pérdida de peso inexplicable.
○ Cambios en los ciclos menstruales, disfunción eréctil o disminución de la libido.
○ Dilatación de la glándula tiroides (bocio).
○ Latidos del corazón irregulares o acelerados y palpitaciones.

¡Cuidado! Si padeces hipotiroidismo de Hashimoto y no tienes bien dosificada la levotiroxina, podrías presentar síntomas de hipertiroidismo. Por eso, es muy importante que conozcas los signos del hipotiroidismo y también los del hipertiroidismo. A mis pacientes siempre les explico los dos casos para que ellas mismas puedan reconocer las desregulaciones.

LA ENFERMEDAD DE CROHN

Es una enfermedad autoinmune intestinal en la que el sistema inmunitario ataca por error cualquier parte del tracto intestinal, desde la boca hasta el ano, aunque generalmente afecta más al extremo inferior del intestino delgado y el colon. En consecuencia, se inflaman las paredes intestinales, ocasionando molestias muy potentes en el abdomen.

Los síntomas de la enfermedad de Crohn son:

○ Úlceras bucales.
○ Pérdida de peso y apetito.
○ Dolor abdominal y articular y cólicos severos.
○ Distensión abdominal.
○ Problemas oculares (incluyendo sequedad, enrojecimiento, visión borrosa…).
○ Fiebre recurrente.
○ Alteraciones renales y hepáticas debido a la inflamación.
○ Cambios en las evacuaciones intestinales (diarreas y estreñimiento).
○ Erupciones cutáneas.
○ Anemia por deficiencia de hierro.
○ Deficiencia de vitaminas y nutrientes, sobre todo de vitamina B12, vitamina D, vitamina K, vitamina A y ácido fólico, debido a la mala absorción.
○ Presencia de sangre y moco en las heces.

La enfermedad de Crohn tiene una prevalencia de tres personas por cada mil en Europa; en África y Asia es más baja. Al contrario que otras enfermedades autoinmunes, esta dolencia afecta a hombres y mujeres por igual.

En la enfermedad de Crohn el sistema inmunitario hace que las células productoras de moco del revestimiento intestinal se activen en exceso y produzcan de más. El exceso de moco puede verse claramente en las deposiciones del paciente.

Hay varios factores que contribuyen al empeoramiento de la enfermedad, como el estrés emocional, el tabaquismo, el consumo de alcohol y alimentos inflamatorios, el uso de algunos medicamentos, como los antiinflamatorios no esteroideos (AINE), y el sedentarismo. Como siempre digo a mis pacientes, el sedentarismo y la salud intestinal son términos incompatibles.

Es importante explicar la escala de Bristol a los pacientes con enfermedad de Crohn y con enfermedad celiaca, para que conozcan sus heces y sepan identificar signos de alarma, como podría ser un sangrado rectal.

> La escala de Bristol mide la consistencia de las heces del 1 al 7. Lo deseable es estar entre 3 y 4; lo contrario se relaciona con estreñimiento o diarrea, lo que significa que el intestino no está funcionando de manera óptima.

En algunos casos, dependiendo de la gravedad, hay que practicar una colostomía, una intervención quirúrgica en la que se crea una apertura en la pared abdominal para permitir que los desechos del intestino pasen al exterior, directamente a una bolsa, en lugar de que hagan todo el recorrido hasta el ano. Las colostomías pueden ser temporales o permanentes, y los criterios para realizarlas son obstrucción intestinal, perforación intestinal o fístula. La decisión de intervenir se basará en la ubicación y extensión de la enfermedad, la respuesta al tratamiento farmacológico, la gravedad de los síntomas, la decisión del paciente…

✎ EL CASO DE IRENE, CON BOLSA Y SIN COMPLEJOS, PORQUE QUERER SER OTRA PERSONA ES MALGASTAR LA PERSONA QUE ERES

A la semana de que Irene recibiera la noticia de que sufría la enfermedad de Crohn, su pareja de toda la vida la abandonó. Sí, la abandonó, no hay otro verbo para describir lo que hizo aquel sinvergüenza. Me contó llorando que «no le dio tiempo ni a verme con bolsa, todavía no me habían operado». Ella estaba convencida de que la había dejado por miedo a verla con la colostomía.

Operaron a Irene. Y no una vez, sino cuatro. Y le pusieron la bolsa que tanto temía. Pero ya había cambiado mucho en este proceso y me la enseñó sin complejos. «María, esta bolsa a mí me ha salvado la vida», dijo. En otra ocasión atendí a Irene en julio y, como era verano, pude ver su bolsa perfectamente, ya que iba con unos pantalones de tiro bajo y un crop top de patchwork muy bonito. La bolsa que le había salvado la vida era evidente para todo el mundo y le quedaba bien, porque ella es atractiva de nacimiento y la bolsa la hace más especial. Es como los jarrones kintsugi, que cuando se rompen los reparan con oro y quedan todavía más bellos, siguiendo la filosofía que plantea que las roturas y las reparaciones forman parte de la historia de un objeto.

Tenía tanta confianza con Irene que me salté todas las correcciones con ella y un día me atreví a sugerirle que era hora de pasar página. La veía enfadada con la vida, con los hombres, con el amor y sobre todo con su ex. Y lo peor de todo era pensar que esa persona no merecía la pena, porque tenía evidencias de que él había rehecho su vida. Pero ella se estaba enquistando en el enfado.

Como era la época de la COVID-19 y las discotecas estaban cerradas, le sugerí que se bajara una app de ligue. Pensé que sería la mejor opción, ya que así vencería su timidez hablando primero por mensajes y después ya se apañarían en persona.

—Pero ¿le digo que llevo bolsa antes de quedar con él en persona?

—¡Mujer, yo creo que no hace falta! ¡Que yo para atenderte a ti tengo que estar al día con la ley de protección de datos! ¿Qué vas a hacer tú? ¿Dar tus datos de salud a alguien que todavía es un desconocido? Como tú veas, pero yo no lo haría así, Irene.

La veía cada vez más feliz. Se había apuntado al club de lectura de una famosa librería de Barcelona, iba a bailar swing a la Barceloneta, era voluntaria de la protectora de animales... Estaba segura de que en uno de esos lugares aparecería un hombre bueno que querría a Irene como se merece.

Nunca me he atrevido a preguntarle el número de citas que tuvo hasta encontrar a su actual pareja, yo sospecho que muchas, porque siempre me decía: «El mercado está fatal». ¡Qué divertida es Irene! ¡Al final de cada consulta siempre me ponía un poco al día de lo que había en Tinder!

Las analíticas de Irene eran perfectas, pero como todavía no encontraba pareja y tenía treinta y cuatro años decidió preservar su fertilidad. La estimulación ovárica le sentó regular y volvimos a la dieta que le di el primer día, la más estricta. En tres meses tras la estimulación ovárica se volvió a encontrar como siempre. Me dijo que tenía muchas ganas de ser madre algún día y le daba tranquilidad pensar que guardaba veinte óvulos congelados.

Un día me contó que había conocido a un chico. ¿A que no sabes dónde trabajaba? ¡En una compañía farmacéutica que elaboraba tratamientos biológicos para las enfermedades inflamatorias intestinales como el Crohn! ¡Los nombres de los medicamentos que ella tomaba formaban parte del vocabulario del nuevo pretendiente de Irene!

Y este chico tiró por tierra todo mi trabajo. Irene jamás ha tenido las analíticas tan perfectas como cuando se enamoró. Yo con ella había hecho de todo y la había dejado de notable, pero es que su pareja la volvió sobresaliente. Le dije que ficharía a ese señor para que me ayudara en la consulta, apuntaba maneras. ¡Incluso le quité la vitamina D, porque la mantenía a 40 ng/dl sin suplementación! ¡Se notaban las excursiones que hacían juntos por el camino de ronda de la Costa Brava!

Y como tengo bastantes finales felices en la consulta, te voy a contar el de Irene, ahora que ya ha pasado la fase más crítica: lleva en el vientre un bebé de dieciséis semanas que crece como un campeón. No ha hecho falta utilizar sus óvulos congelados, ha sido una gestación espontánea y será un bebé muy querido.

No sabéis lo que disfruto viendo a Irene presumir de barriguita. Es una barriguita especial con una colostomía. Especial y única, como ella.

LA ENFERMEDAD CELIACA

La celiaquía, descubierta en 1888 por el médico inglés Samuel Gee, es una enfermedad autoinmune en la cual la ingesta de gluten (una proteína presente en el trigo, en la cebada y en el centeno) desencadena una respuesta inmunitaria en el cuerpo que puede dañar el revestimiento del intestino delgado y producir ciertos síntomas intestinales y extraintestinales. La palabra «celiaca» proviene del griego y significa «relacionada con el abdomen».

La única solución para la celiaquía es la dieta estricta sin gluten, no existe tratamiento farmacológico. Según la Organización Mundial de la Salud (OMS), esta enfermedad tiene una prevalencia del 1 por ciento, aunque la prevalencia está aumentando en todo el mundo debido a la concienciación y a los mejores métodos de diagnóstico.

No hay que cometer el error de pensar que es una enfermedad intestinal, pues es una enfermedad multisistémica que puede afectar incluso al sistema nervioso central.

Los síntomas de la celiaquía pueden afectar a:

○ Estómago e intestinos (diarrea, estreñimiento, náuseas, vómitos, meteorismo, dolor abdominal y distensión abdominal).
○ Piel y mucosas (picazón, dermatitis herpetiforme, picores que no remiten, erupciones cutáneas y aftas bucales).

○ Aparato reproductivo (infertilidad, abortos de repetición e irregularidades menstruales).
○ Sistema nervioso (migrañas, dolor de cabeza, pérdida de coordinación, cambios de humor, somnolencia, ansiedad, confusión, depresión…; a estos síntomas se los denomina «neurogluten»).

También puede producirse retraso en el crecimiento de los niños, pérdida de densidad ósea, anemia, neuropatías…

?

¿Sabías que hasta el 70 por ciento de las personas con celiaquía están aún sin diagnosticar? Y es que el diagnóstico de celiaquía puede ser en algunos casos más complicado que verle la sombra al viento. Ahora entenderás un poco por qué.

Los criterios para diagnosticar la enfermedad celiaca son:

○ Clínica sugestiva del paciente: el profesional de la salud debe saber y querer buscar. Quien busca encuentra. Si solo nos quedamos con los anticuerpos, muchas veces no encontraremos la celiaquía.
○ Serología positiva: los pacientes pueden presentar anticuerpos anti-TG2, anti-EmA, DGP y AGA. Sin embargo, entre un 30 y un 40 por ciento de los celiacos son seronegativos, por eso hay que insistir más allá de los autoanticuerpos.
○ Pruebas genéticas: los haplotipos más frecuentes relacionados con la celiaquía son el HLA-DQ2, el HLA-DQ8, el HLA-DQ5 y el HLA-DQ7.

○ Biopsia compatible: mediante gastroscopia se toma una serie de muestras y después se realiza un linfograma para contar los linfocitos. Algunos hospitales todavía contemplan el punto de corte por debajo de los cuarenta linfocitos, pero en las últimas actualizaciones se encuentra entre los veinte y los veinticinco.
○ Respuesta a la dieta sin gluten: la mejora al dejar de consumir gluten es uno más de los puntos que se deben considerar para diagnosticar esta enfermedad.

Celiaquía y mimetismo molecular. ¡Cuidado!

En algunas personas celiacas o con sensibilidad al gluten no celiaca puede ocurrir que el cuerpo reconozca fragmentos de proteínas similares a los del gluten. Ocurre a veces, por ejemplo, con la avena sin gluten. Así que es importante eliminar también la avena el primer año tras el diagnóstico del paciente y después introducirla poco a poco para ver cómo sienta (¡siempre que sea avena sin gluten!).

Hallar anticuerpos negativos de celiaquía no excluye el diagnóstico de celiaquía, es posible presentar anticuerpos negativos y ser celiaco. Con una gastroscopia de un infiltrado de veinte a veinticinco linfocitos ya podría dictaminarse un diagnóstico concluyente de enfermedad celiaca.

La dermatitis herpetiforme produce ampollas rojas pruriginosas e inflamaciones en forma de ronchas y vesículas en las personas con celiaquía. Hago hincapié en este síntoma, ya que en la consulta a veces esta alteración en la piel ha sido una gran pista para tirar del hilo y encaminar al paciente correctamente para que fuera bien diagnosticado y resolver el enigma. Algunos investigadores consideran la dermatitis herpetiforme como una enfermedad autoinmune más.

En esta enfermedad, cuando se consumen alimentos con gluten, el sistema inmunitario ataca a la piel. Esto es porque, una vez que el gluten entra en contacto con el intestino, el sistema inmunitario lo reconoce enseguida, ya que gran parte del sistema inmunitario está en el intestino. Entonces se sintetizan citocinas inflamatorias y se acumulan autoanticuerpos debajo de la piel, causando inflamación y daño tisular.

Estas lesiones cutáneas suelen aparecer en zonas de roce (codos, rodillas, nalgas, cuero cabelludo…) y es característica su simetría. El síntoma se denomina «dermatitis herpetiforme» porque las ampollas se agrupan como en la erupción causada por el virus del herpes, con el que, sin embargo, no tienen ninguna relación.

De manera frecuente se comete el error de confundir la enfermedad celiaca con la sensibilidad al gluten no celiaca, por eso vamos a hablar a continuación de ella.

LA SENSIBILIDAD AL GLUTEN NO CELIACA

La sensibilidad al gluten no celiaca (SGNC) es un síndrome que algunos califican como «nueva enfermedad» o «enfermedad emergente» y que se ha empezado a estudiar en profundidad desde 2011, aunque en los setenta ya se publicó la primera investigación relacionada en la prestigiosa revista científica *The Lancet*. Todavía no está claro el número de personas afectadas, aunque se estima que puede llegar a superar el 10 por ciento de la población. No es una enfermedad autoinmune, pero he querido incluirla aquí porque muchos pacientes con enfermedades autoinmunes pueden presentar sensibilidad al gluten no celiaca y mejoran enormemente con la retirada del gluten.

La sintomatología es la siguiente:

○ El paciente tiene los síntomas digestivos y extradigestivos característicos de la enfermedad celiaca.
○ El paciente no es celiaco y ha dado negativo en las pruebas de cribado de celiaquía.
○ El paciente no es alérgico al gluten.
○ El paciente MEJORA cuando sigue una dieta sin gluten. (Este punto es clave para el diagnóstico).
○ El paciente empeora cuando consume alimentos con gluten.

En 1978 se publicaron dos casos clínicos en *The Lancet* de dos pacientes no celiacos con cefalea y distensión abdominal y sin antecedentes de interés que revirtieron sus síntomas con una dieta sin gluten y los recidivaron tras la exposición al gluten. Estos fueron los primeros casos oficialmente diagnosticados de sensibilidad al gluten no celiaca. Desde entonces se están acumulando datos sobre la enfermedad.

Signos y síntomas intestinales más comunes de la SGNC	Signos y síntomas extraintestinales más comunes de la SGNC
○ Dolor abdominal	○ Estado de ánimo depresivo
○ Distensión abdominal	○ Parestesias en manos y pies
○ Diarrea	○ Dolor articular
○ Estreñimiento	○ Cefalea
○ Exceso de gases	○ Astenia
	○ Bradipsiquia (lentitud psíquica)

Estudios recientes han propuesto que tal vez sean los FODMAP (oligosacáridos, disacáridos, monosacáridos y polioles fermentables) del trigo y los inhibidores de la amilasa y la tripsina los causantes de los síntomas de este síndrome. En todo caso, desde 2018 existe un protocolo de doble ciego para valorar las reacciones clínicas de los pacientes y ayudar así en su diagnóstico. La estrategia es la siguiente: se administra gluten o placebo en la comida sin gluten durante una semana y la otra sustancia (gluten o placebo) durante otra semana. Entre medias debe dejarse un breve periodo de lavado. Al tratarse de una estrategia de doble ciego, ni el médico ni el paciente saben hasta el final de la prueba qué sustancia se ha administrado y qué síntomas se le relacionan.

LA ESCLERODERMIA

La esclerodermia es una enfermedad autoinmune en la que el sistema inmunitario ataca al tejido conectivo del cuerpo, provocando una formación excesiva de colágeno y la acumulación de fibrosis, causando un engrosamiento y endurecimiento de la piel. La palabra «esclerodermia» proviene del griego y significa «piel dura». La fibrosis es el resultado de la sobreactivación de los fibroblastos, que, debido a un fallo en el sistema inmunitario, producen cantidades excesivas de colágeno y el engrosamiento de la piel, que a su vez genera rigidez, inflamación y daño orgánico. La esclerodermia puede ser localizada y afectar solo a la piel o sistémica y afectar a distintos órganos.

Debido a la baja incidencia de la esclerodermia, esta enfermedad está catalogada como enfermedad rara, ya que afecta a una de cada tres mil personas, siendo la mayoría mujeres (hay una proporción de 4:1 respecto a los hombres).

Los síntomas de la esclerodermia son:

○ Reflujo gastroesofágico.
○ Síndrome de Raynaud.
○ Endurecimiento y decoloración de la piel de las manos, pies, cara y cuello.
○ Dificultad para tragar alimentos sólidos.
○ Problemas para respirar, falta de aliento y fatiga.
○ Tos seca y persistente.
○ Afectación pulmonar que causa tos y falta de aire.
○ Sequedad en los ojos y las demás mucosas.
○ Calambres musculares.
○ Dolor en las articulaciones y rigidez.
○ Úlceras en los dedos de las manos y los pies.
○ Afectación cardiaca con la presencia de arritmias, insuficiencia cardiaca e inflamación del corazón.

El diagnóstico de la esclerodermia puede ser muy costoso, ya que los síntomas son similares a los de otras enfermedades autoinmunes. La esclerodermia localizada afecta a la piel y tiene mejor pronóstico que la sistémica, que afecta a múltiples órganos del cuerpo.

En algunos casos graves de esclerodermia con afectación pulmonar puede ser necesaria la cirugía para aliviar la hipertensión pulmonar.

?

¿Sabías que el frío, la humedad y los cambios bruscos de tiempo empeoran las enfermedades autoinmunes reumatológicas?

Tengo pacientes que me cuentan que cuando dicen que los cambios de tiempo les afectan los miran con cara rara, como si fuera una excusa. No es ni una excusa ni un mito, y ahora te explicaré por qué.

La baja presión atmosférica habitual en los meses fríos y húmedos puede empeorar los cuadros de dolor en pacientes con enfermedades autoinmunes. El frío estimula la contracción muscular, y esta puede agravar los cuadros de dolor miofascial. Además, el frío provocaría que el líquido sinovial que lubrica las articulaciones sea menos fluido, y esto contribuiría a una mayor rigidez.

EL SÍNDROME DE SJÖGREN

Se trata de una enfermedad autoinmune en la que el sistema inmunitario ataca a las glándulas que producen saliva y lágrimas, lo que provoca sequedad en la boca y los ojos, además de fatiga y dolor articular y muscular. Como en el resto de las enfermedades autoinmunes, la prevalencia del síndrome de Sjögren variará según la zona geográfica (podría tener una incidencia más alta en Asia y en América Latina), pero por lo general puede llegar a afectar a entre el 0,1 y el 3 por ciento de la población mundial. Estos pacientes pueden sufrir inflamación de las glándulas salivales, sobre todo las parótidas. La persona, en consecuencia, presenta lo que se denomina «cara de ardilla», pues el aumento de tamaño de las glándulas parótidas produce una apariencia facial más redondeada con las mejillas inflamadas.

Hay que destacar, sin embargo, que la apariencia facial no es un síntoma específico del síndrome de Sjögren y que hay otras condiciones médicas que pueden causar un aspecto facial similar, como por ejemplo la enfermedad de Cushing.

El síndrome de Sjögren aparece de forma primaria, que es cuando el paciente no padece otra enfermedad reumatológica y solo presenta Sjögren, o secundaria, que es cuando el paciente ya padece de base artritis reumatoide, lupus eritematoso sistémico o esclerodermia.

Los síntomas del síndrome de Sjögren son:

- Sequedad ocular (xeroftalmia), bucal (xerostomía) y vaginal.
- Pérdida de cabello.
- Dolor articular, rigidez e hinchazón.
- Tos seca persistente.
- Febrícula.
- Mejillas inflamadas.

Para diagnosticar el síndrome de Sjögren se requiere:

- Evaluación física y exploración por parte del reumatólogo.
- Presencia de anticuerpos anti-Ro/SSA y anti-La/SSB.
- Gammagrafía de glándulas salivales, una prueba de imagen que puede utilizarse en el diagnóstico de esta dolencia (la tienes explicada al detalle en la página 406).

El síndrome de Sjögren no tiene un tratamiento específico, por eso hay que hacer mucho hincapié en la medicina del estilo de vida y cuidar mucho el día a día del paciente. Hay una serie de medidas generales que pueden ayudar mucho a las personas con síndrome de Sjögren:

- Evitar el consumo de alcohol, tabaco y café, ya que aumentan la xeroftalmia.
- Evitar la lectura prolongada y el uso de pantallas, que pue-

den asociarse a un menor parpadeo, con un agravamiento de los síntomas de sequedad ocular.

○ Moderar el uso del aire acondicionado y humidificar el ambiente de la casa.

○ Conseguir un descanso nocturno suficiente para que descansen los ojos.

○ En determinadas condiciones meteorológicas (viento, mucha contaminación…) es mejor utilizar gafas.

○ Evitar las lentes de contacto blandas, ya que absorben la lágrima; son preferibles las rígidas en este caso.

○ Evitar en la medida de lo posible los fármacos con acción anticolinérgica, por ejemplo los diuréticos, antidepresivos tricíclicos y antihistamínicos.

4
FACTORES MODIFICABLES DE LAS ENFERMEDADES AUTOINMUNES

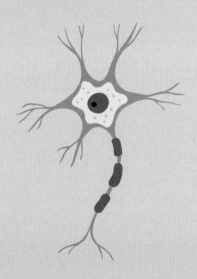

Toda persona con autoinmunidad debe centrarse primero en su intestino.

María Real Capell

EL SISTEMA DIGESTIVO Y LA MICROBIOTA

Parece muy arriba, pero el tubo digestivo empieza en nuestra boca: dientes, lengua, paladar, saliva, mucosa bucal… Esta es la entrada del sistema digestivo, es la puerta de nuestra casa.

La saliva está formada por un 95 por ciento de agua, y el resto son minerales y unas enzimas llamadas amilasa salival y lisozima que contienen sustancias antimicrobianas y por lo tanto forman parte de nuestro ejército de defensa: el sistema inmunitario.

La saliva también contiene algunas inmunoglobulinas específicas, por ejemplo la lactoferrina. Como ves, la saliva es capaz de destruir parte de las bacterias presentes en los alimentos gracias a sus enzimas.

La boca tritura los alimentos gracias a los dientes, y las glándulas salivales van segregando enzimas que empiezan a digerir los alimentos. A los alimentos masticados mezclados con saliva los llamaremos «bolo alimentario». Este punto es básico, ya que para que todo funcione correctamente necesitas masticar muy bien los alimentos para ayudar a humedecerlos y lubricarlos y así facilitar su paso por el esófago. Este bolo alimentario pasa al esófago y, después, al estómago, donde se mezcla con enzimas más potentes que las salivales y con un componente muy importante del ejército: el ácido clorhídrico, que es clave en la digestión. Este ácido lo producen las células parietales del estómago y proporciona un ambiente de pH ácido que ayuda a descomponer las proteínas, a romperlas poco a poco, porque las proteínas son como un tren formado por vagones, los aminoácidos. Además, sin suficiente ácido clorhídrico no tendríamos el pH ácido necesario para que en el estómago no entren bacterias. Se postula que una de las posibles causas del sobrecrecimiento bacteriano en el intestino delgado (SIBO) es la falta de ácido clorhídrico en el estómago.

El ácido clorhídrico, aparte de destruir los organismos patógenos, acaba de romper los alimentos del bolo alimentario para facilitar la digestión. Después de estar en el estómago, el bolo alimentario es expulsado al intestino delgado mediante el píloro, que es como una válvula que separa el estómago de este. En este punto también es crucial haber masticado bien, porque para una buena absorción de los nutrientes es fundamental que los alimentos lleguen en trozos pequeños.

El primer tramo del intestino delgado es el duodeno, donde se produce la liberación de bilis y de secreciones pancreáticas. Las secreciones pancreáticas contienen lipasa, pancreasa y amilasa, que rompen aún más los alimentos del bolo alimentario. Los hidratos de carbono se descomponen en azúcares más pequeños: glucosa, galactosa, lactosa… Las proteínas se separan en aminoácidos, las grasas también se descomponen… Tanto la bilis como las enzimas pancreáticas ayudan a digerir los alimentos.

Los tramos de absorción de nutrientes del intestino delgado son los siguientes:

○ Duodeno: se absorben el calcio, el magnesio y el hierro. En el duodeno también se absorben carbohidratos, proteínas y grasas, y es un lugar crucial para la absorción de nutrientes.
○ Yeyuno: se absorben los azúcares, las proteínas, las grasas y algunas vitaminas.
○ Íleon: se absorben las sales biliares, las grasas, los aminoácidos y la vitamina B12.

El intestino delgado se conecta con el colon gracias a la válvula ileocecal, que une el íleon con el ciego (la primera parte del colon). El colon se divide en: ciego, colon ascendente, colon transverso, colon descendente y colon sigmoide. Después del sigmoide viene la parte final del recorrido: el recto y el ano.

El agua y los minerales, como el sodio y el potasio, se absorben en el colon, además de los cloruros y la vitamina K, y allí se acaban de formar las heces. Al final, como hemos visto, las heces son la transformación del bolo alimentario una vez que se han tomado los nutrientes que nuestro cuerpo precisa. Si el colon no absorbe agua de las heces, estas serán acuosas (Bristol 6-7). Si el tránsito intestinal es lento y se absorbe demasiada agua, las heces serán muy duras (Bristol 1-2).

En el tracto intestinal viven millones de bacterias en simbiosis con nuestro cuerpo. Estos microorganismos se alimentan de la fibra no digerida de la materia fecal.

Cada región del colon tiene una microbiota específica, y habrá unas bacterias más comunes que otras.

Tu sistema digestivo dependerá en parte de cómo esté tu boca. Debes revisarla periódicamente y asegurarte de no tener placa, periodontitis, gingivitis, etc. La salud de la boca y la salud del cuerpo están estrechamente relacionadas. Un mal estado de tu boca puede indicar problemas de salud más graves.

No olvides que en el colon se producen los movimientos peristálticos, que estimulan el vaciamiento del colon.

¿Qué es la microbiota?

Micro significa «pequeño» en griego y *biota* es «vida». Por lo tanto, microbiota significa «la pequeña vida». Esta «vida pequeña» son bacterias, hongos, virus y arqueas que viven en diferentes partes del cuerpo, y nos acompaña desde que estamos en el útero materno hasta el final de nuestros días. La microbiota no para nunca, ¡trabaja día y noche!

Veamos algunas de sus funciones:

○ **Digerir y asimilar alimentos:** la microbiota fermenta alimentos produciendo de esta manera ácidos grasos de cadena corta, produce enzimas para la correcta absorción de nutrientes y trabaja las veinticuatro horas del día para que podamos absorber y asimilar correctamente los nutrientes. Las bacterias de la microbiota son capaces de descomponer lípidos para que el cuerpo los pueda absorber y también son capaces de producir enzimas proteolíticas que descompondrán las proteínas en aminoácidos para que el organismo pueda absorberlos.

○ **Puesta a punto del sistema inmunitario:** las bacterias intestinales producen moléculas reguladoras del sistema inmunitario. Además, el intestino está repleto de linfocitos, células dendríticas y más células del sistema inmunitario.

○ **Síntesis de serotonina:** la serotonina se almacena en las vesículas de las células enterocromafínicas del intestino y se libera como respuesta a estímulos nerviosos y hormonales. La síntesis de serotonina comienza con la absorción del triptófano a través de la dieta. El triptófano es un aminoácido que veremos más adelante, en el apartado de micronutrientes. La serotonina es un neurotransmisor de mucha importancia en este libro, ya que es crucial para el estado de ánimo y muchas veces los pacientes con enfermedades autoinmunes tienen el estado de ánimo alterado por la propia enfermedad.

○ **Antagonismo microbiano:** el antagonismo microbiano es sencillo de explicar utilizando un teatro como ejemplo. Imagina un teatro con todos los asientos ocupados; si quieren entrar más personas, no podrán porque no tienen asiento. Pues esto mismo ocurre con el antagonismo microbiano. Si tengo todas las «plazas» del intestino ocupadas por bacterias buenas, las malas no tendrán sitio. Si, por ejemplo, tienes mucha concentración de bacterias *Lactobacillus* en la vagina, el hongo *Candida albicans* no puede replicarse por puro antagonismo microbiano: no tiene espacio. Eres una persona menos propensa a contraer candidiasis de repetición.

○ **Generación de compuestos antimicrobianos:** la microbiota produce compuestos antimicrobianos que ayudan a protegernos de sustancias dañinas y ayudan al intestino a mantener un equilibrio saludable. A estos compuestos se les llama AMP (péptidos antimicrobianos) y son capaces de matar bacterias, virus y hongos.

○ **Fabricación de ácidos grasos de cadena corta:** las bacterias de nuestra microbiota producen ácidos grasos de cadena corta (AGCC), que tienen efectos antiinflamatorios y ayudan a mantener la integridad de la pared intestinal.

○ **Comunicación con el resto del cuerpo:** del contador de la luz de tu casa salen los cables hacia todas las luces y electrodomésticos, ¿verdad? Pues lo mismo pasa con la microbiota: está conectada con todo el cuerpo. Ahora se habla mucho de la comunicación bidireccional intestino-cerebro, y me parece fenomenal, ya era hora de que se tratara en voz alta este tema. Pero es que el asunto da para más, porque hay conexiones pulmón-intestino, vejiga-intestino, etc., y estas comunicaciones pueden darse de muchas maneras, desde la red del tejido linfoide asociado a mucosas hasta la comunicación mediante el nervio vago, del que te hablaré más adelante debido a su importancia.

○ **Mantenimiento de la pared intestinal:** la propia microbiota intestinal ayuda al mantenimiento del epitelio intestinal, a mantener la correcta estructura de las paredes gracias a la activación de células de la mucosa intestinal.

Algunos dicen que todo empieza en el nacimiento, por el tipo de parto que ha tenido el recién nacido. ¡Tremendo error! La microbiota se comienza a formar antes. Hay factores perinatales que condicionan nuestra microbiota, como por ejemplo la edad a la que se queda embarazada la madre. Veamos un ejemplo: los niños prematuros pueden tener más disbiosis que los niños nacidos a término. Otro ejemplo: si tu madre ganó más peso en el embarazo, eso te condicionará a lo largo de tu vida; se ha visto relación entre la cantidad de peso que gana la madre durante el embarazo y la microbiota del recién nacido.

Durante la gestación, las bacterias de la boca de la gestante son las primeras en llegar al intestino del bebé. Imagínate que la gestante tiene placa, periodontitis, que no acude al dentista anualmente… En mis consultas, una de las primeras preguntas que hago a mis pacientes es cómo nacieron, si por parto vaginal o cesárea. Esta información es crucial, puesto que si naces por parto vaginal empiezas la vida en este planeta con una microbiota más diversa y, a más diversidad, más salud. Las bacterias que adquiere el recién nacido durante un parto vaginal (por ejemplo, *Lactobacillus*) le protegerán de problemas intestinales, obesidad y depresión en la edad adulta. ¡En nuestro cuerpo está todo pensado! Nacemos con un pH estomacal menos ácido porque así durante el parto es más fácil colonizarnos con la microbiota materna. Si naciéramos con el pH estomacal habitual en este órgano (entre uno y tres) sería más difícil esta labor. Los bebés que nacen por cesárea tienen una colonización bacteriana más deficiente y por bacterias de la piel de la madre, no de la mucosa vaginal.

Hay microbiota en todo el cuerpo, pero sobre todo en el tracto gastrointestinal. En el estómago y en el duodeno la cantidad de microorganismos sigue siendo baja, pero a medida que avanzamos el número de bacterias crece. En el yeyuno y en el íleon la concentración de microorganismos casi se dobla, y en el intestino grueso puede llegar a ser de 10^{14} por gramo de contenido luminal; esto es nada más y nada menos que casi 2 kilos del peso corporal. Tal como lo lees.

En tu cuerpo, la microbiota es la que tiene más personalidad: es única, varía a lo largo de la vida y no encontraremos nunca a nadie con la misma microbiota. He visitado a más de cuatro mil pacientes, debo de haber realizado un test de heces al 15 por ciento de estos pacientes, y te aseguro que jamás he visto dos analíticas de heces iguales.

Nuestra microbiota, como todo ser vivo, tiene información genética. El conjunto de genes que contiene se llama metagenoma y es muchísimo más amplio que nuestro ADN humano.

Una vez «sentenciados» según el tipo de parto hay que saber que la alimentación que nos han dado nuestras madres también ha influido en la microbiota. Los bebés que han tomado leche materna tienen una población más generosa de bifidobacterias, puesto que los oligosacáridos presentes en este tipo de leche actúan también de prebióticos para alimentar a estas bacterias. Podríamos decir que la leche materna es un simbiótico, porque contiene prebióticos y probióticos. Los bebés alimentados con leche artificial, sin embargo, tienen una microbiota con menos diversidad bacteriana y, por lo tanto, menos competente. Los niños que no han consumido leche materna tienen una probabilidad diecisiete veces mayor de ser hospitalizados por neumonía que aquellos que han sido amamantados.

La leche materna contiene una mezcla de citocinas y factores de crecimiento que desempeñan un papel muy importante en el

desarrollo inmunitario del bebé, por eso la consideramos antiinflamatoria. En ella encontramos cuatro grupos bacterianos: *Staphylococcus sp*, *Streptococcus sp*, *Lactobacillus sp* y *Enterecoccus sp*.

En la actualidad no existe ninguna leche de fórmula que iguale la
materna. Se discute si la mejor leche de fórmula, como alternativa a la lactancia materna, es la de cabra, ya que es más parecida
a la humana que la de vaca.

Veamos algunos de los muchos beneficios para el bebé de la
lactancia materna:

○ Menor riesgo de obesidad en la edad adulta.
○ Menor riesgo de diabetes de tipo 1 y 2.
○ Menor riesgo de infecciones (gripes, resfriados...).
○ Reduce a la mitad la probabilidad de que el bebé sufra sín-
drome de muerte súbita del lactante.
○ Reduce la probabilidad de que padezca episodios de diarrea
y gastroenteritis.
○ Reduce la probabilidad de que aparezcan algunos tipos de
cáncer, como la leucemia y el linfoma.

En un estudio observacional realizado en más de diez mil niños
se constató que aquellos que se alimentaron con leche materna
tenían un 30 por ciento menos de probabilidades de tener comportamiento problemático más adelante.

La lactancia materna no solo protege al bebé, también ayuda a
la madre lactante, ya que tendrá menor riesgo de sufrir cáncer de
mama, útero y ovarios, enfermedades cardiovasculares y diabetes

de tipo 2, además de que contribuye a que se mantenga en forma y recupere el peso de antes del embarazo, ya que le permite quemar hasta 500 calorías extra cada día.

Hay una frase, cuyo autor desconozco, que dice: «La buena noticia es que todo lo malo se acaba. La mala noticia es que lo bueno también». Esta reflexión a mí me recuerda a la microbiota, que es tan cambiante que si hacemos mejoras en nuestro estilo de vida puede mejorar en tan solo quince días, pero si por el contrario lo empeoramos, estos malos hábitos también influenciarán enseguida en tu microbiota. A mis pacientes les digo que la microbiota es muy «chaquetera», y sonríen. Alguno me ha pedido que le haga un test de disbiosis, y le he dicho que no porque no era el momento oportuno. Estos pacientes estaban pasando un pico de estrés muy fuerte, habían estado enfermos de gripe, justo habían dejado de tomar anticonceptivos… Recientemente he aplazado un test de microbiota a una paciente que estaba en medio de una mudanza. Como la microbiota es tan cambiante, estos factores pueden actuar de estresores y alterarla; por lo tanto, hay que esperar a que la persona vuelva a su estilo de vida habitual para realizar una prueba de microbiota, de lo contrario no será representativa y sus resultados no serán fehacientes.

> **(?)**
> ¿Sabías que está empezando a investigarse una alternativa para los bebés que nacen con cesárea que consiste en aplicar microbiota materna en sus diminutas mucosas mediante gasas estériles?

La composición y la cantidad de bacterias intestinales varían según la zona del cuerpo. ¿Verdad que la vegetación cambia a medida que avanzas por un bosque? ¡Pues lo mismo ocurre en tu intestino! Me centraré en explicar las bacterias de la zona del colon, ya que son las que pueden regular nuestro sistema inmunitario desde el intestino:

○ Ciego y colon ascendente: en esta parte se encuentra una alta concentración de bacterias anaerobias —es decir, que no necesitan oxígeno—, como las *Streptococcus*, *Enterobacter* y *Escherichia coli*. Estas bacterias son las responsables de la producción de los ácidos grasos de cadena corta, como el butirato, un compuesto que explicaré más adelante.

○ Colon transverso: aquí hay una menor concentración de bacterias, siendo las más comunes la *Bacteroides*, la *Prevotella* y la *Clostridium*.

○ Colon descendente y sigmoide: es la parte con menos bacterias y en ella se realiza la fermentación de la fibra dietética. Las bacterias más comunes en esta zona son las de transverso y también acidófilas, como *Lactobacillus* y *Bifidobacterium*.

¿Qué relación existe entre la microbiota y el sobrepeso?

Se ha observado que las personas con sobrepeso podrían tener más porcentaje de *Firmicutes* que de *Bacteroidetes*. Las primeras son capaces de digerir y aprovechar muchísimo más los carbohidratos (para que me entiendas, absorben todas las calorías del pan). Las segundas, en cambio, no tanto. Cuando entendí este tándem le vi todo el sentido a la frase: «Yo engordo solo oliendo el pan».

En mis cursos sobre pérdida de grasa trabajamos a fondo la microbiota para rebajar los *Firmicutes* y subir las *Bacteroidetes*. A continuación te dejo seis trucos muy asequibles para que puedas hacerlo tú mismo desde ahora:

1. Realiza tres o cuatro sesiones semanales de ejercicio de fuerza, que te ayudará a reducir los *Firmicutes* y además aumentará la *Akkermansia*, una bacteria intestinal muy beneficiosa para tu organismo.

2. Aumenta el consumo de frutos rojos: arándanos, granadas, uvas negras, fresas, frambuesas, moras… Si te es complicado encontrar frutos rojos frescos, tienes arándanos congelados en la mayoría de los supermercados. Mira en la etiqueta que no contengan azúcar añadido y que sean ultracongelados para que mantengan la mayoría de las vitaminas y minerales. Las frutas y verduras ultracongeladas mantienen casi las mismas vitaminas y minerales que las frescas.

3. Disminuye el consumo de harinas blancas refinadas. Olvídate del pan blanco y pásate de una vez al integral. ¡Si puede ser de trigo sarraceno, mejor! El trigo sarraceno es un pseudocereal y por lo tanto no lo venderán como «integral», pero contiene mucha fibra y quercetina, un antioxidante que ayuda a reducir los *Firmicutes*. Además, se trata de un pseudocereal sin gluten, tiene un índice glucémico más bajo que el pan de trigo común y es rico en proteínas.

4. Consume alimentos ricos en inulina: puerro, cebolla, ajo, plátano, coliflor, guisantes, alcachofa y espárragos.

5. Espacia el desayuno de la cena del día anterior unas doce horas.

6. Consume abundantes alimentos probióticos y prebióticos, pronto sabrás qué son y cómo incluirlos en tu dieta.

¿Qué relación hay entre la microbiota y las enfermedades autoinmunes?

¿Qué va antes, el huevo o la gallina? Esto ocurre con la microbiota. Es difícil saber si una microbiota alterada es un factor patogénico en sí o es un epifenómeno a la hora de establecer las implicaciones que podría tener en distintas enfermedades autoinmunes.

La microbiota ejerce una regulación de la inflamación sistémica, ya que puede producir sustancias antiinflamatorias y proinflamatorias. Una microbiota proclive a generar inflamación sistémica es susceptible de causar una desregulación del sistema inmunitario y, en consecuencia, una enfermedad autoinmune. Hay varios tipos de bacterias intestinales que pueden producir citocinas inflamatorias, como la IL-6 y la IL-8. Acuérdate de que las citocinas inflamatorias no las queremos en exceso en enfermedades autoinmunes, porque son las «liantas», las que producen inflamación de más.

Si sigues los consejos nutricionales de este libro tendrás una microbiota muy competente y diversa, la programaremos para fabricar sustancias antiinflamatorias, como por ejemplo IL-10. Sin embargo, si consumes muchos ultraprocesados, azúcar refinado y sal, tu microbiota producirá sustancias proinflamatorias.

La microbiota mantiene el microambiente inmunitario del intestino. Aparte de participar en la inflamación sistémica, tiene una actividad particularmente interesante en la regulación de la inmunidad, ya que evita que los microorganismos patógenos se adhieran a la mucosa intestinal y causen enfermedades.

La disbiosis y la excesiva permeabilidad intestinal pueden provocar un exceso de producción de citocinas inflamatorias, que afectará a la regulación del sistema inmunitario.

Probióticos y prebióticos

Los probióticos son microorganismos vivos que se encuentran en ciertos alimentos. También nos referimos con este nombre a complementos nutricionales con probióticos, es decir, que contienen microorganismos vivos destinados a mantener o mejorar las bacterias «buenas» (microbiota normal) del cuerpo. Estos probióticos, para que tengan un efecto terapéutico, deben ser capaces de adherirse al epitelio intestinal, colonizar el tracto gastrointestinal y crecer en él.

Existen también alimentos probióticos (se verán en el apartado de alimentación) como el kéfir, el *nattō*, el kimchi, el miso, la kombucha y, por supuesto, el yogur de toda la vida. Lo que ocurre con los alimentos probióticos es que como la concentración de microorganismos está en dosis más bajas y no van encapsulados no sabemos las dosis exactas que llegan a colonizar el tracto digestivo. Podríamos decir que los suplementos probióticos son para tratar y los alimentos probióticos para mantener.

Con los suplementos podemos tratar el estreñimiento y mejorar el tránsito intestinal, mejorar la sintomatología del intestino irritable, prevenir la diarrea asociada a los antibióticos, ayudar al tratamiento de alergias, prevenir las candidiasis vulvovaginales, reforzar la permeabilidad intestinal, mejorar las disbiosis endometrial e intestinal… Pero ¡cuidado! De nada te servirá un probiótico si comes muchos ultraprocesados y no sigues una buena alimentación. Para que los probióticos actúen hay que cuidar un poco el terreno e ingerir suficiente fibra, agua, magnesio, omega 3, zinc, vitamina A, vitamina E… Imagina que tienes plantas en casa y no les prestas suficiente atención. ¿Servirá de algo comprar un producto para su mantenimiento si no las riegas?

La venta de probióticos ha aumentado exponencialmente. Para

que un probiótico sea de calidad y efectivo es necesario que cumpla los siguientes requisitos:

○ Los fabricantes deben garantizar la viabilidad del probiótico en el tiempo y las condiciones de conservación normales.
○ El probiótico debe tener una buena adhesión a la mucosa intestinal, ya que si no se adhiere solo estará de paso.
○ Tiene que ser resistente al pH ácido del estómago y a los jugos biliares.
○ Debe haberse producido en empresas que respeten las buenas prácticas de fabricación y que tengan experiencia en la manipulación de estos microorganismos.
○ Debe tener un determinado número de unidades formadoras de colonias (UFC) para conseguir un efecto terapéutico. Como mínimo debe tener mil millones de UFC.
○ Se debe haber demostrado su capacidad de inmunoestimulación en las personas.
○ Debe ser de origen humano preferentemente.

¿Y los prebióticos qué son? Los prebióticos son el alimento de las bacterias de nuestro intestino. Si los probióticos eran los bichitos, los prebióticos son el abono. Los prebióticos son compuestos no digeribles de manera natural por nosotros, pero que las bacterias sí pueden digerir y que estimulan su crecimiento. Actúan como fertilizantes de las bacterias sanas del intestino. Los prebióticos se encuentran en muchas frutas y verduras, especialmente en aquellas que contienen carbohidratos complejos, como la fibra y el almidón resistente. De manera frecuente, los probióticos y prebióticos se combinan en los complementos alimenticios para que haya sinergia en sus efectos, a esto le llamamos «simbiótico».

Estos **diez alimentos tienen un alto contenido en pre-bióticos**: quinoa, trigo sarraceno, berenjenas, lentejas, garbanzos, espárragos, puerro, cebolla, ajo y semillas de lino.

> ?
>
> ¿Sabías que la administración de probióticos de forma prenatal a una mujer embarazada protege al bebé frente a la aparición de eccema atópico y otras enfermedades?

Psicobióticos

Son complementos alimenticios hechos a partir de microorganismos vivos que tienen un efecto positivo sobre el eje intestino-cerebro y producen un beneficio en la salud mental del paciente. La función de los psicobióticos es regular el metabolismo de los precursores de los neurotransmisores y producir ácidos grasos de cadena corta, ya que estas dos acciones serán una estrategia para mejorar. Además, entre otras ventajas de los psicobióticos, ocurre que reducen la neuroinflamación. Algunos ejemplos de psicobióticos son *Lactobacillus helveticus* y *Bifidobacterium longum*, que se ha demostrado que pueden ayudar a reducir el estrés y la ansiedad. Algunos pacientes con enfermedades autoinmunes presentan neuroinflamación, y la administración de psicobióticos es un recurso muy socorrido en algunos casos.

Simbióticos

Un simbiótico es una fórmula farmacéutica o alimentaria que contiene una o más especies de probióticos o ingredientes prebióticos. Los prebióticos más utilizados en simbióticos suelen ser: inulina, lactulosa, galactooligosacáridos (GOS), xilooligosacáridos (XOS) y fructooligosacáridos (FOS). Cuando te tomas un yogur con arándanos y semillas de lino estás ingiriendo un simbiótico: las bifidobacterias del yogur (probióticos) y los prebióticos de los arándanos y de las semillas de lino.

Probióticos y obesidad

Los probióticos pueden influir en la obesidad de varias maneras. En primer lugar, la obesidad es una enfermedad inflamatoria y algunos probióticos podrían ayudar a reducir la inflamación del cuerpo, además de que también pueden participar en la regulación del metabolismo de los carbohidratos y de las grasas, lo que tendrá efecto en el peso corporal.

En páginas anteriores has leído que las personas con más bacterias *Firmicutes* y una proporción menor de *Bacteroidetes* tienden a tener más sobrepeso, pues las primeras son más eficientes al aprovechar toda la energía de los alimentos y almacenarla en forma de grasa en nuestro cuerpo, mientras que las segundas digieren mejor la fibra dietética, y esto se traduce de forma indirecta en una disminución del peso corporal.

La eficacia de los probióticos en el tratamiento de la obesidad puede variar según la dosis, la cepa, la duración del tratamiento, la coexistencia con otros tratamientos, etc. Podrían ser de utilidad las cepas *Bifidobacterium breve*, *Lactobacillus acidophilus*, *Akkermansia muciniphila* y *Lactobacillus plantarum*.

Probióticos para el tratamiento
de las enfermedades autoinmunes

Los probióticos pueden ayudar a modular la respuesta inmunitaria de nuestro intestino y, en consecuencia, también pueden reducir la inflamación del cuerpo. Ya sabemos a estas alturas que la inflamación en las enfermedades autoinmunes es como la gasolina en un incendio, agrava más el problema. Además, los probióticos tienen la capacidad de reparar el intestino hiperpermeable, que es una fuente de problemas en las enfermedades autoinmunes.

Los probióticos, por otra parte, pueden prevenir la sobreactuación del sistema inmunitario y, por tanto, los autoataques de las enfermedades autoinmunes.

La eficacia de los probióticos en el tratamiento de este tipo de enfermedades varía según la dosis, cepa, duración del tratamiento, gravedad de la enfermedad, etc. Las siguientes son cepas de utilidad en enfermedades autoinmunes: *Bifidobacterium infantis*, *Lactobacillus acidophilus*, *Prevotella histicola*, *Bifidobacterium bifidum*, *Lactobacillus rhamnosus GG*, *Lactobacillus casei*, etc.

¿Cómo afectan los probióticos al sistema
inmunitario?

O Ejercen un efecto inhibidor sobre algunas citocinas proinflamatorias, como el TNF-α.

O Estimulan la producción de inmunoglobulina A, que es una de las inmunoglobulinas que actúan de barrera en el intestino.

O Tienen la capacidad de generar nutrientes que estimulan el sistema inmunitario, como algunas vitaminas (vitamina K, del complejo B, como la biotina y la niacina, ácido fólico…).

○ Favorecen la producción de citocinas antiinflamatorias, las buenas, las que no montan lío.

○ Producen sustancias antibacterianas que actúan como bactericidas, es decir, «matan» a las bacterias nocivas que podrían enfermarnos.

Microbiota y neurotransmisores

La composición de tu microbiota afecta a tu estado de ánimo y a tu sistema nervioso, y ahora sabrás el porqué. Se ha comprobado que los cambios en la microbiota pueden afectar a la concentración y regulación de varios neurotransmisores.

Primero vamos a ver qué son los neurotransmisores y cuáles son sus funciones. Un neurotransmisor es una sustancia que se encarga de pasar un mensaje de una neurona a otras células.

Un neurotransmisor es la dopamina, que determina el comportamiento motivado por la recompensa. Se encarga de la motivación, de la atención, del deseo… Tiene un papel importante a la hora de regular los circuitos de recompensa y de placer. La sobreproducción de dopamina está relacionada con el trastorno bipolar y la esquizofrenia, mientras que la falta se relaciona con enfermedades como el párkinson o el déficit de atención. La dopamina y la microbiota están relacionadas; en estudios con ratones se ha visto que los roedores que tienen una microbiota saludable muestran una mejor respuesta a la dopamina. La dopamina, a su vez, puede ejercer un efecto antibacteriano en el intestino y reducir el crecimiento de bacterias patógenas.

La norepinefrina, también conocida como noradrenalina, es otro neurotransmisor que actúa sobre el estado de alerta y la vigilia y regula la presión arterial, la respiración y la respuesta del cuerpo ante el estrés. Juega, además, un papel estabilizador en los sistemas nerviosos simpático y parasimpático. Cuando el cuerpo está en alerta, se activa el sistema simpático y hay una liberación de noradrenalina en el torrente sanguíneo, mientras que si está relajado se activa el parasimpático y se liberan acetilcolina y ácido gamma-aminobutírico (GABA) en la sangre.

La serotonina es conocida como el neurotransmisor de la felicidad, pero en realidad hace muchas más tareas, como regular el apetito, controlar la temperatura corporal y, junto con la dopamina y la noradrenalina, participa en el control del miedo, la agresividad, la ansiedad… Regula también la secreción de melatonina, una hormona muy importante para los ritmos circadianos y el sueño reparador. La serotonina, aparte de su participación en el sistema nervioso, se ha visto que puede ejercer un papel antiinflamatorio. El ocio, el yoga, la actividad física, la tribu y tener un propósito vital también favorecen la producción de serotonina.

El GABA reduce la actividad neuronal y modula la respuesta frente al estrés. Los bajos niveles de GABA se relacionan con ansiedad, insomnio, depresión y esquizofrenia. Se ha visto que personas que hacen ejercicio y yoga de forma regular presentan mayores cantidades de GABA.

La adenosina es un neurotransmisor y un componente clave en la síntesis de ATP, que es la moneda energética. En el cerebro, la adenosina está involucrada en la regulación del sueño. Los niveles de adenosina van aumentando durante el día, lo que conduce a la somnolencia y el cansancio al final de la jornada. La adenosina tiene también una función antiinflamatoria, porque inhibe la liberación de citocinas proinflamatorias. La cafeína bloquea temporalmente los receptores de adenosina en el cerebro, lo que explica que disminuya la sensación de cansancio.

Cómo afecta la microbiota a los niveles de neurotransmisores

Ahora que ya conoces un poco los neurotransmisores, vamos a ver cómo están relacionados con la microbiota.

A estas alturas ya sabes que la comunicación intestino-cerebro es bidireccional. Por una parte, la microbiota intestinal puede influir en la producción de serotonina y, por otra, en ella están presentes algunas bacterias que tienen capacidad para producir serotonina, como por ejemplo *Lactobacillus casei, Lactobacillus rhamnosus, Lactobacillus acidophilus* y *Bifidobacterium bifidum*. En el apartado anterior te he explicado que son psicobióticos, que pueden ayudar a regular el sistema nervioso gracias a sus cepas probióticas.

Algunas bacterias, como la *Escherichia coli*, son capaces de sintetizar dopamina a partir del aminoácido tirosina y regular de esta manera la motilidad intestinal y actuar junto con el sistema nervioso entérico. La eliminación de algunas cepas de *Escherichia coli* en el intestino podría influir en la producción de dopamina en el cerebro.

Se ha demostrado que los ratones libres de microorganismos, los llamados *germ free*, tienen niveles más bajos de serotonina y GABA. El hecho de no presentar suficientes bacterias en el intestino les hace tener unos niveles más bajos de serotonina y de GABA.

○ Las bacterias *Lactobacillus brevis, plantarum* y *rhamnosus* pueden aumentar los niveles de GABA en nuestro cerebro y ayudar a reducir la ansiedad. El kimchi y el chucrut son alimentos ricos en *Lactobacillus plantarum, Lactobacillus brevis* y *Lactobacillus rhamnosus*.

○ La *Akkermansia muciniphila* puede contribuir a un aumento de la función cognitiva y a la reducción de la neuroinflamación.

También es una cepa que mejora la comunicación cerebro-intestino. El ejercicio físico aumenta los niveles de *Akkermansia* en el intestino, igual que el consumo regular de frutos rojos. Para las enfermedades autoinmunes es importante tener valores óptimos de esta cepa en el intestino.

○ La *Bacteroides fragilis* es una cepa probiótica que puede ayudar a reducir la ansiedad y baja la neuroinflamación. Se ha observado que los ratones con niveles altos de esta bacteria presentan mayor sociabilidad e interacción con otros ratones. ¿Podría entonces explicar por qué algunas personas disfrutan más de la compañía que otras? No lo sabemos todavía, faltan investigaciones para comprender mejor el papel de la cepa *Bacteroides fragilis* en la sociabilización. Una dieta alta en fibra (>35 g/día) potencia el crecimiento de *Bacteroides fragilis* en nuestra microbiota.

Otras funciones de la microbiota relacionadas con el sistema inmunitario

La microbiota tiene capacidad para producir ácidos grasos de cadena corta, como los ácidos butírico, propiónico y valérico, que mejoran la función cognitiva y aumentan la sensación de energía en el paciente. La microbiota produce ácido butírico a partir de la fermentación de fibras dietéticas, como el almidón resistente de tipo 3.

El ácido butírico o butirato es especialmente importante en la esclerosis múltiple, ya que aumenta la producción de BDNF, un factor que favorece el crecimiento de las células del sistema nervioso. Es también clave para tratar la hiperpermeabilidad intestinal, pues enriquece la integridad de la barrera intestinal al estimular las proteínas de unión adherente. Además, el butirato reduce la producción de citocinas inflamatorias. Es, de hecho, un suplemento muy utilizado por los profesionales de la salud que trabajamos en la medicina integrativa.

Por otro lado, la microbiota es capaz de producir histamina a partir del aminoácido histidina. Se relacionan los altos niveles de histamina con problemas alérgicos, intestinales, dermatológicos, de mucosas, ansiedad… Algunas bacterias *Streptococcus* tienen la capacidad de producir una enzima, la histidina descarboxilasa, que convierte la histidina en histamina. Si hay demasiadas bacterias *Streptococcus thermophilus*, por ejemplo, habrá un exceso de histamina en nuestro organismo. Si encima presentamos hiperpermeabilidad intestinal, la histamina pasará al torrente sanguíneo y tendremos efectos extraintestinales por todo el cuerpo. Todo está relacionado, ¿lo ves?

La microbiota también participa en la producción de acetilcolina a partir de la colina, un nutriente a veces deficitario en nuestra dieta que encontramos en alimentos como la coliflor, la yema de huevo, la carne de ave, el pescado, las acelgas… Entonces, las bacterias *Bifidobacterium* producen la enzima colina acetiltransferasa, que convierte la colina en acetilcolina. La acetilcolina regula la respuesta del sistema nervioso parasimpático y puede mejorar la memoria y la capacidad de aprendizaje.

El acetato y el propionato producidos en la microbiota regulan las células T del sistema inmunitario, reduciendo así la inflamación mediada por las células T Helper tipo 2.

Una microbiota diversa y competente evita la aparición de una respuesta inmunitaria excesiva que podría generar un ambiente proclive a desarrollar enfermedades autoinmunes.

Permeabilidad intestinal vs. hiperpermeabilidad intestinal

La hiperpermeabilidad intestinal es una condición en la que el intestino se vuelve más permeable de lo normal. No te equivoques, la permeabilidad intestinal es indispensable y gracias a ella absorbemos los nutrientes de los alimentos. ¡Estaríamos perdidos si nuestro duodeno no se guardara las vitaminas! ¡Tendríamos los días contados! La permeabilidad intestinal es la capacidad que tienen las membranas de nuestro intestino para permitir el paso de nutrientes que provienen de la dieta y bloquear el paso de sustancias tóxicas, virus y bacterias.

El epitelio intestinal, lo que llamamos comúnmente pared intestinal, puede llegar a medir 300 metros cuadrados y está formado por trescientos millones de enterocitos, que se renuevan cada seis días. Como digo a mis pacientes, los enterocitos no llegan al domingo.

El problema surge cuando hay inflamación intestinal y las paredes intestinales se inflaman tanto que se abren las *tight junctions* («uniones estrechas»), permitiendo el paso al torrente sanguíneo de toxinas, virus, bacterias, partículas de comida sin digerir… Estos virus y bacterias dentro del tubo digestivo no son nocivos, incluso son útiles. Pero cuando pasan al torrente sanguíneo, ¿qué ocurre? ¡Que tu sistema inmunitario se enfada contigo! ¡Has dejado entrar a quien no toca! Le estás haciendo trabajar de más y te está diciendo: «¡Será posible! ¿Cómo has dejado entrar a estos? ¿No te has dado cuenta de que es un virus, alma de cántaro? ¿No ves que ahora el marrón es para mí y los tengo que eliminar?». Y entonces el sistema inmunitario produce inflamación para ayudar a expulsar estas sustancias, y esta inflamación, aparte de alimentar las enfermedades autoinmunes, producirá más irregularidades en el cuerpo.

Veamos un ejemplo fácil. Imagínate una discoteca con unos seguratas que no dejan entrar a ningún liante. Como son trabajadores y eficaces, bloquean el paso de la gente con mala pinta; por lo tanto, la discoteca, por el momento, tiene buen ambiente y no hay jaleos. Sin embargo, un día estos seguratas enferman y empiezan a trabajar mal, ya no rinden tanto. Ahora dejan entrar a todo el mundo a la discoteca, no tienen filtro. Incluso permiten el paso a los liantes y entonces es cuando surgen los problemas. ¡Ya está armada! Pues esto es lo que pasa cuando tu intestino se inflama y se abren las *tight junctions*, que se cuelan en el torrente sanguíneo sustancias que no tendrían que estar ahí, y entonces el cuerpo se rebela.

Los síntomas del síndrome del intestino permeable son:

○ Dolor de cabeza, fatiga, niebla mental y desánimo.
○ Falta de defecaciones normales. La persona tiene diarrea o estreñimiento, o los alterna.
○ Halitosis que no desaparece a pesar de tener buena higiene bucal.
○ Distensión abdominal (levantarte plano e irte a dormir hinchado) y dolores articulares y musculares.
○ Inflamación generalizada.
○ Exceso de gases.
○ Problemas dermatológicos (erupciones, alergias, acné, rosácea, picores…).
○ Aumento de peso inexplicable.
○ Depresión, ansiedad y problemas de sueño.
○ Intolerancias alimentarias. ¿Tienes una lista de alimentos que no puedes ni ver porque te sientan fatal? Entonces es importante que revises tu permeabilidad intestinal. Una buena forma de analizar la permeabilidad del intestino es midiendo la zonulina en heces.

Si sufres más de tres síntomas, podrías tener intestino hiperpermeable.

¿Sabías que se está estudiando si el lipedema tiene relación con la permeabilidad intestinal alterada?

El lipedema es una enfermedad inflamatoria crónica progresiva del tejido adiposo que afecta principalmente a muslos, pantorrillas y brazos. Tiene un origen mixto y se debe a causas hormonales, inflamatorias, nutricionales y genéticas. Afecta al tejido celular subcutáneo, en especial a las células que almacenan la grasa, los adipocitos. En las pacientes con lipedema —afecta sobre todo a mujeres— se observa un aumento de volumen en las zonas afectadas, que se intensifica con la edad, y una ganancia de peso ponderal, además del signo de Cuff o de la copa, que es el acúmulo de grasa por encima del tobillo que acaba formando una especie de copa.

Otros síntomas del lipedema son:

○ Tendencia a desarrollar moratones con facilidad.
○ Sensibilidad al tacto en las zonas más afectadas.
○ Sensación de pesadez y dolor en las piernas.
○ Cambios en la textura de la piel.
○ Empeoramiento con el tiempo y no mejora con la pérdida de peso.

La persona que sufre lipedema presenta inflamación crónica y estrés oxidativo y puede tener un riesgo mayor de desarrollar enfermedad celiaca. Se ha planteado la posible relación entre la hiperpermeabilidad intestinal y el lipedema, pero faltan todavía evidencias más concluyentes.

Tratar el síndrome del intestino permeable con la regla de las 4R: retira, refuerza, repuebla y repara

Si el intestino presenta un problema de hiperpermeabilidad, conviene repararlo para que el epitelio intestinal sea competente y no permita el paso de toxinas, bacterias o sustancias nocivas, que provocarán inflamación y serán más combustible para las enfermedades autoinmunes.

Los cuatro pasos para tratar el síndrome del intestino permeable no tienen por qué seguirse en este orden, es algo que hay que individualizar y que depende del paciente. En algunos casos incluso se pueden realizar a la vez.

Retira. Si tienes permeabilidad intestinal es muy importante que retires de tu alimentación el azúcar añadido, los productos ultraprocesados, el alcohol, los aceites vegetales refinados, el exceso de sal, el gluten, los lácteos de vaca y en algunos casos también los lácteos de cabra temporalmente. Evita en la medida de lo posible el uso de AINE (antiinflamatorios no esteroideos), ya que aumentan la permeabilidad intestinal incluso en periodos cortos de tiempo. La cafeína también puede aumentar la permeabilidad intestinal.

Refuerza. Basa tu dieta en alimentos antiinflamatorios, los tienes descritos en el capítulo 6. Algunos suplementos con aloe vera, ácido butírico, glicina, L-glutamina, espino amarillo o curcumina son muy utilizados para tratar el síndrome del intestino permeable. No obstante, esto se debe hacer siempre de la mano de un profesional, de lo contrario gastaremos mucho dinero en suplementos que no funcionarán.

Repuebla. Se trata de repoblar el tramo intestinal con bacterias y compuestos beneficiosos. Hay que incrementar la población de *Lactobacillus* y *Bifidobacterium*. Las cepas de bacterias probióticas más estudiadas para reparar este síndrome son: *Saccharomyces boulardii, Lactobacillus rhamnosus GG, Bifidobacterium bifidum* y *Lactobacillus acidophilus.*

Repara. Realiza una alimentación adecuada de la mano de un nutricionista actualizado para reparar la permeabilidad intestinal y consume principios activos, como por ejemplo vitamina A, vitamina E, glicina, butirato, L-glutamina y omega 7 (aceite de espino amarillo), porque tienen la capacidad de reparar la mucosa. Cerciórate de que tienes unos valores de zinc adecuados, pues el zinc desempeña un papel muy importante en el mantenimiento de la integridad de la mucosa intestinal. Consumir caldo de huesos de forma diaria durante un tiempo es una forma eficaz de contribuir al mantenimiento de las paredes del intestino. Si te pautan una suplementación, vigila. Por ejemplo, el zinc en forma de cuprato puede disminuir los niveles de hierro y cobre en algunos pacientes. Ponte siempre en las manos de un experto.

El estrés crónico provoca inflamación en la mucosa intestinal y es una causa directa de la hiperpermeabilidad intestinal. En ratones sometidos a estresores se ha visto que estos aumentaban la permeabilidad e inflamación de su intestino. Es muy importante que si decides tratar tu exceso de permeabilidad intestinal gestiones el estrés.

Doce tips *básicos para cuidar tu microbiota*

1. Nunca tomes antibióticos por tu cuenta, solo si te los prescribe un médico. Los antibióticos eran los fármacos más efectivos del mundo hasta que empezaron a surgir las resistencias a estos por culpa de su mal uso. Además, no son selectivos y arrasan también con nuestra microbiota, no distinguen los buenos de los malos. En caso de usar antibióticos, porque te los ha recetado el médico, ya que no ha habido más remedio, toma probióticos específicos durante y unas semanas después de la terapia. Las cepas con más evidencia científica y más utilizadas para dar durante y después de un tratamiento antibiótico son: *Streptococcus thermophilus*, *Bifidobacterium longum*, *Lactococcus lactis*, *Lactobacillus rhamnosus* y *Saccharomyces boulardii*. Tomar estas cepas te ayudará a prevenir la diarrea asociada al uso de antibióticos. Si a ti lo que te afecta más después de un tratamiento antibiótico es la candidiasis vulvovaginal, el probiótico más adecuado en tu caso seguramente sea el *Lactobacillus plantarum*. Recuerda que los antibióticos y los probióticos deben ingerirse de forma separada y han de pasar dos horas como mínimo entre la toma de un antibiótico y la de un probiótico. Idealmente recomiendo tomar el probiótico antes de irnos a dormir y espaciarlo al menos una hora de la cena, ya que así afectarán menos los ácidos estomacales y los probióticos colonizarán más fácilmente el tracto gastrointestinal.

2. Si tienes deseo gestacional, el día que tengas hijos infórmate bien sobre la lactancia materna e intenta hacerla (siempre y cuando te sea posible).

3. Consume un mínimo de 500 gramos de frutas y verduras diariamente, mejor distintas y combinadas a lo largo del

día. Consúmelas de temporada y de proximidad, así tienen más vitaminas y minerales. Veremos más sobre este tema en el apartado de alimentación. Prioriza las hortalizas a las frutas, ya que generalmente con dos frutas tenemos suficiente.

4. Limita al máximo la presencia de algunos emulgentes como los carragenanos (E-407) y los polisorbatos (de E-432 a E-436) y otros aditivos alimentarios como los edulcorantes, especialmente la sacarina (E-954), la sucralosa (E-955), el aspartamo (E-962) y el acesulfamo K (E-950). Los aditivos alimentarios son para beneficiar el bolsillo de la industria alimentaria, alargan la vida útil del alimento y mejoran sus propiedades organolépticas, pero no os benefician ni a ti ni a tu microbiota.

5. Consume especias en tus platos. Las especias, aunque a veces las tengamos un poco olvidadas, forman parte de la base de la dieta mediterránea, están en la base de la pirámide. Cuando se cocina carne, el uso de especias dificulta la absorción de compuestos cancerígenos generados en el proceso de cocción. También se ha visto que el uso de especias facilita la digestión de la siguiente manera:

   ○ La pimienta estimula la secreción de ácido clorhídrico en el estómago, ayudando a digerir los alimentos y a neutralizar la proliferación de bacterias en nuestro tracto digestivo.

   ○ El cilantro es un excelente antiespasmódico y además sirve para ayudar a mejorar la insuficiencia pancreática, la gastritis, las flatulencias…

   ○ El cardamomo tiene una potente acción digestiva.

   ○ El jengibre y la cúrcuma, las reinas de las especias en mi cocina y las más utilizadas en las dietas de mis pacientes, tienen como principios activos el gingerol y la curcumina respectivamente. Son potentes antioxidantes y antiinflamatorios. Puedes tomar jengibre en forma de infusión o batido fresco. También lo puedes rallar en ensaladas, purés y guisos. La cúrcuma tiene una biodisponibilidad más dificultosa y para absorberla lo mejor es preparar un aliño con cúrcuma, aceite de oliva virgen extra y pimienta. También se puede consumir en forma de cúrcuma *latte* (tienes esta deliciosa receta en el recetario).

6. Consume proteína animal siempre acompañada de hortalizas para equilibrar tu microbiota. Durante la digestión de la proteína animal se da un proceso en el que se forman compuestos nitrogenados que resultan cancerígenos. Añadir fibra y prebióticos procedentes de las hortalizas ayuda a mitigar este proceso y dificulta la absorción de estos compuestos. Aparte del consumo de hortalizas, el orégano, el romero y el tomillo también dificultan la absorción de los compuestos nitrogenados.

7. Consume un mínimo de 35 gramos de fibra diaria. La fibra, además de promover la salud digestiva, reduce el riesgo de cáncer de colon, controla los niveles de azúcar en sangre, previene la caries dental al promover la producción de saliva, disminuye el colesterol malo, reduce el riesgo de enfermedades cardiovasculares, mejora la función inmunitaria al aumentar la creación de células del sistema inmunitario y promueve la pérdida de peso. Todos estos mecanismos ayudan a reducir la inflamación del cuerpo, que es lo que buscamos cuando se padece una enfermedad autoinmune.

8. Basa tu alimentación en comida antiinflamatoria un 90 por ciento del tiempo y evita consumir productos ultraprocesados. Ya hay suficiente evidencia científica que relaciona el exceso de productos —que no alimentos— ultraprocesados

con las enfermedades autoinmunes por su papel inflamatorio.

9. Añade almidón resistente de tipo 3 o retrógrado a tu dieta, que es un tipo de carbohidrato que se encuentra en ciertos alimentos y que no se digiere ni se absorbe en el intestino delgado. Cuando llega al colon sirve de alimento para nuestra microbiota y ayuda a mantenerla en equilibrio. Los plátanos verdes son una fuente natural de almidón resistente y a medida que maduran su contenido disminuye, convirtiéndose en almidón digerible, el cual se descompone en glucosa en el intestino delgado y se absorbe en el torrente sanguíneo para ser utilizado como fuente de energía.

10. Aprende a gestionar el estrés. El estrés negativo altera la microbiota intestinal y reduce la diversidad de bacterias intestinales. Pero seamos realistas y aceptemos que no podemos vivir sin estrés, probablemente hasta en un monasterio budista encontraríamos algún estresor, por lo que lo importante es aprender a gestionarlo. En este libro dedico un apartado a la gestión del estrés.

11. Visita a tu dentista como mínimo una vez al año y ten una buena higiene bucal. Es importante tratar la enfermedad periodontal, si se diera el caso, en una etapa temprana, ya que puede estar relacionada con algunas enfermedades autoinmunes como la artritis reumatoide o el lupus. ¡Préstale atención a tu boca!

12. Si puedes, ten mascotas. Los estudios hasta la fecha demuestran que los dueños de mascotas tienen una microbiota intestinal más diversa y equilibrada que las personas que no tienen animales en casa. Pero con cabeza. Si ves que no tienes tiempo o simplemente no te gustan los

animales, sé responsable y rechaza esta idea. Te doy una alternativa: cuida plantas. También se ha demostrado que son beneficiosas para nuestra microbiota. Y si no se te dan muy bien, no te preocupes, que hay algunas que no las matas ni queriendo. Te recomiendo que te informes y que utilices la mínima cantidad posible de pesticidas y, si puedes, que sean biopesticidas. Además, aprender a cuidar de las plantas, si es nuevo para ti, aumentará la motivación y la neuroplasticidad.

El complejo motor migratorio

El complejo motor migratorio (CMM) es un patrón específico de actividad motora que se produce en el estómago y en el intestino durante los periodos de ayuno. El complejo motor migratorio se inicia con la liberación de motilina. Es una función básica para mantener el equilibrio intestinal y la limpieza de este órgano.

Durante su activación aumenta la secreción gástrica, biliar y pancreática para arrastrar los alimentos «hacia abajo». El ruido que escuchas de tus tripas cuando tienes hambre es el complejo motor migratorio. Se estructura en varias fases y trabaja como barrendero, ya que limpia el estómago y las mucosas de los residuos alimentarios y los expulsa para abajo. El complejo motor migratorio impide el sobrecrecimiento bacteriano (SIBO) y el estreñimiento. Si lo tenemos disminuido, hay más riesgo de aparición de SIBO (más del 70 por ciento de las personas con SIBO tienen problemas en la función del complejo motor migratorio), más prevalencia de síndrome del intestino irritable, más riesgo de intestino hiperpermeable y más alteraciones digestivas.

Las personas que toman inhibidores de la bomba de protones,

los mal llamados «protectores de estómago» (omeprazol, esomeprazol, pantoprazol…), que tienen estreñimiento, que consumen medicamentos opiáceos para el dolor o que padecen hipotiroidismo o
infección de *Helicobacter pylori* tienen más riesgo de sufrir alteraciones en el complejo motor migratorio, al igual que las que tienen
estrés crónico, que son sedentarias o que no espacian sus ingestas
y picotean todo el tiempo.

Podemos hacer muchas cosas para cuidar estos ciclos gastrointestinales; aquí te dejo diez *tips* muy útiles:

1. Haz un ayuno nocturno de doce horas como mínimo. Esto
   significa que debes espaciar el desayuno de la cena del día
   anterior unas doce horas, y lo harás sin despeinarte, porque
   aprovecharemos las horas de sueño para hacerlo. Lo más
   factible para llevar a cabo este cambio es hacer un horario
   más europeo y menos mediterráneo, ya que en España ten-
   demos a cenar tarde y acostarnos tarde, a pesar de levantar-
   nos pronto.
2. Mastica bien los alimentos. Los trozos grandes de comida
   son los enemigos del CMM.
3. No piques entre comidas. Picar tiene una serie de riesgos y
   sobre todo disminuye la función del complejo motor migratorio.
4. Anda después de las comidas principales. Es ideal caminar
   un mínimo de dos mil pasos después del desayuno, la comida y la cena. Además, con esta recomendación ya llegas
   a seis mil pasos diarios, solo tendrías que moverte un poco
   más para alcanzar los famosos diez mil pasos al día.
5. Consume cítricos, porque el sabor ácido estimula el complejo motor migratorio. Una forma muy fácil de incluir los
   cítricos a tu dieta es con los aliños de las comidas —tienes

unas cuantas ideas en el recetario final— y añadiendo rodajas de limón o lima a tu jarra de agua.

6. Antes de dormir o en ayunas ingiere un buen vaso de agua templada con una cucharada de aceite de oliva virgen extra y una de zumo de limón. No hagas este paso si tomas alguna medicación en ayunas, como por ejemplo la levotiroxina, ya que disminuirás su absorción.

7. Aprende a gestionar el estrés. Como en todos los apartados —incluso en la vida en general—, la gestión del estrés es un punto que se debe mejorar. Cuando una persona sufre estrés negativo, el sistema simpático se activa y provoca una reducción de la actividad del sistema nervioso entérico, que controla el complejo motor migratorio. Además, el estrés puede provocar estreñimiento, diarrea y otros problemas intestinales. Tan solo dos minutos de respiración parasimpática nos pueden ayudar a mejorar la función intestinal. Esta respiración requiere inspirar el aire por la nariz cuatro segundos, aguantarlo siete y espirarlo también por la nariz durante ocho segundos.

8. Consume suficiente agua. Mantenerse hidratado es básico para la digestión, la motilidad intestinal y la prevención del estreñimiento. Seguramente te habrás preguntado más de una vez cuánta agua necesitas meter en el cuerpo diariamente. ¡Traigo la respuesta! Unos 35 mililitros al día por cada kilo. Por ejemplo, si pesas 60 kilos, necesitarás 2,1 litros.

9. Consume grasas saludables como el aceite de oliva virgen extra, el aguacate, el pescado azul, las nueces, las semillas… Tomar grasas saludables estimulará la producción de una hormona intestinal llamada colecistoquinina (CCK), que juega un papel clave en la regulación del complejo motor migratorio y en la velocidad del vaciado gástrico.

10. Incluye guisantes y *psyllium* en polvo en tu dieta. Los guisantes, además de ser un alimento supercompleto, son una excelente forma de activar el complejo motor migratorio debido al contenido de fibra que poseen (tanto soluble como insoluble). El *psyllium* en polvo es ideal para añadir a los desayunos con yogur o kéfir. Las especias picantes también estimulan los ciclos gastrointestinales.

LA EPIGENÉTICA

> Se pagará el pecado durante siete generaciones.
>
> Biblia

En 1953 se produjo la gran revolución: Watson y Crick descubrieron la doble hélice de ADN. Este hecho histórico supuso el inicio de la genética. En aquel tiempo pensaban que la genética era lo que marcaba nuestra salud, no se tenía en cuenta el estilo de vida. Más adelante, gracias a todas las investigaciones, se ha visto que la genética puede definir nuestra salud, pero el estilo de vida también lo hace y tiene una parte muy determinante en ella.

Siempre que explico la epigenética me gusta poner el ejemplo de una composición musical de Mozart. Él la compuso, pero el músico que la interpreta le puede dar su entonación personal. La partitura es la misma, pero la interpretación es distinta. Imagina que una persona talentosa toca esta melodía, sin duda será un placer escuchar su versión. Sin embargo, si la partitura cae en manos de una persona sin oído ni aptitudes musicales, seguro que la pieza sonará radicalmente distinta, ¿cierto? Pues esto es la epigenética.

La epigenética es una ciencia emergente cuyo nombre proviene del griego *epi* («por encima») y estudia los mecanismos que regulan la expresión de los genes sin que haya una alteración del ADN. Hay otro ejemplo muy manido que se entiende muy bien: imagina que el ADN es el lenguaje y las modificaciones ambientales son los acentos. Estos acentos cambian la forma en la que se expresan los genes.

¿Cómo puede ser que gemelos idénticos tengan el mismo ADN y que uno de ellos desarrolle una enfermedad y el otro no? Pongamos un ejemplo: Pedro y Juan son gemelos monocigóticos, es decir, idénticos, tienen el mismo ADN, pero resulta que Juan sufre obesidad y Pedro no. ¿Qué ha podido pasar, si comparten ADN? La diferencia radica en el ambiente. Pedro desde bien pequeño ha tenido amigos que practican deporte y dedica su ocio a hacer actividades físicas: sube al monte, juega al vóley e incluso bucea. Por el contrario, Juan ha tenido otro tipo de aficiones más sedentarias, como los videojuegos, y ahora trabaja de ingeniero informático, por lo que está la mayor parte del día sentado. ¿Ves la diferencia? Con una misma genética, pero un ambiente totalmente distinto, tenemos a dos personas diferentes.

Me gusta mucho explicar la epigenética en la consulta, ya que empodera al paciente. Explicarle cuáles son los factores modificables le va a relajar y a empoderar, porque estos factores estarán bajo su control. Siempre debemos trabajar en la consulta con los aspectos que podemos solventar.

Yo no elijo tener predisposición genética a desarrollar artritis reumatoide, que depende del gen HLA-DRB1, pero sí puedo decidir fumar o no. Y ya sabemos hoy en día que dejar de fumar mejora el pronóstico en la artritis reumatoide.

Sabemos también hoy en día que hay mutaciones en el gen MC4R que se relacionan con obesidad e hiperfagia; el paciente que las padece tiene muchísima hambre, pero puede elegir andar diariamente doce mil pasos.

Aunque el ambiente sea moldeable, no olvidemos que a algunas personas les viene impuesto: no es lo mismo nacer en Barcelona que en un país en guerra.

Hay una frase de la doctora Judith Stern que me encanta: «La genética carga la pistola, pero el medioambiente aprieta el gatillo». Es importante saber que hay epigenética con influencia positiva, como seguir una dieta mediterránea, ser físicamente activo, vivir en un sitio con poca contaminación (por ejemplo, Las Palmas de Gran Canaria, según la OMS, es una de las ciudades del mundo con menos polución), no tener hábitos tóxicos, tener relaciones sociales de calidad y dormir bien, que nos va a proteger de sufrir distintas enfermedades. En cambio, la epigenética negativa nos va a predisponer a sufrir dolencias, y la favorecemos si comemos en exceso, somos sedentarios, vivimos en una ciudad con un alto índice de contaminación atmosférica (por ejemplo, Barcelona), tenemos un consumo elevado de sal, no dormimos lo suficiente, fumamos, padecemos estrés crónico, consumimos drogas o mantenemos contacto con personas tóxicas.

Es importante la epigenética intrauterina. Las condiciones del útero pueden ser clave, como los genes, a la hora de determinar cuál será el desarrollo físico y mental del bebé. Se sabe que la obesidad de la madre, por ejemplo, puede conducir a alteraciones epigenéticas específicas en la descendencia.

La dieta es claramente un factor externo modificable que puede favorecer cambios epigenéticos. No solo el tipo de alimento, sino también la cantidad del alimento puede provocar cambios en la transcripción y traducción del ADN.

Ejemplos de la relación entre la alimentación y la epigenética

La alimentación puede afectar a la metilación del ADN. Esta metilación puede condicionar la expresión de distintos genes. Algunos micronutrientes que ayudan a la metilación son la curcumina, el resveratrol, el ácido fólico y la vitamina B6.

La alimentación puede influir en la expresión del micro-ARN y este a su vez regular la expresión génica. El micro-ARN está compuesto por moléculas muy pequeñas que ayudan a regular la expresión génica de las células. El té verde y los ácidos grasos omega 3 son dos compuestos que afectan a la expresión del micro-ARN, mitigando la inflamación del cuerpo.

La alimentación también puede tomar parte en la metilación de histonas, que es otra forma más de afectar a la expresión de distintos genes. Los compuestos sulfurados del ajo ayudan a la metilación de histonas, que influyen en la expresión de genes relacionados con la inflamación.

Con tan solo dos semanas de mala calidad de sueño cambia la expresión de algunos genes relacionados con el sistema inmunitario. Otro ejemplo más de lo poderosa que es la epigenética.

LA VITAMINA D

Nada nuevo bajo el sol.

Eclesiastés 1:10

La deficiencia de vitamina D en la población es una epidemia. Yo, cuando tengo delante por primera vez un paciente con enfermedades autoinmunes que presenta déficit de vitamina D, me alegro un poco, porque sé que mejorará. ¡Seguro que mejorará! Aunque francamente da mucha rabia haber llegado hasta aquí. ¿Cómo puede ser que más del 88 por ciento de la población tenga niveles bajos de esta vitamina, con lo importante que es? ¿Cómo podemos ser tan reacios a analizarla y suplementarla? ¡Evitaríamos muchos daños corregibles!

Si fuera una técnica muy invasiva y cara, lo entendería... pero por favor. Se trata de mirarla en una analítica de rutina, cuyo precio no es ni de diez euros... Y suplementarla mensualmente puede llegar a un máximo de quince euros... Si lo sopesamos, es mucho más eficaz como estrategia preventiva de salud analizar y suplementar la vitamina D que tratar después enfermedades autoinmunes, dolencias cardiovasculares, depresión, problemas de fertilidad...

¡Cuántas veces he tenido delante a un paciente con alguna enfermedad autoinmune y al que no le habían mirado nunca la vitamina D! Esto es inadmisible hoy en día con toda la información que tenemos disponible.

La vitamina D cumple un papel más de hormona que de vitamina, por eso algunos profesionales de la salud la llamamos comúnmente «vitahormona D».

Si atendemos a la definición de vitamina, sabemos que es una sustancia orgánica que el organismo necesita incorporar mediante la dieta, pues no tenemos la capacidad de producirla en el propio cuerpo. En el caso de no incorporar una vitamina sufriríamos avitaminosis, que tiene distintas consecuencias negativas para la salud. Las vitaminas se adquieren mediante los alimentos.

La definición de hormona es diferente: se la denomina mensajera química y regula la actividad de un tejido. Las hormonas forman parte del sistema endocrino. Entonces, como la vitamina D se sintetiza en la piel y ejerce muchas funciones en nuestro organismo, no es alocado considerarla hormona, ¿verdad?

La vitamina D se adquiere mayoritariamente por la exposición solar, gracias a los rayos ultravioleta B; solo entre el 10 y el 20 por ciento de la cantidad necesaria puede ser incorporada mediante la dieta. Los alimentos más ricos en vitamina D son: pescados azules, quesos, mariscos, yema de huevo, vísceras y setas.

Hasta hace algunos años solo conocíamos una faceta de la vitamina D: ¡era la vitamina protagonista de nuestra salud ósea! Sin embargo, ahora ya sabemos que aparte de ser crucial para nuestro esqueleto ejerce muchas funciones extraóseas. Encontramos receptores de vitamina D en todo el organismo prácticamente.

Es mucho más que una vitamina importante para los huesos, ya que cumple un rol destacado en el desarrollo y el funcionamiento del cerebro, pudiendo estar relacionada con la sensación de bienestar. Tiene un impacto positivo en nuestro estado de ánimo y es también clave en el desarrollo cognitivo. Encontramos receptores de vitamina D en el ovario, el endometrio, el útero y la placenta, por lo que es esencial para la salud sexual de la mujer. La vitamina D mejora la tasa de ovulación y aumenta la tasa de hijo nacido vivo. En la salud sexual masculina también juega un papel interesante, pues encontramos receptores de esta vitamina en espermatozoides maduros, vesículas seminales y epidídimo.

El déficit de vitamina D favorece el sobrepeso, ya que regula el metabolismo de hormonas como la insulina, y también la resistencia a la insulina, aumentando de esta manera la inflamación del cuerpo. Además, en caso de sobrepeso hay niveles más bajos de vitamina D en el plasma, porque se encuentra retenida en el tejido graso y es más problemático absorberla correctamente. También ocurre que los pacientes con sobrepeso tienen menos 25-hidroxilasa, la enzima hepática necesaria para metabolizar esta vitamina. La deficiencia de vitamina D también se relaciona con enfermedades cardiovasculares, y se ha visto en un número limitado de estudios que su incremento en el plasma puede beneficiar a personas con insuficiencia cardiaca e hipertensión arterial.

Tener niveles adecuados de vitamina D en plasma reduce la mortalidad en pacientes oncológicos, especialmente en aquellos con los tipos de cáncer en que es más importante esta vitamina, por ejemplo los de mama, ovario, colon y próstata. También es un factor de protección para la COVID-19 y otras enfermedades respiratorias. Los pacientes que presentan unos niveles de vitamina D superiores a 30 ng/ml tienen menos riesgo de contagiarse de COVID-19 y también una menor mortalidad.

La vitamina D posee un efecto antiinflamatorio en nuestro metabolismo, actúa en la salud dental, ya que previene la caries dental, y ayuda a regular la presión arterial y a reducir el riesgo de enfermedades cardiovasculares.

En España, a pesar del buen clima, la mayoría de las personas presentamos déficit de esta vitahormona tan importante. Como en muchos otros temas, hay un poco de discrepancia, y es que no nos ponemos de acuerdo con los rangos. Mientras que algunos aseguran que a partir de 20 ng/ml ya es un rango funcional, otros hemos visto que es insuficiente. Y después están los que braman diciendo que cuanto más alta mejor, ignorando que a partir de 80 ng/ml puede producir toxicidad renal y hepática. El rango óptimo de vitamina D si padeces enfermedades autoinmunes es de 40 a 60 ng/ml.

En España hay cada vez más personas con la vitamina D en valores inferiores a los recomendados, porque la población está cada vez más envejecida y con la edad aumenta el riesgo de deficiencia de vitamina D, porque pasamos mucho tiempo en interiores y porque aquí no hay tantos alimentos fortificados con vitamina D como en otros países, por ejemplo en el norte de Europa, en Estados Unidos y en Australia, donde es muy común que a los alimentos, como los lácteos, se les añada esta vitamina.

¿Es el sol el medicamento más antiguo?

Ya en época egipcia en 484 a. C., se tomaban baños de sol para recuperar la salud. Antes de la aparición de los antibióticos, en los hospitales que trataban la tuberculosis utilizaban baños de sol para paliar sus efectos. Niels Ryberg Finsen ganó el Premio Nobel de Medicina en 1903 gracias al hallazgo que hizo sobre la tuberculosis y los baños de sol: observó que los pacientes mejoraban al tomar el sol de forma progresiva. Fue el primero en comprobar que la vitamina D ejerce un papel inmunomodulador; la exposición a la vitamina D hace que los macrófagos produzcan péptidos antimicrobianos y que las bacterias —en este caso *Mycobacterium tuberculosis*— sean eliminadas por los lisosomas.

> Los efectos positivos de la vitamina D en la salud se observan cuando está por encima de los 40 ng/ml, pero no hay que sobrepasar los 80 ng/ml.

Vitamina D y esclerosis múltiple

Varias investigaciones demuestran que las personas que tienen más exposición al sol y niveles óptimos de vitamina D (entre los 40 y los 60 ng/ml) sufren menor riesgo de desarrollar esclerosis múltiple. Si la persona ya la padece, el hecho de tenerla en buen rango reduce la frecuencia y gravedad de los síntomas y la aparición de brotes.

Es interesante que se haya observado que, cuanto más lejos vive una persona del ecuador, más riesgo tiene de padecer esclerosis múltiple. De hecho, los países con más incidencia de esta enfermedad están bien alejados del ecuador. Son Estados Unidos, Canadá, Noruega, Suecia, Finlandia, Dinamarca, Alemania y el norte de España (Galicia es la comunidad autónoma con más índice de esclerosis múltiple).

¿Qué hay del cáncer de piel y la exposición solar?

Pues cito el Eclesiastés otra vez: «No hay nada nuevo bajo el sol». Cuando hablamos de exposición al sol no nos referimos a quemarnos, para nada, sino a llevar a cabo una exposición controlada y gradual según nuestra tolerancia. Nunca una exposición solar debe producir quemaduras, si ocurre es que te has pasado de tiempo y te has excedido según tu tolerancia. Acuérdate de lo que hacía Niels Ryberg, baños de sol graduales, empezando por cinco minutos. Y ya que estamos hablando de cáncer, no me quedo tranquila sin hablarte de la regla ABCDE: si tienes alguna mancha en la piel que presente (a)simetría, (b)ordes irregulares, cambios de (c)olor, (d)iámetro de más de 5 milímetros y (e)volución, debes acudir rápidamente a un dermatólogo.

Recuerda, algunos tratamientos para las enfermedades autoinmunes pueden causar fototoxicidad y fotosensibilidad. Algunos de estos medicamentos son: sulfasalazina, hidroxicloroquina, leflunomida, tocilizumab y eculizumab. Si tienes pautado un fármaco que puede causar fototoxicidad o fotosensibilidad, debes tener cuidado y no exponerte al sol. Protégete los ojos con gafas de protección solar, utiliza gorra y también crema solar que lleve, a ser posible, el sello Ecocert.

El uso de fotoprotector no bloquea al cien por cien los rayos UVB y UVA, pero sí la gran mayoría, por lo que si lo utilizas no absorberás toda la vitamina D que puedes. Mi recomendación, mientras no te expongas más tiempo del que tu piel tolera y sea en tu zona geográfica, es que intentes tomar el sol sin fotoprotector. Si por ejemplo vas a la playa, como probablemente estarás más tiempo bajo el sol del que estás acostumbrado, entonces rotundamente sí que necesitas crema solar. Si eres de León y te vas a las Maldivas o al Caribe, también necesitarás fotoprotección a todas las horas, ya que no estás habituado a la intensidad del sol de allí. Incluso me atrevo a decirte que si te vas a estos lares te quemarás incluso con fotoprotección, por lo que debemos aplicar siempre el sentido común. Si sabes que tu tolerancia al sol es de veinte minutos y te vas a la playa al mediodía cuatro horas, utiliza fotoprotección, pero si eres maestra y sales a un recreo de veinte minutos y tienes buena tolerancia al sol no hace falta que te pongas crema.

Vitamina D y lupus

La carencia de vitamina D agrava el lupus, pero hay que vigilar, porque muchas personas con esta enfermedad tienen afectación renal. Hay que ajustar y revisar las dosis de vitamina D teniendo en cuenta este factor, ya que sabemos que si el paciente sufre insuficiencia renal, la suplementación con vitamina D puede ser contraproducente.

Algunos pacientes con lupus son muy sensibles al sol (entre el 40 y el 70 por ciento) y tras la exposición solar pueden presentar cansancio, dolor e inflamación articular… Otro factor que conviene tener en cuenta es que la hidroxicloroquina, tratamiento muy utilizado para el lupus, provoca fotosensibilidad y fototoxicidad, por lo que si el paciente con esta dolencia ya presentaba sensibilidad al sol, con este fármaco le aumentará.

Si sufres lupus, usa protector solar de amplio espectro UVA y UVB, a poder ser con el sello Ecocert. Utiliza siempre que puedas este dúo: sombrero o gorra y gafas de sol. Ten en cuenta que en tu caso es muy importante que un profesional de la salud revise tu suplementación para asegurarte de que estás por encima de los 30 ng/ml sin poner en riesgo tus riñones. No te tomes suplementos de vitamina D sin autorización de un profesional de la salud que conozca a fondo tu caso.

Vitamina D e hipotiroidismo de Hashimoto

Con hipotiroidismo de Hashimoto es muy importante tener la vitamina D en niveles óptimos para que el sistema inmunitario pare la fabricación de autoanticuerpos. Además, en esta enfermedad, si hay déficit de vitamina D, la paciente se sentirá más decaída y deprimida. La suplementación con vitamina D es un recurso muy efectivo en este caso, pero debe estar supervisada siempre por un profesional.

> Las dosis adecuadas de los suplementos varían según el nivel de deficiencia, la edad, la salud y otros muchos factores. No te suplementes por tu cuenta.

Síntomas del déficit de vitamina D

- ○ Enfermar de forma frecuente debido a infecciones (la vitamina D es inmunorreguladora).

○ Problemas de crecimiento en niños.

○ Problemas de sueño, como insomnio.

○ Dolor óseo, debilidad muscular y mayor riesgo de caídas.

○ Depresión, cambios de humor y dificultad para concentrarse.

○ Calambres musculares.

○ Problemas digestivos, como dolor abdominal, estreñimiento, diarrea…

○ Fatiga y debilidad.

○ Dolor de cabeza y presión arterial alta.

○ Inflamación de las encías.

Recuerda que la vitamina D juega un papel clave en las enfermedades autoinmunes y tenerla en rango óptimo (entre 40 y 80 ng/ml) es fundamental.

Las zonas del cuerpo que más vitamina D absorben son brazos, espalda y piernas. En la cara la absorción de la vitamina D es muy baja, así que si temes las manchas solares puedes tomar el sol protegiéndote con una gorra y un fotoprotector.

Aunque parezca contradictorio, las personas de piel más oscura tienen menos capacidad de absorber la vitamina D y necesitan exposiciones más prolongadas para obtener el nivel adecuado. Todos procedemos del *Homo sapiens* de piel oscura, pero a medida que nos íbamos alejando del ecuador nuestra piel se volvía más blanca para poder absorber mejor la radiación y así tener los niveles adecuados de vitamina D.

Las diez reglas para tener niveles óptimos de vitamina D

1. Revisa anualmente tus valores de vitamina D y en caso de estar por debajo de 40 ng/ml consulta con un profesional

de la salud actualizado para que te paute suplementación específica.

2. Si tomas bebidas vegetales, consúmelas fortificadas con vitamina D.

3. Mantén unos niveles de grasa adecuados, ya que el exceso provoca déficit de vitamina D.

4. Consume yema de huevo. Es un error quitar la yema, que es donde hay mayor aporte de nutrientes, entre ellos esta vitamina.

5. Consume pescado azul, como sardina, salmón, bonito del norte, boquerón, caballa, jurel, salmonete y verdel. Come también mariscos e hígado de bacalao. Hay muchas recetas deliciosas con hígado de bacalao.

6. Toma el sol cada día sin protección solar un mínimo de quince o veinte minutos, dependiendo de tu tolerancia. Recuerda que brazos, piernas y espalda son muy buenas zonas para sintetizar la vitamina D.

7. Los bebés lactantes que toman leche materna deben suplementarse con vitamina D.

8. Exponte al sol de forma gradual y controlada.

9. Si tienes lupus y presentas fotosensibilidad o tomas algún medicamento que produce fotosensibilidad o fototoxicidad, debes evitar la exposición solar y protegerte.

10. Para exposiciones controladas, graduales y en nuestra zona geográfica no necesitamos fotoprotector. Si no cumplimos uno de estos tres criterios, entonces sí.

El marisco, la yema de huevo, el pescado azul, las setas, los quesos y la bebida vegetal enriquecida son los alimentos que más vitamina D contienen.

✎ SORAYA Y LA ENFERMEDAD DE CHERNÓBIL

Soraya es una paciente entrañable. Ahora solo la veo una vez al año porque se encuentra muy bien, es lo que yo llamo «pasar la ITV». Me trae una analítica supercompleta y le indico los cambios que debe hacer.

Me acuerdo de su primer mail, en el que me decía, muy preocupada, que sufría hipotiroidismo de Chernóbil. Suerte que no fue el día de la consulta, porque no habría podido aguantar la risa. Cómo nos reímos después recordando la primera vez que quiso decir «Hashimoto»...

¿Sabes por qué decía Soraya que sufría hipotiroidismo de Chernóbil? Porque al médico no le había dado tiempo en la consulta a decirle el nombre y los apellidos de su enfermedad, y ella solo se había quedado con la palabra «hipotiroidismo». Como le sonaba que le había dicho que tenía autoanticuerpos, buscó información por internet y se hizo ella el diagnóstico. Lo único que Hashimoto es complicado y lo confundió por Chernóbil.

Soraya, a pesar de su juventud, estaba muy cansada, solo tenía energía para ir a trabajar y cocinarse el *tupper* del día siguiente. «Esto no es vida», me dijo en la primera consulta.

Nunca le habían pedido una analítica completa, y cuando vi la vitamina D a 9 ng/ml puse el grito en el cielo. Pero ¡si esos niveles son de raquitismo! Así que repusimos todas las vitaminas y aumentamos el descanso. Después tratamos la disbiosis y la hiperpermeabilidad intestinal. Entonces ocurrió la magia. ¡Recibí un mail con una mejoría de síntomas brutales! Además, la paciente recalcaba que cada día hacía un Bristol 4, que significa que sus deposiciones eran normales. Y vino la pandemia... Soraya, no sé si en un intento de subirme el ánimo, me escribió diciendo: «María, he pensado que toda esta gente que compra tanto papel de váter y lo agota en los supermercados debería pedirte cita. Porque si realmente estás bien de tu salud intestinal, no gastas tanto». Soraya tenía razón. Las heces perfectas no deben manchar mucho el papel. ¡Qué gracia me hizo!

Si padeces hipotiroidismo de Hashimoto y ves que no llegas al final del día, quiero que sepas con el ejemplo de Soraya que hay luz al final del túnel. Costará más o menos, pero encontrarás la manera de tener energía.

LAS MUCOSAS

> Hay una circulación común, una respiración común. Todas las cosas están relacionadas.
>
> Hipócrates

Si Descartes se equivocó pensando que la cabeza estaba separada del cuerpo, nosotros nos estaremos equivocando si no entendemos que la mucosa intestinal está relacionada con las demás mucosas. Todas están relacionadas entre sí y todas están supeditadas a la mucosa intestinal. Si esta no funciona correctamente, las demás tampoco lo harán.

La piel tiene muchas capas y por lo tanto está muy protegida. Tienes la epidermis, la dermis y la hipodermis. Sin embargo, el intestino solo tiene una capa: los enterocitos. En el capítulo de la microbiota ya te he hablado de la permeabilidad intestinal y de las *tight junctions*, pero ahora vamos a profundizar un poco más. Los enterocitos están pegados entre sí por unas uniones intercelulares (*tight junctions*) que permiten el paso de nutrientes y se lo niegan a moléculas de un tamaño superior a 50 ángstroms. Si estas uniones intercelulares pierden selectividad porque hay un intestino hiperpermeable, dejarán pasar a la sangre toxinas, bacterias, virus, aditivos alimentarios, metales pesados... Y el problema es que estas sustancias pueden migrar a otros sistemas del cuerpo. Los metales pesados, por ejemplo, tienen la manía de ir a parar al sistema nervioso central.

Los enterocitos están cubiertos por un moco protector, donde encontramos una capa de bacterias, la microbiota. Debajo de la microbiota hay una capa de inmunoglobulinas A, que sirven de defensa y protección.

La mayoría de los virus y bacterias llegan a nuestro cuerpo a través de las mucosas. Las mucosas y el moco adherido a ellas forman la primera barrera de protección frente a microorganismos. ¿Cómo llega, por ejemplo, el virus de la gripe a nuestro cuerpo? Este virus se transmite por pequeñas gotas que salen de la nariz o la boca de una persona enferma. Entonces entra en contacto con nuestras mucosas nasal, conjuntiva o bucal y empieza a replicarse. Si tienes unas mucosas competentes, con un moco competente, vas a dificultar la replicación de virus y bacterias en las mucosas, les cortarás el rollo, ya que no dejarás avanzar a estos microorganismos. Pero si no tienes unas mucosas competentes, virus y bacterias las verán como la puerta de entrada al paraíso.

Existe el síndrome de inflamación de las mucosas, que consiste en la afectación conjunta de las mucosas respiratoria, digestiva, urogenital, bucal, estomacal, conjuntiva ocular... Hay que entender que los sistemas respiratorio, digestivo, bucal, urogenital y demás están recubiertos por una mucosa húmeda que se comunica con el exterior y que por lo tanto actúa de barrera, como hace la piel.

Estas mucosas son capas muy finas de células que recubren la boca, los ojos, la nariz, los orificios nasales, el esófago, el aparato genitourinario, los pulmones, el ano, los intestinos...

El tejido linfoide asociado a mucosas (MALT), que forma parte del sistema inmunitario, es una capa que recubre las mucosas de todo el cuerpo formada por linfocitos, células plasmáticas, dendríticas… El MALT es fundamental para el correcto funcionamiento de las mucosas y nos protege de infecciones y de la entrada de patógenos.

Se ha comprobado que las mucosas con buena respuesta inmunitaria evitan que los microbios (virus y bacterias) entren en el cuerpo.

EJEMPLOS DE LA RELACIÓN ENTRE EL MALT Y EL SISTEMA INMUNITARIO
○ Las personas que tienen enfermedad de Crohn presentan una activación exagerada del tejido linfoide asociado a mucosas. ○ El MALT también está relacionado con las alergias; cuando una persona sufre rinitis es porque la función del MALT de la mucosa nasal también está sobreactivada.

El MALT recibe distintos nombres dependiendo del sitio en el que lo encontremos:

○ Tejido linfoide asociado a mucosas del intestino (MALT).
○ Tejido linfoide asociado a bronquios y a la mucosa respiratoria (BALT).
○ Tejido linfoide asociado a nariz y senos paranasales (NALT).
○ Tejido linfoide asociado a la mucosa urogenital (GALT).

> Una visión integrativa de la salud se debe apoyar siempre en la reparación y el mantenimiento de las mucosas.

¿Qué son las placas de Peyer?

Las placas de Peyer son estructuras que forman parte del tejido linfoide asociado a mucosas en algunas regiones del intestino delgado, como por ejemplo el íleon. Contienen linfocitos B y T y son las encargadas de producir sustancias de defensa como la inmunoglobulina A (IgA).

Una de las funciones de las placas de Peyer es informar al sistema inmunitario de la identidad de lo que está entrando en el intestino e identificar antígenos de los alimentos que puedan causar una reacción en el huésped. Las placas de Peyer también tienen que diferenciar entre las bacterias propias del sistema digestivo, como la *E. coli*, y las bacterias nocivas para el sistema digestivo, como la *Campylobacter*.

Análisis del moco

El moco es una secreción viscosa con un contenido de agua sobre el 95 por ciento. Suele tener disueltas proteínas, sales minerales y algunos ácidos grasos. Las proteínas del moco son lisozimas, defensinas y la famosa inmunoglobulina A. Los ácidos grasos del moco son fosfolípidos, que sirven de barrera térmica y de lubricante para las demás células. La viscosidad del moco se debe a la mucina, que la producen las células caliciformes.

El color del moco nos puede brindar información sobre nuestro estado de salud. Un moco transparente es del color esperable. Uno amarillo indica la presencia de algún microorganismo (virus o bacteria) y que nuestro cuerpo está combatiendo una infección. Uno verde indica que hay leucocitos y que es una infección un poco más importante (habría que descartar sinusitis). Si es rosado o rojo indica rotura de un vaso capilar. Si es negruzco indica suciedad ambiental o presencia de hongos. Finalmente, si es blanco puede indicar falta de hidratación o resfriado; tanto si es la primera opción como la segunda debemos incrementar nuestro consumo de agua.

¿Por qué producimos más moco cuando tenemos alergia?

Cuando tenemos alergia, nuestro sistema inmunitario detecta algún alérgeno, por ejemplo, los ácaros. Entonces, para expulsar estos ácaros de nuestras vías respiratorias, el cuerpo produce moco y los arrastra, ya que los ha reconocido como invasores. Hay otras situaciones que nos pueden hacer producir más cantidad de moco, por ejemplo el humo del tabaco, la exposición a temperaturas frías, la humedad excesiva, el viento, la contaminación del aire, los perfumes…

El virus del papiloma humano y la mucosa genital

Algunas pacientes nos llaman muy preocupadas contándonos que en su última revisión ginecológica les han detectado virus del papiloma humano (VPH). Nos preguntan: «¿Cómo puede ser que tenga VPH si llevo más de siete años casada? ¿Ha sido una infidelidad?».

La explicación es sencilla: estas pacientes ya habían estado antes en contacto con el virus. Es un virus con el que suelen coincidir las personas sexualmente activas, incluso usando preservativo. Lo que sucede en estos casos es que por una bajada de la guardia del sistema inmunitario el virus se empieza a replicar.

Si nuestras mucosas y sistema inmunitario son competentes, pueden eliminar el VPH, mientras que en otras personas la infección puede seguir avanzando y causar problemas graves de salud.

✎ EL CASO DE ZOE. ¡NO FUERON LOS CUERNOS!

Zoe era una paciente que llevaba años siguiéndome en redes sociales. Por su profesión es famosa, de hecho es una de las caras más conocidas de España. Aunque no veas la tele, sabes quién es. Ya te digo que tenemos a bastantes «famosos» en la consulta, pero yo siempre digo que para mí todos son famosos, porque todos son igual de importantes. Nos contactó su representante, que le explicó a mi secretaria que por motivos de privacidad preferían no rellenar la anamnesis antes de la consulta, ya que tenían miedo de que este documento pudiera extraviarse, pues era un asunto altamente delicado. Le dijimos que no se preocupara, que tenemos un sistema muy seguro, pero empatizamos con ella y comprendimos la situación. Atendí a Zoe sabiendo que era una de las caras más conocidas de este país, pero en este caso el procedimiento no fue como con las demás pacientes. Me senté delante de ella sin saber cuál era el motivo exacto de su visita. Ni siquiera había visto una analítica suya. Estaba muy intrigada... Una hora para la consulta y no podía dejar de imaginarme mil posibles razones por las que vendría.

Como no tenía información previa, empecé de cero. La notaba nerviosa. Se echó a llorar. «¡Encima de que me han puesto los cuernos voy a tener cáncer, María!». Me dijo que su ginecóloga le había diagnosticado el virus del papiloma humano (VPH) y no entendía cómo su marido le había podido hacer algo así. Eran la pareja perfecta. Me explicó: «María, es que a veces en las revistas se edulcoran las cosas. Pero nosotros no somos así, estamos enamorados de verdad, no entiendo nada, es como si me hubiesen arrancado un brazo».

Lo primero que hice fue calmar a Zoe. Le dije muy claramente: «Yo no soy inspectora. No puedo saber si tu marido te ha sido infiel o no, eso solo lo sabe él. Lo que sí te puedo asegurar al cien por cien es que el hecho de tener VPH no significa en ningún caso que tu marido te haya sido infiel. De hecho, el problema no es suyo, es tuyo y de tus mucosas».

La relajé mucho. Le expliqué que hay más de doscientos tipos de cepas de VPH y que la mayoría no son oncogénicas, es decir, no tienen capacidad para producir cáncer. Solo hay quince tipos de cepas de VPH con capacidad para desarrollarlo, y ella tenía una, pero no era de las más malignas (las peores son la VPH16 y la VPH18). Ella tenía la 33 y la 6. Treinta y tres años era la edad que tenía cuando se reunió conmigo. Exclamó: «¡Creo en la numerología!». Y, como ya estaba más relajada, nos reímos mucho las dos de la numerología. Yo le dije: «Pues, como pronto cumples treinta y cuatro, según la numerología te libras de esta en breve».

La cepa 33 se considera de alto riesgo, pero la 6, por suerte, no. Zoe hizo el tratamiento que le mandó su ginecóloga, se le practicó una conización —la extracción de una pequeña parte del cuello del útero— y luego se le pautó la vacunación.

Con Zoe, después de la conización, lo que hice fue reforzar las mucosas. Y para ello siempre hay que tratar antes el intestino. Y en su caso había que tratar antes la boca. A pesar de su sonrisa blanca y perfecta, Zoe presentaba una disbiosis bucal con un déficit de proteobacterias, en particular las del género *Acinetobacter*. Yo sospechaba que eso era por exceso de blanqueamientos dentales, así que le dije que tenía que dejar de hacerse por un tiempo este tipo de tratamientos estéticos.

Fuimos por orden, en casos de problemas en las mucosas siempre hay que respetar el orden boca-estómago-intestino-vagina. Una vez que tuvimos la disbiosis bucal arreglada, pasamos a la intestinal. ¡Cuántas cosas descubrimos! Como Zoe tenía disbiosis —y no lo supo hasta ese momento—, estaba normalmente distendida de ombligo hacia pubis. Entonces ella, cuando tenía algún *shooting* o grabación donde se la veía de cuerpo entero, recurría a los laxantes y a los ayunos largos para no verse hinchada en cámara. Me dijo claramente: «María, no te pienses que hago esto porque soy anoréxica. Tengo una prima que lo es y le tengo mucho respeto a la enfermedad, por suerte yo no la sufro. Hago esto de laxarme y dejar de comer cuando estoy hinchada porque de lo contrario en la prensa del corazón dicen que estamos embarazados. Y como estamos los dos en un momento de máximo trabajo y no podemos tener un bebé ahora, nos duele mucho cuando se especula sobre nuestro supuesto embarazo». Madre mía. ¡Cuantísima presión! ¡Sí que somos capaces de aguantar y cuánto daño nos hacemos solo por los chismes! ¡Qué injusticia! Es que probablemente estos rumores de embarazo de Zoe estaban escritos por mujeres. ¿Por qué no dejamos de especular sobre la vida de los demás? No sabemos el daño que podemos hacer al prójimo.

Debo decirte que, hoy en día, Zoe ya no presenta disbiosis intestinal y hemos mejorado su mucosa vaginal, pues en la consulta vimos que no solo tenía VPH, sino que presentaba un crecimiento muy alto de *Candida albicans*, un hongo oportunista que se aprovecha de que hay pocas bacterias vaginales buenas, como *Lactobacillus*. Estuvimos dieciocho meses trabajando con Zoe. Tuvimos que hacer unas semanas de dieta FODMAP y después reintroducir alimentos poco a poco. Después repoblamos su intestino con probióticos. Me preguntó: «María, pero ¿no dices siempre que los probióticos son importantes? ¿Por qué no me los das el primer día?». Le puse el ejemplo del piso, que utilizo mucho en la consulta: «Zoe, imagínate que te compras una casa. La casa está destartalada, sucia, necesita reforma... ¿Qué haces antes? ¿Arreglar y pintar la casa o poner muebles? ¿Se te ocurriría comprar muebles de diseño para una casa destartalada? Además, primero quiero saber exactamente qué tipo de disbiosis tienes para darte los probióticos a medida... Esto es como un traje a medida, Zoe».

Hoy está perfectamente y nos sigue mandando mensajes de agradecimiento. Cuando paso delante del quiosco y veo su gran sonrisa sé que es una sonrisa que viene de un gran corazón y ahora, además, de un intestino supersaludable.

> ¿Sabes que las personas que viven en ambientes con más contaminación atmosférica suelen ser más proclives a sufrir síndrome del intestino irritable? Esto se explica por la relación entre las mucosas respiratoria e intestinal.

MACRONUTRIENTES Y MICRONUTRIENTES ESENCIALES EN ENFERMEDADES AUTOINMUNES

> Si buscas lo más esencial, sin nada más ambicionar, mamá naturaleza te lo da.
>
> *El libro de la selva*

Podemos clasificar los nutrientes de muchísimas formas: según sean esenciales o no esenciales, energéticos o no energéticos, etc. La clasificación que utilizaremos aquí es según si son macronutrientes o micronutrientes.

Los macronutrientes son nutrientes esenciales que el cuerpo

necesita para obtener energía y mantener las estructuras corporales. Los tres macronutrientes principales son los carbohidratos, las proteínas y las grasas.

Los carbohidratos son la fuente principal de energía del cuerpo, mejoran el rendimiento y la salud digestiva (en este caso, gracias a su contenido en fibra), son una fuente de glucosa para los leucocitos, regulan el metabolismo de las grasas… Se encuentran en frutas, verduras, cereales, pan, arroz… Es importante evitar los cereales que generan un ambiente más inflamatorio en el intestino, como el trigo, el azúcar refinado y las harinas refinadas, y priorizar otros cereales mucho más nutritivos (como el trigo sarraceno), y alimentos como la quinoa, los tubérculos y las frutas y verduras.

Las proteínas son muy importantes para construir y reparar los tejidos. También producen hormonas, enzimas y otras moléculas clave para el cuerpo. Se encuentran en la carne, el pescado, los huevos, las legumbres, los lácteos, los frutos secos… La caseína A1 es un tipo de proteína presente en los lácteos de vaca que genera un ambiente inflamatorio en el cuerpo y que, por tanto, habría que evitar; te lo explicaré más adelante.

Las grasas son básicas para la producción de energía y hormonas, la construcción de membranas celulares, la protección de los órganos, además de que proporcionan aislamiento térmico… Hay que priorizar siempre el consumo de grasas saludables y evitar las procedentes de aceites vegetales refinados. Son fuentes de grasas saludables el aceite de oliva virgen extra, el aguacate, el pescado azul, las semillas y los frutos secos.

Los micronutrientes son nutrientes esenciales que el cuerpo necesita en pequeñas dosis para funcionar correctamente. Son micronutrientes las vitaminas, los minerales y los antioxidantes. Vamos a ver con detalle los micronutrientes más importantes para las enfermedades autoinmunes.

La vitamina A

La vitamina A regula las inmunidades innata y celular. Su deficiencia se ha relacionado con algunas respuestas inflamatorias y enfermedades autoinmunes. Es muy importante en el funcionamiento de las mucosas, que ya hemos visto que son cruciales para nuestro sistema inmunitario. La falta de esta vitamina aumenta la producción de la interleucina IL-12, una de las citocinas que manda wasaps inflamatorios, y se asocia con la disminución de las células *natural killer.*

> **?**
>
> ¿Sabías que las vacunas funcionan mejor en personas que presentan unos niveles adecuados de vitamina A?

Los niveles bajos de vitamina A ocasionan piel seca y escamosa. Como algunos efectos adversos de los tratamientos para enfermedades autoinmunes también ocasionan problemas de piel, conviene revisar esta vitamina.

Por lo general, no necesitamos suplementarnos con vitamina A, ya que se encuentra en alimentos de consumo muy habitual: lácteos, huevos, pescado azul, hígado y vísceras de animales, cereales, frutas y verduras de color naranja y amarillo (mango, zanahoria, boniato…), espinacas, brócoli…

Sin embargo, cuando las mucosas están alteradas es muy importante tener en cuenta esta vitamina y, si se da el caso, hay que suplementarla para que la reparación de mucosas sea efectiva, siempre con la ayuda de un profesional, ya que la sobredosis de vitamina A puede ser tóxica para la salud.

La vitamina C

En la televisión habrás visto la relación entre la vitamina C y el sistema inmunitario, y es que siempre aparece esta vitamina en los anuncios de medicamentos para curar el resfriado. No mienten, ayuda a estimular las funciones de los leucocitos, mantiene la integridad de las células y las protege de las especies reactivas de oxígeno, estimula los monocitos y en ratones se ha visto que puede aumentar los linfocitos T reguladores. La vitamina C ayuda a la producción de colágeno, esencial en enfermedades autoinmunes en las que hay destrucción de tejido, como en la artritis reumatoide. Además, la vitamina C desempeña un papel antiinflamatorio en nuestra salud, y a estas alturas ya sabes que reducir la inflamación es la clave. Son fuentes de vitamina C el pimiento rojo, el kiwi, los frutos rojos, los cítricos, la coliflor, el perejil y la guayaba, que, aunque en España no sea tan conocida, es la reina de esta vitamina, ya que contiene 228 miligramos por cada 100 gramos de fruta.

El ácido fólico (vitamina B9)

Es una vitamina imprescindible para mantener la inmunidad innata y la actividad de las células *natural killer*. En el caso de déficit de ácido fólico, se da una disminución de linfocitos. Además, es imprescindible para otras funciones del organismo, como convertir homocisteína en metionina. Si hay falta de ácido fólico, se puede dar una acumulación de homocisteína, agravando de esta manera las enfermedades autoinmunes, ya que un aumento de homocisteína generaría un ambiente más inflamatorio. Algunos estudios también sugieren que el ácido fólico podría tener un efecto protector contra las enfermedades autoinmunes. Son fuentes de ácido fólico el brócoli, el apio, los espárragos, las semillas de girasol, el aguacate, las espinacas, la rúcula, los frutos rojos, los cítricos, la remolacha y, por lo general, todas las hortalizas que tengan hojas verdes (acelgas, berza, lechugas de todos los tipos, escarola, col rizada, albahaca, perejil, endivias, berros, canónigos…).

La cobalamina (vitamina B12)

La vitamina B12 es esencial para la síntesis de ADN, para la formación de glóbulos rojos y para el mantenimiento del sistema inmunitario. Con relación a las enfermedades autoinmunes se ha visto que la vitamina B12 ejerce una función inmunomoduladora y regula los linfocitos T CD8. Si existe déficit de B12, aumentan las células CD4 y disminuyen las CD8, por lo que el tipaje linfocitario podría resultar anormal. Además, con la falta de B12 encontramos una disminución de la fagocitosis, y la fagocitosis ya has visto que es algo que el sistema inmunitario debe practicar con frecuencia para eliminar «a los malos». Se cree que un déficit de vitamina B12 podría aumentar el riesgo de desarrollar esclerosis múltiple, artritis reumatoide y enfermedad de Crohn.

Las personas con enfermedad celiaca y enfermedad de Crohn son más propensas a sufrir déficit de vitamina B12, ya que pueden presentar más malabsorción intestinal en comparación con el resto de la población.

Son fuentes de vitamina B12 el pollo, el pavo, las carnes en general, el marisco, el pescado, los huevos, los lácteos y la levadura nutricional.

La piridoxina (vitamina B6)

La vitamina B6 participa en la síntesis de aminoácidos y neurotransmisores y también regula el sistema inmunitario. La deficiencia de vitamina B6 se relaciona con una respuesta inmunitaria disminuida, además de otros problemas para la salud. En algunos estudios se ha visto que algunos pacientes con lupus, artritis reumatoide y enfermedad de Crohn presentan niveles más bajos de vitamina B6. Esta vitamina también es capaz de ejercer un efecto antiinflamatorio. Sin embargo, como esta vitamina se encuentra en muchos alimentos, es extraño presentar falta de B6, a menos que haya problemas de malabsorción, alcoholismo o consumo de algunos fármacos como la metformina y los corticoides.

Son fuentes de piridoxina la carne, el pescado, los huevos, los lácteos, los frutos secos, la fruta, la verdura, el aceite, los cereales, los productos de panadería y pastelería, las barritas energéticas…

La vitamina E

La vitamina E es una vitamina antioxidante imprescindible para el mantenimiento de las mucosas y la respuesta inmunitaria en general. El déficit de vitamina E está relacionado con una mayor incidencia de artritis reumatoide y lupus. Esta vitamina, aparte de ser importante para el mantenimiento del sistema inmunitario, tiene efectos antiinflamatorios. Un estudio reciente publicado en *Journal of Immunology* sugiere que la vitamina E también podría aumentar las células T reguladoras, claves para prevenir la aparición de enfermedades autoinmunes o brotes.

Se encuentra vitamina E en el aguacate, el aceite de oliva virgen extra, las semillas, los frutos secos y las hortalizas de hojas verdes como espinacas, rúcula… Las personas con enfermedad de Crohn deben tener niveles óptimos de vitamina E.

La vitamina D

Le hemos dedicado un apartado entero y por lo tanto ya sabes su importancia en el sistema inmunitario (véase página 143). Recuerda que son fuentes de vitamina D los pescados azules (salmón, sardinas, jurel, caballa, atún…), la yema de huevo, los lácteos, las vísceras como el hígado, las setas, algunas algas… No obstante, los alimentos vegetales con vitamina D contienen vitamina D2, una forma menos activa de la vitamina D.

Los inhibidores de la monoaminooxidasa

Encontramos inhibidores de la monoaminooxidasa (MAO) en ciertos alimentos y fármacos (los IMAO). Consumir estos alimentos nos va a generar un aumento de dopamina, serotonina y noradrenalina, potenciando así nuestra sensación de bienestar gracias a estos tres neurotransmisores. Algunas fuentes de inhibidores de la MAO son la piña, el chucrut, los plátanos, el bacalao, el aguacate, los pistachos, las nueces de macadamia, el chocolate (de calidad y con un contenido de chocolate mayor del 85 por ciento), la manzana, los arándanos, las grosellas, las moras, las uvas, el té verde (especialmente el kukicha), la cebolla y la canela de Ceilán.

¿Un mal día? Consume alguno de estos alimentos inhibidores de la MAO y observa si mejora tu estado de ánimo.

Los compuestos azufrados

Están en este grupo la alicina, la alixina, el dialil disulfuro y la aliína. Estos compuestos reducen la inflamación y protegen contra el daño tisular que puede ejercer el sistema inmunitario con sus autoataques. Podemos encontrar compuestos azufrados en el ajo, la cebolla, el puerro, el cebollino y la cebolleta. Para garantizar la máxima absorción de estos compuestos debes aplastar el diente de ajo, ya que así, mediante una reacción química, es más efectivo para nuestra salud. Si tienes enfermedades autoinmunes es importante que añadas ajo picado a los aliños y sofritos. ¿Miedo a que comer ajo te cause mal aliento? ¡Mastica hojas frescas de perejil o un trocito de jengibre fresco!

?

¿Sabías que el ajo es un alimento que se ha utilizado desde la Antigüedad por sus propiedades medicinales?

Los carotenoides

Son un grupo de pigmentos naturales que estimulan la producción de leucocitos y la actividad de los macrófagos. Además, los carotenoides tienen propiedades antiinflamatorias. Dentro de los carotenoides encontramos antioxidantes tan importantes como el licopeno, la luteína, la zeaxantina y la astaxantina.

El licopeno

Es un poderoso antioxidante y tiene la particularidad de ser de color rojo. Encontramos licopeno en el pimiento rojo, el tomate, la sandía, la granada, el rábano… Es importante aumentar el consumo de alimentos con licopeno por su poder antioxidante en enfermedades autoinmunes. Para mejorar la absorción del licopeno del tomate y del pimiento rojo lo ideal es consumirlo junto con aceite de oliva virgen extra, ¡así que dales vía libre al pisto y al gazpacho!

La luteína y la zeaxantina

Actúan en la retina y la salud visual y son muy importantes en pacientes que toman hidroxicloroquina, que tienen enfermedades reumatológicas y que sufren episodios de uveítis. También nos protegen del exceso de radiación solar, ya que se ha demostrado que llevar una dieta enriquecida con luteína y zeaxantina nos hace menos propensos a sufrir quemaduras solares. Son fuentes de luteína y zeaxantina la papaya, los huevos, el mango, la pera, el melón, las nectarinas, las ciruelas, los berros, el kale, los guisantes, la calabaza y las uvas.

La astaxantina

Es un pigmento carotenoide que tiene propiedades antioxidantes y antiinflamatorias y que encontramos en ciertas algas y en algunos pescados, como por ejemplo el salmón y la trucha.

La L tirosina y la fenilalanina

Son dos aminoácidos que explico juntos porque su ingesta estimula la producción de dopamina en el cuerpo y esto aporta una sensación de menor fatiga y mayor vitalidad, clave en enfermedades autoinmunes en las que la mayoría de los pacientes sufren fatiga.

La tirosina es un precursor de la dopamina, y la fenilalanina se convierte en tirosina en el cuerpo. Los alimentos ricos en L tirosina y fenilalanina pueden aumentar los niveles de dopamina en el cerebro y a su vez reducir la sensación de fatiga.

Fuentes de L tirosina son la carne, el pescado, los huevos, las semillas, las legumbres y los frutos secos. De fenilalanina, los garbanzos, las lentejas, los espárragos, los lácteos, los huevos, el pescado y el chocolate.

El triptófano

Este aminoácido esencial debemos incorporarlo mediante la dieta porque, a diferencia de otros aminoácidos, nuestro organismo no puede sintetizarlo. El triptófano ejerce muchas funciones, la más conocida es que es precursor de la serotonina, el neurotransmisor más importante para sentirnos felices y serenos. En las enfermedades autoinmunes es fundamental porque modula la respuesta inmunitaria desde el intestino. Para metabolizar bien el triptófano necesitamos una microbiota competente e ingerir lácteos, huevos, pollo, pavo, semillas de calabaza y girasol, semillas de sésamo (es importante consumir tanto tahini como gomasio), pescado, plátanos, piñones, almendras, trigo sarraceno, aguacate, pistachos, espinacas y chocolate.

¡En el apartado del plan nutricional entenderás por qué he puesto plátano de postre!

> La serotonina puede ejercer un papel antiinflamatorio en nuestro organismo, y el triptófano contribuye a la síntesis de serotonina.

Las antocianinas

Son un tipo de flavonoides con gran actividad antiinflamatoria y antioxidante. Ejercen efectos inmunorreguladores en nuestro organismo y son imprescindibles para restaurar la mucosa intestinal y estimular el crecimiento de *Akkermansia muciniphila,* una bacteria presente en nuestra microbiota intestinal que ya conoces y sabes que debe estar en rangos óptimos porque ejerce funciones beneficiosas en nuestro organismo. Se ha demostrado que las antocianinas podrían ayudar también a la producción de linfocitos T reguladores, los que necesitamos que pongan orden y concierto cuando el cuerpo se rebela.

Son fuentes de antocianinas los arándanos, las frambuesas, las moras, las grosellas, las granadas, las ciruelas, la sandía, el tomate, la remolacha, la col lombarda, las patatas moradas, la coliflor morada y las cerezas.

El sulforafano

Es un compuesto fitoquímico azufrado con propiedades antioxidantes, antiinflamatorias y antitumorales. ¡Casi nada! Asimismo, puede ayudar a la eliminación de toxinas del cuerpo, es neuroprotector y tiene acción sobre más de quinientos genes. El consumo de sulforafano aumenta la producción de citocinas antiinflamatorias y reduce la producción de citocinas inflamatorias. En estudios en ratones, el sulforafano redujo la inflamación y la degradación del cartílago en tres semanas, y en otro estudio en ratones el sulforafano redujo la inflamación renal en ratones afectados de lupus.

Las hortalizas de la familia de las crucíferas son fuente de sulforafano, que se activa cuando se mastica, corta o cocina esta verdura. Las semillas de mostaza podrían ayudar a la asimilación de este compuesto. Toma nota de las hortalizas de la familia de las crucíferas para que no te falte sulforafano: brócoli, repollo, col, kale, coles de Bruselas…

La quercetina

Es un antioxidante que forma parte de la familia de los flavonoides con propiedades antiinflamatorias y antioxidantes. La quercetina es crucial para el sistema inmunitario, la regulación de la inflamación y el correcto estado de la microbiota. Consumir quercetina en cantidades óptimas previene la aparición de alergias estacionales e inhibe la cascada inflamatoria por sus propiedades antiinflamatorias. El consumo de quercetina también puede ayudar a reducir la producción de citocinas proinflamatorias y amentar la producción de citocinas antiinflamatorias. Encontramos quercetina en el té verde, las alcaparras, la cebolla, el pimiento amarillo, la manzana, el polen y las infusiones de *Ginkgo biloba.*

El hidroxitirosol y la oleuropeína

Son compuestos fenólicos con propiedades antioxidantes que se encuentran en el aceite de oliva virgen extra (AOVE).

El hidroxitirosol es un potente antioxidante que protege las células, tiene propiedades antiinflamatorias y ejerce además efectos protectores en el sistema nervioso.

La oleuropeína es antioxidante, antiinflamatoria, antimicrobiana y se ha demostrado que es eficaz en la prevención de enfermedades neurodegenerativas.

Para conseguir los efectos antiinflamatorios y antioxidantes de estos dos compuestos es muy importante incluir en la dieta tres o cuatro cucharadas soperas al día de aceite de oliva virgen extra.

El omega 3

Nuestro organismo es capaz de realizar millones de reacciones químicas, pero hay una tarea importante que no sabe hacer: sintetizar ácidos grasos de la serie omega 3. Por eso los llamamos «esenciales», porque no los podemos sintetizar y, en consecuencia, es fundamental incluirlos en la dieta. El omega 3, entre muchas otras funciones, ayuda a que nuestras células generen menos inflamación, lo cual es la clave en las enfermedades autoinmunes. Los ácidos grasos omega 3 forman las estructuras del cerebro y son básicos para el funcionamiento neuronal.

Primero te presento los tres ácidos grasos omega 3 y te doy sus siglas, así los abreviamos después y no hacemos de este párrafo un trabalenguas:

○ Ácido alfa-linolénico (ALA): es de origen vegetal y se encuentra presente en la chía, el lino, las nueces… El ALA actúa como precursor del EPA y el DHA, pero esta bioconversión es limitada, por lo que consumir muchos alimentos ricos en ALA no te garantizará un correcto aporte de EPA y DHA.

○ Ácido eicosapentaenoico (EPA): estimula la acción de las enzimas antioxidantes, mejora la salud cardiovascular, reduce los síntomas de depresión y ansiedad, tiene un papel en la regulación de la inflamación y es precursor de unas moléculas llamadas «resolvinas», que presentan una alta capacidad para mejorar la función mitocondrial y regular la inflamación.

○ Ácido docosahexaenoico (DHA): es muy importante en las enfermedades autoinmunes, porque modula la respuesta inflamatoria. Tiene un papel esencial en la integridad de las membranas neuronales y favorece el funcionamiento del cerebro. En el cerebro está el 30 por ciento del DHA total de nuestro cuerpo. También contribuye al mantenimiento de la visión y es especialmente importante en pacientes con esclerosis múltiple con neuritis óptica.

El EPA y el DHA son importantes también para la salud cardiovascular, ya que ayudan a mantener unos niveles de presión arterial correctos, reducen los triglicéridos y podrían favorecer la regulación de la frecuencia cardiaca.

A partir de la ingesta de ALA, nuestro organismo puede producir EPA y DHA gracias a una enzima llamada 6-desaturasa, pero esta enzima, como explico más arriba, está un poco saturada, ya que se ve afectada por el alto consumo de omega 6 (ácido linoleico) en nuestra dieta. Del omega 6 ya hablaremos con más detalle en el capítulo de los alimentos proinflamatorios.

La capacidad de generar DHA a partir de ALA es mayor en mujeres que en hombres, lo cual podría estar relacionado con los niveles de estrógeno.

Algunos alimentos ricos en EPA y DHA (este omega 3 se encuentra en alimentos de origen animal) son el pescado azul (salmón, atún, caballa, sardinas, anchoas, arenques, trucha), el marisco, los cefalópodos (sepia, pulpo y calamar), los crustáceos (gambas, langosta y cangrejo), los huevos y el hígado de bacalao.

Los alimentos ricos en ALA (recuerda que el ALA es el omega 3 que se encuentra en alimentos vegetales) son el aguacate, las semillas de chía y el lino, las coles de Bruselas, las nueces locales (españolas) y las espinacas.

Existen varios estudios sobre la suplementación de ácidos grasos omega 3 en esclerosis múltiple y artritis reumatoide, todos con resultados favorables. De suplementación no puedo hablarte sin verte en la consulta, la suplementación es un traje a medida que depende de cada paciente, la gravedad del caso, etc. Pero lo que sí puedes hacer si sufres enfermedades autoinmunes es incrementar el consumo de omega 3 en tu día a día.

El magnesio

Es un mineral que lleva a cabo en nuestro cuerpo casi trescientas reacciones químicas, actúa de relajante muscular natural y ayuda a producir citocinas antiinflamatorias. Los alimentos cada vez son más pobres en magnesio y, aunque te cite las fuentes, probablemente te daría un suplemento en la consulta. El cuerpo de una persona estresada consumirá más magnesio que el de una persona sin estrés. El consumo de magnesio tiene también un impacto positivo en nuestra microbiota. Los niveles de magnesio en plasma no se correlacionan con los niveles de magnesio que se encuentran en los tejidos, por lo que una analítica no sirve para saber si el paciente presenta déficit o no. La deficiencia de magnesio puede ocasionar problemas cardiovasculares, mala gestión del estrés, problemas para conciliar el sueño, depresión, dolor de cabeza, osteoporosis…

Los alimentos más ricos en magnesio son las hortalizas de hojas verdes, el marisco, los berros, el aguacate, las pipas de calabaza, las espinacas, las almendras, las legumbres, el chocolate negro, el trigo sarraceno, los pistachos, la quinoa, las judías verdes, las alcachofas y las sardinas.

El potasio

Es un mineral esencial para el equilibrio de electrolitos y la salud del sistema nervioso y del sistema cardiovascular. El potasio tiene un papel importante en el sistema inmunitario al regular la actividad de los linfocitos T. Algunos estudios sugieren que una dieta rica en potasio podría estar asociada a una disminución del riesgo de algunas enfermedades autoinmunes como la artritis reumatoide. Sin embargo, se necesitan más estudios para comprender la relación entre el potasio y las enfermedades autoinmunes. Son fuentes de potasio los plátanos, las espinacas, los aguacates, los tomates, las patatas, los lácteos, las almendras, los higos, los kiwis, el atún, las semillas de girasol, los albaricoques, las naranjas, los champiñones…

El cobre

Es un mineral que trabaja junto al hierro y mantiene la respuesta inmunitaria innata. El cobre es necesario para la síntesis de glóbulos rojos y la síntesis de colágeno. También es imprescindible en la producción de energía y en la salud del sistema nervioso. Son fuentes de cobre el chocolate, las ciruelas, las hojas verdes, las patatas, las nueces, las legumbres, el marisco y la pimienta negra.

El hierro

Es un mineral imprescindible para las células del sistema inmunitario, pues participa en la producción de citocinas y en la eliminación de virus y bacterias mediante la formación de radicales hidroxilos. La deficiencia de hierro puede implicar una disminución del recuento de monocitos y linfocitos, y empeorar las enfermedades autoinmunes. Encontramos hierro en productos animales y vegetales, aunque el de origen animal tiene más valor biológico. Las fuentes de hierro animal (hemo) son la carne roja, el marisco, los huevos y el pescado. Las de hierro vegetal (no hemo), los pistachos, las lentejas, la remolacha, los guisantes y el tofu. El hierro vegetal puede presentar problemas de absorción, por lo que es conveniente espaciarlo del té, el café, el exceso de fruta, los lácteos y los alimentos ricos en oxalatos, como las espinacas o las acelgas.

El zinc

Ayuda al mantenimiento de las mucosas y regula la actividad del sistema del complemento, los neutrófilos y los macrófagos. Junto con el selenio, es un mineral imprescindible para las pacientes que sufren hipotiroidismo de Hashimoto. Hay que revisar que esté en rango óptimo, ya que si no los pacientes autoinmunes serán más susceptibles de tener infecciones víricas y bacterianas. Son fuentes de zinc los siguientes alimentos: marisco, setas, quesos, huevos, pipas de calabaza, lentejas, guisantes, quinoa, sésamo, tofu, cereales y frutos secos. Una dieta rica en azúcar y alcohol favorece la descomposición del zinc, con lo cual no se absorbe bien. Recuerda: no solo importa lo que comes, sino también lo que no comes.

Hay que tener cuidado con la suplementación de zinc, ya que si está en formato cuproso ejerce un efecto inhibitorio del hierro.

El selenio

Es imprescindible para una respuesta inmunitaria óptima y el funcionamiento del sistema reproductivo. Elimina el exceso de radicales libres y es básico en el hipotiroidismo de Hashimoto, por ejemplo. El selenio es un mineral que también ejerce una función antioxidante y antiinflamatoria, y por eso es tan importante en las enfermedades autoinmunes. Hay que ser muy cauteloso con la suplementación de selenio, ya que un exceso puede resultar tóxico, y es fácil alcanzarlo con los complementos alimenticios. Son fuentes de selenio el pescado, el marisco, el ajo, las coles de Bruselas, las nueces de Brasil, los huevos, las judías blancas, las espinacas y las setas.

EL BAILE HORMONAL

> Las hormonas son como la música: algunas veces
> escuchamos la melodía, otras veces solo oímos el
> ruido.
>
> Dra. Sara Gottfried

Me enfado cuando alguien hace comentarios del tipo: «Uf, debe de tener la regla, hoy trae las hormonas revolucionadas». Gracias a las fluctuaciones hormonales continuas que sufrimos las mujeres hemos sobrevivido como especie. Gracias a las fluctuaciones continuas de estrógenos y progesterona hemos hecho posible la continuidad del ser humano. ¡Así que poca broma! Los hombres también tienen hormonas, claro que las tienen, pero no experimentan esta ciclicidad hormonal ni los niveles que alcanzamos nosotras mensualmente.

No podemos entender el cuerpo por partes, todo está relacionado entre sí y las fluctuaciones hormonales tienen un gran impacto tanto en nuestra salud física como en nuestro sistema nervioso. Hay más de cincuenta hormonas que pueden alterar nuestro estado de ánimo y ciclo menstrual. Pero en este capítulo te presentaré de forma sencilla las principales.

A mis pacientes les pongo unos ejemplos muy curiosos pero que les sirven para acordarse para siempre. Si tienes que pedir un aumento de sueldo a tu jefe o jefa, vas durante la fase estrogénica, porque necesitas sacar todas tus cartas e ir superenergética. Tienes que demostrar energía, capacidad, justificar por qué deben aumentarte el sueldo, sacar a relucir tus habilidades… Debes comerte el mundo y dejar claro que te necesitan en este puesto de trabajo. ¡Eres única! Si por el contrario has quedado con una amiga para hacer las paces después de un conflicto, es mejor que vayas en fase lútea. Tienes que permanecer calmada y sosegada. Además, la progesterona típica de esta fase reduce la impaciencia y la angustia y regula la tolerancia al estrés. En cambio, si vas en fase estrogénica, es probable que en vez de arreglar el conflicto lo agraves.

A continuación veremos las hormonas que más nos afectan.

Los estrógenos

Son un grupo de hormonas producidas por los ovarios, las glándulas suprarrenales y la placenta. Hay muchos tipos de estrógenos, los más comunes son la estrona (E1), el estradiol (E2) y el estriol (E3). Los niveles de estrógenos fluctúan en la pubertad, la menstruación, el embarazo y la menopausia. El estradiol es el tipo más activo de estrógeno y es la hormona protagonista de la fase folicular.

La progesterona

Es la hormona protagonista de la segunda parte del ciclo, la fase lútea. Tiene la capacidad de mantener el embarazo y hacer que se pueda implantar el embrión, ya que una de sus funciones es transformar el endometrio para que sea más receptivo, más agradable para el embrión.

Ahora que ya conoces el estrógeno y la progesterona, te voy a presentar a dos bailarinas más de esta danza, y no unas bailarinas secundarias, para nada; ellas dirigen el baile. Son la hormona luteinizante (LH) y la hormona foliculoestimulante (FSH). Ambas las produce la hipófisis y son las jefas de la progesterona y los estrógenos, porque promueven la ovulación y estimulan los ovarios para que generen la progesterona y los estrógenos.

La hormona luteinizante

La produce la hipófisis y es la responsable de la ovulación, ya que rompe el folículo y el óvulo queda liberado. En los hombres, la LH participa en la producción de espermatozoides en los testículos.

La hormona foliculoestimulante

La produce la hipófisis y regula el crecimiento de los óvulos en los ovarios. En los hombres también participa en la producción de espermatozoides. La síntesis de estrógenos la estimula esta hormona.

La prolactina

Ahora vamos a ver una hormona con la que trabajamos cada vez más en medicina integrativa, y es que se puede utilizar hasta como predictor de estrés. ¡Te presento a la prolactina!

La prolactina, al igual que las hormonas luteinizante y foliculoestimulante, es una hormona producida por la hipófisis. Tiene la función de producir leche materna y también participa en más de trescientos procesos biológicos del cuerpo que no están relacionados con la reproducción. En el sistema inmunitario, la prolactina puede comportarse como una citocina y estimular la respuesta Th1 (una de las respuestas inmunológicas del cuerpo ante una infección). Un exceso de esta hormona sin una justificación (embarazo o lactancia) podría presentar más clínica en pacientes con enfermedades autoinmunes. Los niveles de prolactina en mujeres no gestantes y que no dan el pecho deben ser inferiores a 25 ng/ml. Con la prolactina elevada se alteran los niveles de FSH, LH y TSH. Demasiada prolactina podría producir infertilidad, sensibilidad y secreción en los senos, periodos menstruales irregulares, problemas tiroideos, dolores de cabeza… La mala gestión del estrés podría aumentar la prolactina.

La aromatasa

No es una hormona, sino una enzima, pero en este baile juega un papel crucial. Esta enzima es capaz de fabricar estrógenos y provocar un exceso de estos, causando problemas de salud. Una buena manera de mantener a raya la aromatasa es evitar el sobrepeso y la resistencia a la insulina. Y ahora acabas de descubrir otro motivo para dejar el azúcar e intentar mantenerte en tu peso ideal, pues si no lo haces puedes activar demasiado la aromatasa y tener problemas.

Las fases del ciclo menstrual y las hormonas

Mi amiga y gran profesional Marta Castroviejo (@cienciaynutrición en Instagram) me enseñó un truco infalible para explicar las fases del ciclo menstrual de manera fácil a mis pacientes. Desde que se lo cuento así, no hay confusión. El ciclo menstrual se divide en dos fases: la folicular y la lútea. La primera fase es la folicular (F de *first*, «primero» en inglés) y es cuando empieza el ciclo menstrual, desde el sangrado hasta la ovulación. La segunda fase es la lútea (L de *last*, «último» en inglés) y va desde la ovulación hasta el inicio de la siguiente menstruación.

> La fase folicular es la primera fase, con F de *first*. La fase lútea, la segunda, con L de *last*.

En la primera fase del ciclo, que ahora ya recordarás siempre que es la folicular, hay un predominio estrogénico. El estrógeno tiene un efecto energético. En la segunda, la lútea, hay una predominancia de progesterona, que tiene un efecto calmante y relajante y condiciona al igual que el estrógeno nuestra conducta. La progesterona se empieza a producir después de la ovulación y alcanza su pico máximo siete días después de ovular. Si queremos realizar una analítica para comprobar nuestros valores de progesterona, lo ideal es realizarla siete días después de ovular. En un ciclo de veintiocho días sería conveniente realizarla el día veintiuno, por ejemplo.

Hablemos con más detalle de cada fase.

Fase folicular: se da con el inicio de la menstruación, empieza el primer día que te baja la regla. Durante esta fase se desarrolla el folículo. La hipófisis —una región del cerebro— comienza a segregar grandes cantidades de FSH para que crezcan correctamente los folículos, que a su vez producen estradiol. En el cerebro también se libera prolactina, una hormona que ayudará a la maduración de los folículos. ¡Y entonces empieza el espectáculo, se produce un *casting*! Solo un folículo será capaz de pasar esta selección, el que crezca más. Al ganador se le llama «folículo dominante» y es el que contiene el óvulo que se liberará el día de la ovulación.

Cuando el folículo llega a un tamaño de aproximadamente 20 milímetros, se rompe y se libera el óvulo. Empieza entonces la ovulación. Las hormonas protagonistas de la fase folicular son los estrógenos y la FSH.

Ovulación: en un ciclo de veintiocho días, suele ocurrir alrededor del día catorce, pero depende de cada mujer y de cada mes. Durante la ovulación el ovario libera un óvulo, y para que este acabe de madurar correctamente, se produce LH. Durante la ovulación se da un ligero aumento de la temperatura, normalmente de 0,2 a 0,5 grados. También el flujo vaginal se vuelve más elástico, como si fuera clara de huevo. Algunas mujeres pueden sufrir ligeros pinchazos en los ovarios. Si este óvulo es fecundado, se formará un embrión, que deberá implantarse en el útero para que se produzca el embarazo. Si no es fecundado, el óvulo será destruido por los macrófagos del sistema inmunitario y se producirá la menstruación aproximadamente doce días después. Y así empezará otro baile hormonal.

Fase lútea: tras la ovulación, el folículo dominante —que era la casa del óvulo ya liberado— se convierte en lo que llamamos el cuerpo lúteo, que es el encargado de producir grandes cantidades de progesterona para preparar el endometrio en caso de un posible embarazo. Si no se produce la fecundación, el cuerpo lúteo se descompone y desaparece en aproximadamente dos semanas. Si por el contrario se da un embarazo, el cuerpo lúteo seguirá produciendo progesterona para apoyar el embarazo.

¿Qué ocurre si te falta progesterona?

Alguna vez habrás oído hablar del «déficit de progesterona en fase lútea» y sus efectos negativos: la deficiencia de progesterona puede producir inflamación.

La progesterona, aparte de ser crucial para el baile hormonal, es una hormona inmunorreguladora y es muy importante tenerla en rango óptimo si padeces enfermedades autoinmunes.

Los síntomas de un déficit de progesterona pueden ser:

- ○ Ciclo menstrual inferior a veinticinco días, lo que se denomina ciclo corto.
- ○ *Spotting* de color marrón unos días antes de la menstruación.
- ○ Sangrado muy abundante durante la menstruación.
- ○ Síndrome premenstrual muy exagerado.
- ○ Que la temperatura corporal no aumente por la mañana durante la fase lútea.

Como la progesterona tiene propiedades inmunorreguladoras, algunas pacientes con enfermedades autoinmunes sufren una mejora de sus síntomas durante el embarazo.

Recuerda que si quieres quedarte encinta debes comunicárselo a tu médico por si hay que cambiar algún tratamiento.

Tips *para aumentar la progesterona de forma natural y apoyar tu fase lútea*

- ○ Consume alimentos altos en omega 3 (pescado azul, semillas de lino y chía, nueces y huevos ecológicos), L-arginina (semillas de calabaza, guisantes, puerros, cebolla, espinacas, kale, aguacate, kiwi, sandía y fresas), zinc (champiñones, marisco, sésamo —tahini y gomasio—, espinacas, carne de ave, huevos ecológicos y queso parmesano), selenio (marisco, nueces de Brasil, coles de Bruselas, ajo, carne de ave, coco, atún y alubias blancas), ácido fólico (hortalizas de hojas verdes —espinacas, acelgas, coles, apio…—, legumbres, plátano, naranja y aguacate) y nitratos (remolacha, rúcula, apio, espinacas, albahaca, cilantro).

○ Aprende a gestionar el estrés. La progesterona se forma a partir del colesterol, al igual que el cortisol. Si estás muy estresada, tu cuerpo utilizará el colesterol para fabricar cortisol y te quedarás corta de progesterona porque no tendrás suficiente colesterol para fabricarla.

○ Revisa tu tiroides. No vale solo con mirar la TSH, que es la que se tiene en cuenta habitualmente sin indagar más. Es importante comprobar la T3 si sospechas que puedes tener patología tiroidea, ya que estimula la producción de progesterona.

○ Ríete de verdad. Y no me refiero a sonreír, eso lo hacemos mucho a lo largo del día a veces por educación y otras veces por compromiso. Yo te hablo de reír a carcajadas. Reír, aparte de reducir el estrés, aumenta el óxido nítrico, que está íntimamente relacionado con la producción de progesterona. Otra forma de aumentar el óxido nítrico en nuestro cuerpo es tomar el sol (siempre de forma gradual y controlada) o practicar ejercicio de forma vigorosa.

○ Rebaja tu homocisteína. Si los niveles de homocisteína son mayores a 10 mmol/l, la vascularización del cuerpo lúteo se puede ver comprometida y, en consecuencia, el nivel de progesterona no será óptimo. Una de las formas más seguras y efectivas para reducir los valores altos de homocisteína es con la ingesta de vitaminas del grupo B metiladas, como la metilcobalamina y el metilfolato.

○ Toma suplementación adecuada. La melatonina, las vitaminas E y C, el aceite de onagra, la L-arginina, la *Cimifuga racemosa*, el DHA, la *Dioscorea villosa* y el *Vitex agnus* son algunos de los complementos alimenticios que podrían ayudarte a subir de forma natural los niveles de progesterona. Consulta siempre a un profesional de la salud actualizado para que te paute los suplementos de forma segura y efectiva, ya que, de lo contrario, aparte de no ser eficaces, estos pueden perjudicar tu salud.

Si a pesar de llevar a la práctica todos estos trucos tus niveles de progesterona siguen siendo insuficientes, tu ginecólogo te recetará progesterona por vía oral o vaginal para tener los niveles en un rango óptimo.

¿Qué ocurre con el famoso síndrome premenstrual?

Tres de cada cuatro mujeres en edad fértil pueden sufrir síndrome premenstrual de manera exagerada a lo largo de su vida. Una de las causas de padecer esta dolencia podría ser el déficit de progesterona en fase lútea, de magnesio y del neurotransmisor serotonina.

Observo a menudo en mi consulta que las pacientes con enfermedades autoinmunes que tienen síndrome premenstrual presentan un agravamiento de la sintomatología de su enfermedad autoinmune estos días del ciclo menstrual. Algunas pacientes con esclerosis múltiple pueden presentar más sensación de espasticidad, vértigos y hormigueos los días previos a la bajada del periodo. Las mujeres con hipotiroidismo de Hashimoto muestran más fatiga, dolor articular y desgana, y las que conviven con enfermedades reumatológicas autoinmunes también empeoran.

Reduciendo el síndrome premenstrual en estas mujeres, también podemos disminuir el exceso de clínica de su enfermedad durante esta fase.

Tips *para disminuir el síndrome premenstrual*

○ Realizar ejercicio físico y aumentar el movimiento. Si por ejemplo andas una media de diez mil pasos diarios, intenta llegar como mínimo a trece mil estos días previos al periodo, se trata de que tu cuerpo note que hay un aumento de la actividad física.

○ Aumentar las horas de sueño durante la fase premenstrual. El descanso es siempre crucial en la recuperación de una persona, pero más en este síndrome, ya que un descanso lo bastante reparador puede ayudar a aliviar los síntomas.

○ Aumentar el consumo de agua y reducir el consumo de cafeína y de alcohol, ya que pueden incrementar la ansiedad y la irritabilidad.

○ Mantener una dieta antiinflamatoria para no agravar más el problema.

○ Evitar situaciones estresantes que puedan elevar el cortisol.

○ Respetar al máximo posible tu ritmo circadiano estos días.

○ Registrar las menstruaciones y si el síndrome premenstrual es muy acusado, hablarlo con el ginecólogo.

La menopausia y la inmunosenescencia

Con la edad, el sistema inmunitario pierde capacidades y disminuyen las defensas naturales. A este fenómeno se lo conoce como «inmunosenescencia». Ocurre a partir de los cincuenta años y a menudo se junta con la menopausia. Además, durante la menopausia se dan cambios celulares en el sistema inmunitario, por ejemplo el aumento de anticuerpos. Todas estas alteraciones pueden incrementar el riesgo de desarrollar o empeorar las enfermedades autoinmunes.

La menopausia en algunas mujeres puede aumentar los niveles de cortisol, que es la hormona del estrés. Y a más estrés, más inflamación, y a más inflamación, más leña al fuego para las enfermedades autoinmunes.

Exceso de estrógenos y enfermedades autoinmunes

El exceso de estrógenos influye negativamente en las enfermedades autoinmunes, pues podría activar demasiado el sistema inmunitario y empeorar estas dolencias. En el hipotiroidismo de Hashimoto, por ejemplo, un exceso estrogénico puede ocasionar una mala conversión de T4 a T3, provocando de esta manera que, a pesar de que la TSH esté en rango, la persona sienta una profunda sintomatología de la enfermedad (cansancio, dificultad para adelgazar, niebla mental…).

TIPS PARA MANTENER A RAYA EL ESTRÓGENO

○ Preocúpate por ir al baño como mínimo una vez al día, evita el estreñimiento.

○ Muévete a diario y realiza actividad física tres o cuatro veces por semana.

○ Controla tu peso, ya que el exceso de grasa puede producir más estrógeno.

○ Limita al máximo la ingesta de alcohol, puesto que el alcohol aumenta los niveles de estrógeno y afecta al equilibrio hormonal.

○ Consume suficientes alimentos ricos en vitamina B6 y ácido fólico, ya que estas dos vitaminas del grupo B ayudan a mantener a raya el estrógeno.

○ Consume suficiente fibra a diario, >35 g/día. La fibra, aparte de ser muy importante para evitar el estreñimiento, hace que el cuerpo sea capaz de eliminar el exceso de estrógenos a través de las heces.

○ Consume alimentos ricos en lignanos, pues este tipo de fibra puede ayudar a reducir los niveles de estrógeno en el cuerpo. Son altos en lignanos: el brócoli, el kale, las zanahorias, la calabaza, la coliflor, las semillas de sésamo y las semillas de lino.

✎ EL CASO DE CRISTINA. LA VIDA ES UN MILAGRO

Me impactó mucho el caso de Cristina. Es de estas personas con ángel, con un encanto especial. Es médica internista y siempre me he imaginado lo buena médica que debe de ser por cómo escucha a sus pacientes, con sonrisa permanente y muy atenta. ¡Qué suerte tenerla al pie del cañón! Qué descanso debe de ser cuando vas a urgencias porque te encuentras fatal y te atiende una médica así, con esta templanza. No os he dicho que es una mujer guapa y tiene una belleza natural; tal vez esto no importe, pero yo me fijo también en la belleza de las personas.

Cuando la conocí había perdido sus rizos por la quimioterapia, no se los volví a ver hasta más adelante.

Cristina ya tenía un hijo, pero justo acababa de pasar por un cáncer de mama y el deseo de ampliar la familia era cada vez más potente. La veía superbuena madre. En su jardín tenía una cama elástica. Le dije que saltar en una cama elástica es bueno para el sistema linfático. Fui muy metódica con Cristina, paso a paso. Primero recuperamos la microbiota, tan agredida por la quimio. Siempre estábamos atentas a los niveles de vitamina D y también cambiamos un poco la composición corporal. ¡Perdimos grasa! ¡Los Bristol estaban perfectos! A la mínima le volvía a bajar la vitamina D, pero la subíamos de nuevo.

Cristina fue a un especialista en fertilidad; este, con una gran falta de empatía, le dijo de muy mala manera que sus ovarios ya no eran viables para tener otro hijo. Yo no supe qué decirle, no pude hacer otra cosa que recomendarle clínicas de fertilidad para que se informara de las posibilidades que había para que pudiera tener otro hij@.

Lo que te contaré ahora no es representativo y no quiero que se entienda como una historia de éxito, ya que fue más bien un milagro. Cristina se volvió a quedar embarazada y en una consulta conocí a su segunda hija.

La misma semana que me dieron esta noticia tuve una experiencia en coche con Dani. Yo no conduzco, así que siempre voy de copiloto observando todo el panorama. Íbamos por un tramo de la AP-7 muy largo y sin ninguna curva. Miraba la cuneta. Un lado de la carretera estaba agrietado, había una hendidura y se había roto el asfalto. Y no sabes lo que salía ahí en medio. ¡Crecían flores! ¡Sí, señor! ¡Flores en mitad del asfalto! Pensé en Cristina y en sus ovarios. Sonreí. Flores entre el asfalto. La vida crece. Viva la vida y viva los ovarios de Cristina.

✎ SANDRA Y ROMEO, LAS HORMONAS POR LOS AIRES

El caso de Sandra y Romeo no es tan impactante como el de Cristina, pero merece también especial mención, y es que a veces hay cosas que se escapan completamente de nuestro control. Fueron pacientes míos hace tres años y ahora sigo sabiendo de ellos porque de vez en cuando me mandan alguna foto de sus peques y me dicen que están fenomenal. Sandra trabaja en Castelldefels en una tienda de alimentación saludable, por lo tanto, cuando vino a mi consulta ya tenía muchas nociones de alimentación y comía bastante bien. Tiene poco estrés, pues su jornada es de seis horas diarias y vive en un piso precioso muy cerca del mar. Antes de visitarme a mí ya practicaba deporte. He de destacar que por su buen carácter tiene muchas amistades y, como he dicho, es de las pocas personas que tengo en la consulta casi sin estrés. Viven en Castelldefels por un motivo: Romeo es piloto de aviones. Y, como todos los pilotos, necesita vivir cerca del aeropuerto, en este caso del aeropuerto de El Prat. Romeo sí que tiene un poco más de ajetreo y no come tan bien como Sandra. Me pasó el menú de la compañía aérea en la que trabaja y me sorprendió para bien, estamos cambiando el paradigma. Tiene la opción de elegir el menú *healthy*, y la verdad es que no me pareció un desastre como en otras compañías. Realiza vuelos de larga distancia y tiene una disrupción circadiana importante. El caso es que vinieron a mi consulta porque creían que tenían problemas de fertilidad, resulta que llevaban más de dieciocho meses buscando un bebé sin ningún resultado. ¡Sandra se convenció de que estaba perimenopáusica! Romeo me decía que había leído en una revista en un *lounge* del aeropuerto de Qatar que los vuelos de larga distancia dañaban el esperma y que seguro que el suyo «no valía para nada». Me confesaron que no paraban de discutir por el tema y Romeo me contó que Sandra había llegado a sufrir alucinaciones. Le enseñaba el test de embarazo completamente blanco y ella veía dos rayitas. ¡Estaban desesperados!

Desde el primer momento sospeché que lo que pasaba era que, como Romeo viajaba tanto, no «acertaban» con el día, pero no dije nada. Fui muy prudente. Sandra repetía que «tenía las hormonas por los aires», porque estaba perimenopáusica. Y yo pensaba: «Chata, lo que pasa es que cuando tú ovulas tu marido está en los aires». Les pedí todo tipo de pruebas y salieron fenomenales según mi criterio —solo había que corregir pequeñas cositas de la analítica de Sandra—, pero fui muy cautelosa y los derivé a una ginecóloga. La ginecóloga me llamó y me dijo que los resultados estaban perfectos.

A Sandra le di suplementación para mejorar la calidad ovocitaria y le corregí los niveles de vitamina D, que es básica para ello y para facilitar la implantación del embrión en el endometrio. También dos cepas de probióticos que hemos visto que pueden mejorar la implantación. A Romeo el seminograma le había salido un poquito alterado, tenía una ligera astenozoospermia, pero era muy ligera, y la ginecóloga me dijo que eso no tenía relevancia. La astenozoospermia es cuando algunos espermatozoides tienen problemas de movilidad. Como en Romeo era leve, le dije tan pancha: «¡Romeo, con tantos millones de espermatozoides que hay en una eyaculación, tranquilo, que seguro que algunos llegan!».

Le di también suplementación para mejorar la calidad del esperma y les pedí hacer un calendario muy especial... porque desde el primer momento pensé que no estaban acertando con el día de las relaciones sexuales. Les hice apuntar el ciclo menstrual de Sandra y les dije que marcaran con una cruz cuándo tenían relaciones sexuales. Son tan entrañables que en vez de una cruz hacían un corazón. Pues bien, al cabo de cinco meses tocó visita de revisión. Sandra había corregido sus niveles de vitamina D y estaba mejor que nunca. Pero ¿sabes qué? Debido a los vuelos de Romeo no habían tenido relaciones sexuales en la ventana de ovulación en los cinco meses. ¡Ningún día! Les dije honestamente lo que pensaba. Teníamos dos opciones: que Romeo dejara de trabajar unos meses (esto era imposible, porque estaban pagando la hipoteca y no se lo podían permitir) o probar una técnica de reproducción asistida, la inseminación artificial (IA). La IA es un tratamiento de fertilidad de baja complejidad. Simplemente consiste en introducir una muestra de semen de la pareja en el útero de la mujer. A la mujer se le administran normalmente gonadotropinas para controlar el crecimiento de los folículos y aumentar las posibilidades de embarazo. Sandra me mandó un mail después de la inseminación. La acompañó su madre, ya que Romeo estaba volando a Singapur. Me contó que todo había salido muy bien y que tal como le había dicho yo en la consulta empezaba la suplementación de la «betaespera». Me llegó otro mensaje de Sandra trece días después. ¡Estaba embarazada! En 2023 ya tiene dos hijos. Los dos han sido por inseminación artificial. Me siguen mandando fotos desde su precioso piso de Castelldefels, donde pueden ver el mar desde el balcón.

LA REGULACIÓN MITOCONDRIAL

> Y el que tenga el control tiene el poder.
>
> Michael Ende, *La historia interminable*

Primero te explicaré qué son las mitocondrias. Las mitocondrias son las productoras de energía de nuestras células. Imagínate un pueblo, y que el pueblo es la célula, pues la mitocondria es la planta eléctrica del pueblo, es decir, donde se genera la energía para que las casas puedan encender la luz. La energía producida por las mitocondrias se almacena en forma de trifosfatos de adenosina (ATP). El ATP es el «dinero» del cuerpo. Las mitocondrias tienen su propio ADN, que denominamos ADN mitocondrial, y aunque tengamos un padre y una madre, estas mitocondrias se heredan solo de la madre. Es muy útil saber esta información, ya que, si hay enfermedades ligadas a un desorden mitocondrial, conviene estudiar a la familia materna.

Hay células con más mitocondrias que otras. Las de los músculos, por ejemplo, tienen más cantidad, porque necesitan más energía. Las únicas células sin mitocondrias son los eritrocitos.

Las enfermedades mitocondriales afectan a órganos con mayor dependencia del metabolismo mitocondrial, como los músculos esqueléticos, los riñones, el sistema endocrino, el cerebro, el corazón y el hígado.

Las mitocondrias están sometidas a estrés y a daño oxidativo, así que nuestro cuerpo lleva a cabo una tarea de control de la calidad mitocondrial que es esencial para prevenir el envejecimiento celular y el desarrollo de enfermedades.

Una disfunción mitocondrial puede relacionarse con diversas dolencias. La regulación mitocondrial es básica para mantener el equilibrio celular y prevenir la disfunción mitocondrial. Por regulación mitocondrial entendemos el conjunto de procesos que controlan el funcionamiento de las mitocondrias.

En las enfermedades autoinmunes las mitocondrias presentan una disminución en la capacidad de producir energía y un aumento de la liberación de moléculas inflamatorias. La regulación mitocondrial es hoy un área importante de investigación en las enfermedades autoinmunes.

La activación inmune descontrolada, la inflamación, el estrés y la exposición a tóxicos pueden afectar negativamente al funcionamiento mitocondrial. Entonces, si hay una reducción de la función mitocondrial, las mitocondrias no sintetizan suficiente ATP y los órganos no funcionan del todo bien. ¿Por qué? Pues porque no tienen suficiente dinero, ya te he explicado que el ATP es la moneda energética del cuerpo.

La activación del factor nuclear derivado de eritroide 2 (NRF2)

Este factor es una proteína que controla la expresión de doscientos genes que ayudan a proteger la célula del daño causado por los radicales libres. Cuando la proteína NRF2 se une al ADN, induce la expresión de genes antiinflamatorios y de enzimas antioxidantes. La NRF2 se ha utilizado en algunos estudios para restaurar los niveles de proteínas que causan algunas enfermedades como la esclerosis lateral amiotrófica, el párkinson y la enfermedad de Huntington y que tienen un denominador común: acumulan proteínas en el cerebro, plegándose erróneamente y produciendo muerte celular. La administración de NRF2 puede activar mecanismos de limpieza que eliminarían las mutaciones que producen estas enfermedades.

La NRF2 también ayuda a mantener a raya la aromatasa —una enzima que en exceso puede ocasionar problemas, lo verás más adelante— y puede echar un cable a la hora de perder peso.

Hay compuestos que tienen la capacidad de activar la NRF2, como el trisulfuro de dialilo, que, aunque suene muy raro, se encuentra en el ajo. La diosmina, el sulforafano y el resveratrol también pueden alentar la NRF2. El sulforafano es, de hecho, uno de los activadores más potentes de la NRF2. En condiciones normales, esta proteína se activa cada ciento treinta minutos, mientras que si se la estimula con sulforafano se activa cada ochenta minutos.

Fuentes de diosmina: lima, limón, mandarina, naranja, pomelo... La diosmina se encuentra de forma más elevada en la corteza de estas frutas. Puedes usarlas en los aliños.

Fuentes de sulforafano: crucíferas como col, repollo, kale, brócoli, bróquil, coliflor, col de Bruselas, col lombarda... Ahora ha quedado clarísimo que hay que comer brócoli, ¿verdad? Recuerda que te he explicado unas líneas atrás que el sulforafano es el activador más potente de la NRF2.

Fuentes de resveratrol: uvas, cacao, nueces, moras, grosellas y arándanos.

5
ENEMIGOS
DE LAS
ENFERMEDADES
AUTOINMUNES

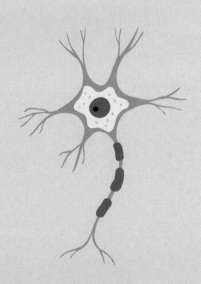

Un enemigo hábil ataca donde más seguro crees estar.

RANDALL WALLACE, *Pearl Harbor*

PICOS DE AZÚCAR E INFLAMACIÓN

¿Cuál es el problema del azúcar? ¿Por qué todos los profesionales de la salud desaconsejamos el azúcar añadido? ¿Le tenemos manía sin más? Los especialistas podemos tener diversas opiniones sobre un mismo tema, yo siempre digo que nos encierras a unos cuantos en una sala y probablemente acabemos discutiendo, de forma civilizada, eso sí, ya que tendremos pareceres muy distintos. Sin embargo, hay un tema en el que siempre estamos de acuerdo. Si eres nutricionista y quieres hacer amigos, puedes hablar de esto y todos te van a dar la razón: es una emergencia mundial reducir el consumo de azúcar añadido. Incluso la Organización Mundial de la Salud (OMS) recomienda no sobrepasar los 25 gramos al día de azúcar libre en adultos. Por si no sabes calcularlo, te dejo estos ejemplos para que veas que es muy fácil consumir más azúcar del recomendado, sobre todo si tomas productos procesados:

○ Una lata de refresco azucarado tiene 40 gramos de azúcar libre.
○ Un yogur de frutas líquido contiene 30 gramos.
○ Una ración de cereales para el desayuno convencionales (50 gramos) aporta 20 gramos.
○ Un bote de tomate frito del supermercado tiene 38 gramos.
○ Un vaso de zumo de naranja, aunque sea recién exprimido, contiene 10 gramos.

Mis pacientes a veces me dicen: «Yo no consumo azúcar». Y yo les digo: «Ah, ¿no? Ve a la cocina y enséñame, por ejemplo, el tomate frito que utilizas». Aparecen con el bote, les hago cantar la lista de ingredientes y… ¡tachán! El tercer ingrediente del tomate frito es azúcar.

Pero ¡cuidado! La industria alimentaria ya sabe que no queremos consumir azúcar añadido, así que pone nombres de ingredientes que al final son iguales que el azúcar. A continuación te los escribo para que puedas buscarlos en la lista de ingredientes. Piensa que siempre van ordenados de más a menos y son de declaración obligatoria. Estos son los azúcares añadidos que te puedes encontrar en un producto envasado: azúcar, sacarosa, concentrado de jugo de frutas, jarabe de maíz, cebada de malta, jarabe de fructosa, dextrosa, néctar, miel, almidón modificado de maíz, almidón, maltodextrina, galactosa, sirope de arroz, jugo de caña, sucralosa, miel de caña, puré de dátil, azúcar invertido, melaza, maltosa, azúcar moreno, panela, azúcar integral, sirope de arce, sirope de agave, azúcar de uva, cristales de Florida, azúcar de coco, D-glucosa, azúcar de abedul…

¿Y qué ocurre con el zumo? ¿Realmente es tan malo? Vamos a ver, los zumos no son el demonio, y desde luego en las estanterías de los supermercados hay productos muchísimo peores. Lo que ocurre es que los zumos y los purés de frutas no pueden desplazar el consumo de fruta normal y masticada. ¿Por qué? ¡Porque los metabolizamos de forma muy distinta! Los zumos y los purés de frutas se metabolizan más deprisa que las frutas enteras, porque los hemos triturado, liberado de su matriz y separado de la fibra. Aunque conservemos la pulpa del zumo, hemos roto su estructura original. Y entonces el azúcar naturalmente presente de la fruta queda liberado y el cuerpo lo absorbe muchísimo más rápido. Por el contrario, las frutas enteras conservan su matriz original y están ligadas a la fibra, con lo que son más difíciles de procesar y no se absorben tan rápido como un zumo. Por lo tanto, la sensación de saciedad dura más tiempo y a nuestro cuerpo le costará absorber el azúcar. Recuerda que lo que sube rápido, baja rápido, por lo que un zumo te producirá una subida alta de azúcar en poco tiempo, pero te bajará enseguida. Sin embargo, la fruta entera te provocará una subida más moderada, más en forma de meseta.

> Las subidas y bajadas de azúcar bruscas pueden «provocar» a tu sistema inmunitario, ya que producen inflamación y un aumento de la permeabilidad intestinal.

Cuando masticamos una naranja, le decimos al cerebro que estamos comiendo. Cuanto más mastiques y más despacio lo hagas, más te saciarás. Además, cuando comes una fruta entera, haces trabajar mucho al intestino y regulas la absorción de azúcar. Sin embargo, un zumo te lo puedes beber en tan solo unos segundos. Piensa que, aparte de no activar los mecanismos de la saciedad, como el azúcar naturalmente presente del zumo se ha liberado, es probable que al cabo de poco tiempo vuelvas a tener hambre. Incluso si eres sensible a los picos de azúcar, puedes sufrir una leve hipoglucemia y que el cuerpo te lleve a comer lo primero que encuentres para recuperarte rápido del malestar que supone una bajada de azúcar.

Este es el problema de muchos yogures de sabores. En vez de contener fruta, llevan puré de fruta. Y este puré actúa como un zumo. Hace subir rápido el azúcar, pero también baja deprisa.

Entonces ¿con el gazpacho ocurriría lo mismo que con el zumo? No, ya que no está elaborado a partir de frutas, sino de hortalizas. Y las hortalizas cuando las trituras no liberan tanto azúcar libre como un zumo. Por ejemplo, la cantidad de azúcar libre de un vaso de gazpacho es de 3 gramos, mientras que la de un zumo es de 10 gramos. Cuando el producto contiene menos de 5 gramos de azúcar libre por cada 100 gramos de producto se considera que el contenido de azúcar es bajo.

Con los purés ocurre más de lo mismo, no hay ningún problema en consumirlos triturados porque no se libera prácticamente azúcar libre.

> Es mucho más saciante masticar que beber.

Diez problemas que comporta el consumo de azúcar

1. Aumento de peso y más riesgo de obesidad, ya que el azúcar aumenta el apetito, no es saciante y contiene muchas calorías vacías.
2. Mayor riesgo de sufrir diabetes, porque el exceso de azúcar daña las células productoras de insulina del páncreas,

las células de Langerhans. Además, produce resistencia a la insulina.

3. Mayor probabilidad de deterioro cognitivo, problemas de concentración y demencia.

4. Incremento del riesgo de desarrollar depresión y ansiedad y alteración del estado de ánimo, pues afecta a la producción de neurotransmisores.

5. Aumento del riesgo de padecer hipertensión arterial, enfermedad arterial coronaria, colesterol alto y problemas cardiovasculares.

6. Aumento del riesgo de sufrir algunos tipos de cáncer, como los de mama, páncreas y colon.

7. Mayor probabilidad de padecer enfermedades donde hay inflamación, como… ¡tachán!, las enfermedades autoinmunes. Las personas que consumen mucho azúcar presentan marcadores de inflamación más altos, como la PCR, VSG o VPM.

8. Incremento del riesgo de desarrollar enfermedades hepáticas como el hígado graso no alcohólico, un problema común en personas que llevan años con mucho sobrepeso.

9. Adicción al azúcar, una pescadilla que se muerde la cola.

10. Aumento del riesgo de caries dental y empeoramiento de la microbiota de la cavidad oral.

Y todavía tengo más. En mis redes sociales bromeo con la frase: «Si no quieres hacerlo por tu salud, hazlo por tu careto», y es que actualmente ya no necesitamos más estudios para saber que el exceso de azúcar en sangre provoca glicación y otros problemas de piel, como acné. La glicación se da cuando una molécula de azúcar se une a una proteína o a una molécula de grasa, y esta unión forma unas sustancias inflamatorias llamadas «productos de glicación avanzada» (AGE). Esto significa que consumir azúcar nos hace envejecer más rápido y empeora el aspecto de nuestra piel.

> (?)
>
> ¿Sabías que consumir 50 gramos de azúcar de golpe provoca una elevación de PCR en tan solo treinta minutos?

En este apartado me gustaría añadir que es importante que, de la misma forma que la industria alimentaria se ha puesto las pilas y cada vez intenta hacer productos más sanos y con menos azúcar, también la industria farmacéutica reduzca el contenido de azúcar en los medicamentos que tomamos. Hay una canción de Richard Sherman que dice: «Solo una cucharada de azúcar ayuda a tragar la medicina». Lo siento, Richard, pero esta idea hay que cambiarla. Es inadmisible la cantidad de azúcar que contienen algunos fármacos. Entiendo que antes se añadía porque en la asignatura de galénica de farmacia estudié que el azúcar puede actuar como conservante, pero actualmente hay muchas más opciones.

✎ EL CASO DE FERNANDO, EL OPERADOR DEL *TELEFÈRIC* DE MONTJUÏC

Te presento el caso de Fernando de forma distinta, de forma muy americana. Es que resulta que los americanos siempre empiezan diciendo en qué trabajan («Soy Peter y soy cardiólogo»). Algunos incluso se presentan diciendo lo que cobran aproximadamente, te lo prometo, es una locura. Imagínate cuando voy a Estados Unidos... No sé qué decir. «Soy María, farmacéutica, nutricionista, psi-coneuroinmunoendocrina, divulgadora y creadora digital». Quizá piensen que les tomo el pelo con tanta profesión. Yo creo que presentarse así es un error. Tú no eres tu trabajo, ni mucho menos, tú eres tú, pero quizá esto es para textos de autoayuda y no para mi libro, así que sigo con lo mío.

Sin embargo, el caso de Fernando merece ser explicado así, porque su puesto de trabajo es demasiado especial. Curra alegrando la vida a los millones de turistas que visitan nuestra ciudad anualmente y también nos fascina a los ciudadanos locales, que de vez en cuando hacemos de guiris. Yo tengo mis defectos y entre ellos mis supersticiones, y cuando cruzo la calle Muntaner a la altura de la plaza Adriano y estoy en medio del paso de cebra y veo pasar el *telefèric* pienso que será un buen día.

Pues bien, presento a Fernando de forma americana diciendo que es operador del *telefèric*, porque lo primero que me dijo lloran-do en la primera consulta es que sus hijos le preguntaban cada día cuándo volvería a trabajar en el *telefèric*. ¡Es que están superorgullo-sos de su padre! ¡Hombre, imagínate decir en el cole que tu padre es operador del *telefèric* de Montjuïc! ¡Se deben de quedar todos con la boca abierta! Confieso que cuando me contó esto se me cayeron las lágrimas también a mí. Esto me pasa con algunos pacientes. An-tes pedía perdón cuando me ponía a llorar, pero mi psicóloga me dijo que jamás pidiera perdón por llorar. Que mientras realizara bien mi trabajo podía llorar si era lo que me salía en ese momento. De la misma forma con la que me río con algunos pacientes.

Fernando presentaba una polimialgia reumática con fuertes dolores musculares y rigidez en cuello, hombros y caderas, lo que le impedía operar. Me dijo que tardaba dos o tres horas en andar bien cuando se levantaba de la cama. Él les decía a sus hijos que era RoboCop, pero un día el mayor le contestó que parara de hacer eso, porque ya no le hacía ninguna gracia.

Fernando tomaba metotrexato, un fármaco muy utilizado en enfermedades autoinmunes y sobre todo reumatológicas. Se lo administraba de forma inyectada semanalmente y al día siguiente de pincharse todavía se encontraba peor. Estaba claro que el metotrexato, a pesar de sus efectos adversos y ser altamente efectivo, en el caso de Fernando no era suficiente, por eso su mujer le pidió consulta conmigo. Revisé a fondo sus analíticas y sus hábitos de vida.

Modifiqué su dieta radicalmente. Fernando ya no comía, se nutría. Le di todo tipo de suplementación dirigida, erradicamos la *Helicobacter pylori...* No sabes el cambio que supuso acabar con esta bacteria. Ya sabemos que puede hacer de *trigger* en una enfermedad, y en su caso claramente lo estaba empeorando. Fernando trabajó muchísimo, es un currante nato. Redujo el consumo de azúcar añadido prácticamente a cero, esto marcó la diferencia en quince días. Como estaba tan cansado, comía alimentos altos en azúcar para tener una falsa sensación de energía, pero pasada una hora se encontraba todavía peor. Fernando siguió todas las recomendaciones que le di. Se apuntó al curso sobre artritis reumatoide e intentaba realizar los ejercicios que le pautó Víctor Díaz (entrenador personal especializado en patologías con el que compartimos muchos pacientes y hacemos los cursos juntos). La incorporación del ejercicio en el abordaje del caso de Fernando fue clave, sobre todo la parte de los estiramientos. La historia tiene final feliz, y ahora cuando cruzo Muntaner a la altura de la plaza Adriano y se da la casualidad de que veo pasar el *telefèric* pienso en Fernando y en su familia. Y, como he dicho, soy supersticiosa y pienso que tendré un día de suerte.*

---

* Por si no conoces Barcelona, te cuento que desde arriba de la calle Muntaner se ve el mar, incluso los barcos. Y a veces da la casualidad de que cruzas y se ve pasar el *telefèric.* Si vienes a la ciudad, no dejes de visitar el *telefèric* (menos si tienes vértigo, claro).

LA EXPOSICIÓN A TÓXICOS Y A DISRUPTORES ENDOCRINOS

Me encanta el olor a napalm por la mañana.

Apocalypse Now

Antes de entrar en el apartado de los tóxicos, déjame decirte la famosa frase «¡Que no cunda el pánico!». Y es que los envases, plásticos, envoltorios, perfumes y cosméticos forman parte de nuestra vida diaria, estamos en contacto directo con ellos diariamente. Hasta los años ochenta del siglo pasado, cualquier empresa podía lanzar un producto al mercado sin la obligación de demostrar que no era dañino. A partir de 1980 empezó a haber conciencia social con estas sustancias y, por ejemplo, en 1986 en Estados Unidos se establecieron una serie de estándares para regular el agua potable.

Los tóxicos se pueden combinar y mezclar entre sí, es decir, no sabemos el efecto que tendrá nuestro perfume aplicado en el cuello cuando se mezcla con la polución de una gran ciudad, por ejemplo. Este fenómeno se llama «multiexposición», que es la combinación con la que las sustancias químicas pueden potenciar un efecto, reducirlo o provocar efectos distintos que los de las sustancias individuales.

Las sustancias químicas se clasifican en cancerígenas, mutágenas, tóxicas para la reproducción, disruptores endocrinos, sensibilizantes, neurotóxicas, persistentes y bioacumulativas.

Las cancerígenas son sustancias que, tal y como indica su nombre, pueden ocasionar cáncer. El tabaco, por ejemplo, contiene más de setenta sustancias cancerígenas. Algunos ejemplos son el asbesto, los hidrocarburos aromáticos policíclicos (HAP), el radón, el formaldehído…

Las mutágenas pueden producir alteraciones genéticas hereditarias. Son un ejemplo los rayos X, que en grandes dosis pueden crear mutaciones en el material genético de las células.

Las tóxicas para la reproducción pueden afectar a la capacidad reproductiva tanto del hombre como de la mujer y generar daños en la descendencia. La exposición al plomo o al mercurio, entre otros, afecta a la calidad del esperma y disminuye la cantidad de testosterona producida por los testículos.

Los disruptores endocrinos son sustancias que alteran el sistema hormonal, provocando diversos daños a las personas expuestas y a su descendencia. La exposición a disruptores endocrinos puede llevar a una disfunción del sistema inmunitario, ya que aumenta la producción de citocinas inflamatorias. Se ha comprobado que la exposición a disruptores endocrinos como el BPA incrementa el riesgo de lupus, hipotiroidismo de Hashimoto y artritis reumatoide.

Los sensibilizantes pueden ocasionar una reacción de hipersensibilidad en algunas personas, porque causan una respuesta inmunitaria exagerada. Son un ejemplo los perfumes, los conservantes, el níquel… ¿Eres alérgica a la bisutería? Si la respuesta es sí, sufres sensibilidad al níquel.

Los neurotóxicos pueden producir daños en el sistema nervioso y afectar a la función cerebral. Son neurotóxicos el mercurio, el plomo, el alcohol, algunos pesticidas como los carbamatos y también los bifenilos policlorados (PCB). El PCB, debido a su alta toxicidad, se prohibió en 1970, pero sigue generando problemas medioambientales, pues sigue campando por los océanos y es una amenaza para algunos animales, como las orcas.

Los persistentes son sustancias que no se degradan con facilidad en el medio ambiente, pueden tardar años. Es un ejemplo de tóxico persistente el PCB, que a pesar de estar prohibido sigue presente en nuestro planeta.

Los bioacumulativos, por último, se quedan en los tejidos grasos de los seres vivos y se acumulan a través de la cadena alimentaria, cuando el grande se come al pequeño.

La toxicidad humana y la toxicidad tecnológica

Me parece importante recalcar que lamentablemente de poco nos va a servir evitar los tóxicos ambientales si no rehuimos la toxicidad humana. Aprendí esto en un libro de un investigador al que admiro mucho, el doctor Carlos López-Otín, quien considera la toxicidad humana un componente perturbador de nuestra salud. Y tiene toda la razón del mundo.

La toxicidad tecnológica fomenta la sobrecarga de información. Recibimos información constantemente. A menudo se le llama «infoxicación». Esta sobrecarga puede producirnos estrés, ansiedad, sentimientos de inutilidad, falta de atención, altibajos emocionales, dolor de cabeza, dependencia, problemas de visión, fatiga…

Es muy importante lograr un equilibrio entre el uso de la tecnología y el cuidado de la salud mental.

?

¿Sabías que las personas que trabajan en industrias relacionadas con la ebanistería, pinturas o cosméticos tienen más riesgo de desarrollar una enfermedad autoinmune?

Los siete tóxicos que afectan a las enfermedades autoinmunes

El tabaco

Si tienes una enfermedad autoinmune, es imprescindible que dejes de fumar de forma urgente. El tabaco afecta de esta manera:

○ Aumenta el fibrinógeno sérico.
○ Incrementa la actividad de las células B autorreactivas.
○ Aumenta los reactantes de fase aguda VSG y PCR.
○ Genera más inflamación, ya que suben las citocinas proinflamatorias, como TNF-α e IL-6.

El alcohol

En medicina no hay dosis seguras de alcohol. El alcohol afecta de esta forma:

○ Aumenta la inflamación del organismo.
○ Incrementa la permeabilidad intestinal (un vaso de vino al día sube los niveles de estrógenos y puede agravar la enfermedad autoinmune).
○ Muchos medicamentos administrados a personas con enfermedades autoinmunes presentan interacciones graves con el consumo de alcohol. Un ejemplo es el metotrexato.

Las drogas recreativas

Uno de los problemas del consumo de drogas recreativas es que no sabemos su composición. No te puedo decir todos los efectos adversos que causan porque desconocemos sus fichas técnicas. Lo que te puedo asegurar es que las personas que consumen drogas recreativas presentan inflamación, entre muchos otros problemas de salud.

Sí que es verdad que la terapia cannabinoide puede tener potencial en algunas personas con enfermedades autoinmunes y, de hecho, es un tema de investigación, pues el cannabidiol (CBD) actúa disminuyendo la inflamación sistémica, pero estamos hablando de fármacos, no de drogas ilegales que se compran en la calle sin ningún tipo de trazabilidad, regulación o control. Además, todavía se necesita más investigación para establecer la seguridad y la eficacia del CBD.

Metales pesados

La exposición a metales pesados puede contribuir al riesgo de sufrir enfermedades autoinmunes. Los que más se asocian a enfermedades autoinmunes son el mercurio, el plomo, el cadmio y el arsénico. Las personas con una mutación en el gen MTHFR son más susceptibles a acumular metales pesados.

Para eliminar los metales pesados tenemos el sistema excretor, que funciona gracias al hígado, a la vesícula biliar, al intestino, a la piel… Mediante el sudor también podemos eliminar una parte de los metales pesados.

En este apartado quiero transmitirte de nuevo la importancia de que evites el estreñimiento. Imagínate que esta noche comes una bandeja de un *sushi* delicioso. Muchas veces el *sushi* está elaborado con atún rojo, *Thunnus thynnus*, uno de los pescados más altos en mercurio y cadmio. ¿Qué ocurre si eres estreñido y no vas al baño en tres días? Que seguramente absorberás parte de los metales pesados… Sin embargo, si tu tránsito intestinal es bueno, al día siguiente irás al baño y expulsarás los metales pesados.

Para estar bien de salud, evita a toda costa el estreñimiento. El estreñimiento favorece la acumulación de tóxicos en el organismo porque aumenta el tiempo de tránsito colónico. Es lógico: cuanto más tiempo estén retenidas las sustancias tóxicas en nuestro organismo, más se absorberán.

¿Y qué ocurre con las quelaciones? Recientemente han salido personas muy conocidas en la televisión explicando sus problemas de salud y reconociendo que la causa raíz estaba en la acumulación de metales pesados que presentaban en su organismo. La solución, decían, ha sido las quelaciones.

Lo primero de todo, cuando alguien nos explica un problema de salud hay que ponerle contexto y pensar que cada caso es un mundo. Es verdad que las quelaciones bien realizadas pueden ayudar a eliminar metales pesados, pero tienen que estar, como digo, bien realizadas.

Mi consejo ante las quelaciones, ahora tan de moda, es mantener el principio de cautela. *Primum non nocere*, «lo primero es no hacer daño». Antes de realizar una quelación de metales pesados es muy importante asegurarse de que el intestino no presenta hiperpermeabilidad, ya que, de lo contrario, la desintoxicación no funcionará adecuadamente y se podrán reabsorber las toxinas. Si te han aconsejado una quelación, confirma que el médico que te la va a practicar tiene experiencia y entiende las interacciones y la medicación que llevas para tu enfermedad autoinmune. Que el remedio no sea peor que la enfermedad.

La sílice

Es un elemento de la corteza terrestre que desde 1997 está clasificado como carcinógeno de pulmón del grupo 1 por la Agencia Internacional para la Investigación del Cáncer (IARC). Además, se ha visto que la inhalación de estas partículas aumenta el riesgo de enfermedades autoinmunes reumatológicas (artritis, lupus, espondilitis…). Los trabajadores del sector de la construcción y de la industria metalúrgica y los agricultores están más expuestos a la sílice.

El flúor

En este caso tenemos un buen lío montado. Hasta hace poco pensábamos que si evitábamos el mineral podrían aparecer más caries. De hecho, recuerdo que en mi colegio una vez al mes nos hacían enjuagarnos con flúor en clase. Siempre había el típico graciosillo que se lo tragaba o incluso lo escupía. Yo lo hice una vez, lo confieso. Las pastas de dientes que nos recomiendan muchos dentistas contienen estas cantidades de flúor:

○ Pasta de dientes para niños de cero a tres años: 1.000 ppm.
○ Pasta de dientes para niños de tres a seis años: entre 1.000 y 1.450 ppm.
○ Pasta de dientes para mayores de seis años: 1.450 ppm.

En los anuncios de pasta de dientes vemos que los modelos con la boca perfecta aplican dentífrico a lo largo de todas las cerdas del cepillo. Esto es un engaño publicitario en toda regla para hacernos gastar más pasta y enriquecer a los fabricantes. Basta con cubrir un tercio de la superficie del cepillo; lo que lava de verdad es el cepillado, no la pasta de dientes.

El flúor se estudió en el siglo XX y se demostró que evita la aparición de la caries dental por dos razones:

○ Hace que los dientes sean más resistentes a las caries.
○ Inhibe reacciones de las bacterias en la placa dental, disminuyendo la formación de ácido acético. La producción de ácido acético en la superficie dental es la primera etapa en la formación de las caries.

Pero resulta que el flúor puede ser tóxico en ingestas de tan solo 1 ppm (recordemos que las pastas dentales destinadas a niños de tres años contienen 1.000 ppm). La toxicidad del flúor no es inmediata y puede tardar años en manifestarse. Se ha demostrado efectos neurotóxicos, pues el flúor permite una mayor absorción de aluminio en el cerebro.

Uno de los efectos adversos de las altas concentraciones de flúor en una persona es la fluorosis esquelética, una enfermedad de los huesos muy parecida a la artritis reumatoide.

Quiero dejar muy claro que no soy dentista ni experta en salud dental, pero sé lo complejas que son las enfermedades autoinmunes. Por lo tanto, en mi humilde opinión, y repito, es una opinión, los pacientes con enfermedades autoinmunes deben mantener el principio de cautela. Si sabemos que el flúor, incluso en dosis bajas, puede dañar, evitemos aconsejárselo a estos pacientes. Hay alternativas más seguras a la pasta de dientes con flúor, por ejemplo la pasta con hidroxiapatita (Hap), que, junto con un buen cepillado, evita la caries y la aparición de placa. La Hap es el componente principal de los huesos, el esmalte y la dentina y, aparte de prevenir las caries, podría ayudar a reparar el esmalte dañado.

Si tienes enfermedades autoinmunes, utiliza una pasta de dientes sin flúor, que contenga hidroxiapatita, y cepíllate tres veces al día. Utiliza también el hilo dental y realiza enjuagues con aceite de coco. Por supuesto, visita a tu dentista como mínimo una vez al año.

Si no tienes enfermedades autoinmunes, pero vives en una zona en la que añaden flúor al agua, evita también la pasta de dientes con flúor y consume agua embotellada.

El radón

Según la OMS, la exposición al radón es la causa más importante de cáncer de pulmón después del tabaco. El radón es un gas radioactivo de origen natural que tiene la manía de meterse en nuestras casas, oficinas, escuelas… Si la ventilación es insuficiente, se acumula, y como además es inodoro, no nos daremos ni cuenta y estaremos respirándolo. Las concentraciones de radón varían según la zona geográfica; en España, por ejemplo, hay más exposición al radón en Galicia, Extremadura y Castilla y León.

Pero calma, a grandes problemas, grandes soluciones; y es que el radón se elimina de las viviendas con la ventilación. Así que no te tomes el siguiente consejo como poco importante: ventila tu casa al menos dos veces al día. Lo ideal es abrir las ventanas de toda la casa a primera hora y al mediodía, así el aire circula correctamente. En verano también se puede ventilar por la tarde. El tiempo de ventilación debe ser entre diez y quince minutos.

¿Has oído hablar del síndrome del edificio enfermo?

En 1982, la OMS definió el «síndrome del edificio enfermo» como las molestias y enfermedades originadas por la mala ventilación. Este síndrome ocurre en un 30 por ciento de los edificios y afecta hasta a un 30 por ciento de sus habitantes. Los síntomas pueden ser cefaleas, fatiga mental, somnolencia, sensación de letargo, dificultad respiratoria, asma, sequedad en piel y mucosas, mayor incidencia de infecciones…

Una de las medidas para evitar este problema es mejorar la ventilación y reducir los materiales que liberan compuestos orgánicos volátiles (COV) y formaldehído. Actualmente en el mercado hay pinturas sin estos compuestos.

DISRUPTORES ENDOCRINOS

Los disruptores endocrinos son sustancias químicas que pueden interferir con el sistema endocrino, ya que pueden imitar la acción de las hormonas del cuerpo. La exposición a disruptores endocrinos, aparte de tener consecuencias negativas para la salud, puede aumentar el riesgo de sufrir enfermedades autoinmunes o empeorar su transcurso. Son disruptores endocrinos el BPA, el metilparabeno, los ftalatos, el cloruro de polivinilo (PVC), los sulfonatos de perfluorooctano (PFOS) y el ácido perfluorooctanoico (PFOA).

El BPA

La exposición a bisfenol A se ha relacionado con un mayor riesgo de desarrollar enfermedades autoinmunes como la artritis reumatoide y el lupus.

Se encuentra en resinas epoxi, plásticos… En la Unión Europea ya se ha prohibido su uso en productos destinados a la alimentación infantil. Los alimentos enlatados pueden presentar resinas epoxi, así que si tienes opción elige preferentemente los que estén en conserva de cristal.

El metilparabeno

Es un conservante ampliamente utilizado en los productos cosméticos y la industria alimentaria. El metilparabeno presenta un efecto acumulativo y se relaciona con algunos tipos de cáncer. Sigue habiendo personas que niegan la toxicidad del metilparabeno alegando la «falta de evidencia». A mi entender, a veces no hay que esperar a tener la evidencia, ya que si no lo que haremos es tener falta de sentido común. Si ya hay indicios de que esta sustancia puede perjudicar nuestra salud, la debemos evitar, porque existen alternativas más seguras, como por ejemplo el tocoferol, que es simplemente vitamina E y también ejerce de conservante.

Más adelante verás cómo indica la industria alimentaria la presencia de parabenos en su lista de ingredientes.

Los ftalatos

Los ftalatos son compuestos que se utilizan en envases, juguetes, productos de limpieza, cosméticos… Ejercen una función plastificante y pueden ser tóxicos para el hígado, los riñones y otros órganos. Se han relacionado también con la obesidad. Al tratarse de disruptores endocrinos pueden interferir en el equilibrio hormonal del cuerpo y afectar al sistema endocrino y al sistema inmunitario.

El PVC

Es un polímero muy duradero y económico que se utiliza en muchos productos debido a su versatilidad. Recientemente se han establecido regulaciones en el uso del PVC en la industria alimentaria. Sin embargo, es un material todavía muy utilizado en el sector de la construcción. Algunos estudios relacionan la exposición al PVC con un mayor riesgo de desarrollar enfermedades autoinmunes, como por ejemplo el lupus, la artritis reumatoide y la esclerodermia.

Los PFOS y el PFOA

Son compuestos que se han utilizado para la fabricación de herramientas de cocina, ya que son resistentes al agua y a las altas temperaturas. Si los alimentos están en contacto con estas sustancias, al digerirlos estas pasan al torrente sanguíneo y pueden ser tóxicas para el hígado y los sistemas inmunitario y endocrino.

En los últimos años se ha restringido su uso y desde 2012 se controla el nivel de PFOS y PFOA en el agua, dada su alta toxicidad. La exposición a estos ácidos se ha relacionado con mayor riesgo de contraer lupus, artritis reumatoide e hipotiroidismo de Hashimoto.

INFLAMACIÓN CRÓNICA DE BAJO GRADO (*INFLAMMAGING*)

> Es preferible ser viejo menos tiempo que serlo antes de la vejez.
>
> Cicerón

El *inflammaging* es un concepto que se conoce desde el año 2000 gracias al doctor Claudio Franceschi. Viene de la fusión de *aging* («envejecimiento» en inglés) e «inflamación». Se trata de un proceso de inflamación de bajo grado pero crónica que los primeros años no muestra señales de alarma. Son responsables del *inflammaging* los niveles altos de cortisol, el tabaquismo y la contaminación, las subidas y bajadas de azúcar, el sedentarismo, las alteraciones en el sueño, los desequilibrios en la microbiota y presentar un porcentaje de grasa alto.

Cuando tenemos inflamación crónica de bajo grado se produce un aumento de la permeabilidad intestinal y la hiperactivación de los macrófagos del intestino. Entonces se da una rebelión en el sistema inmunitario que puede desencadenar o despertar las siguientes enfermedades y situaciones fisiológicas:

○ Déficit de hierro, zinc, vitamina D, vitamina E y ácido fólico.
○ Alteraciones en el perfil lipídico y aumento del riesgo de aterosclerosis.
○ Enfermedades intestinales (celiaquía, colitis ulcerosa, SIBO).
○ Enfermedades de las vías respiratorias (rinitis, laringitis, EPOC).
○ Enfermedades dermatológicas (psoriasis, dermatitis, urticaria).
○ Enfermedades del aparato genitourinario (cistitis).
○ Enfermedades del metabolismo (diabetes de tipo 2, obesidad, síndrome metabólico).
○ Enfermedades reumatológicas (artritis e inflamaciones articulares).
○ Enfermedades neurológicas (demencias, párkinson, alzhéimer).
○ Enfermedades autoinmunes.

La inflamación crónica de bajo grado puede ser causada por varios factores que, a estas alturas, ya conoces, pues son siempre los malos de la película:

- El sedentarismo.
- La mala gestión del estrés y el sueño poco reparador.
- El consumo frecuente de alimentos inflamatorios.
- El tabaquismo, el alcoholismo o el uso de drogas recreativas.
- La exposición a tóxicos.
- El sobrepeso y la obesidad.
- La acumulación de células senescentes.

Pasarte mucho tiempo con inflamación crónica te hará más proclive a padecer enfermedades autoinmunes. Cuando visito a los pacientes realizamos en primer lugar una anamnesis, que es un cuestionario muy completo para conocer al detalle su estado. ¿Y qué ocurre? Que indagando en su pasado descubro focos de inflamación: desde el hábito tabáquico hasta la falta de sueño. Pero, como siempre decimos en la consulta, «La culpa es del cha-chachá», y estamos para buscar soluciones. Así que no te sientas culpable si no has hecho las cosas bien y piensa que cada día tienes una oportunidad para hacerlas mejor.

Alimentos proinflamatorios en enfermedades autoinmunes

Exceso de sal

Cuando las concentraciones de sodio en sangre son superiores a 140 mM se activa la ruta inmunitaria Th17, que produce inflamación sistémica, y a más inflamación, más problemas. Por lo tanto, se recomienda reducir el consumo de sal añadida en enfermedades autoinmunes. Te aconsejo hacerlo de forma paulatina y sustituir la sal de mesa común por especias, que en el capítulo de la microbiota ya has visto los beneficios que tienen. No sobrepases los 5 gramos de sal diaria, que equivale a la tercera parte de una cucharada sopera.

Avena

Suele estar contaminada con gluten, porque su época de cosecha coincide con la del trigo. Existe avena sin gluten, pero hay pacientes a los que no les sienta bien, dado que la avenina puede incrementar la permeabilidad intestinal. De hecho, en celiacos recién diagnosticados no se aconseja el consumo de avena durante el primer año. ¿Cómo puedo saber si tengo que dejar la avena sin gluten si sufro una enfermedad autoinmune? Primero retírala durante tres semanas y después observa si sientes fatiga postprandial tras la ingesta y un empeoramiento de tu salud intestinal. Si al reintroducir la avena tienes más gases, tus deposiciones son distintas o notas cambios en las mucosas, quizá deberías retirarla de tu dieta o consumirla solo en ocasiones especiales.

Exceso de café

El café no es malo, es una fuente de antioxidantes y polifenoles. Además, la cafeína que contiene puede mejorar la fatiga en las personas de forma temporal. El problema del café en las enfermedades autoinmunes es el incremento de la permeabilidad intestinal y el aumento del cortisol. Un exceso de café generaría inflamación en las personas con enfermedades autoinmunes.

Primero tendríamos que definir qué es el exceso de café en pacientes con enfermedades autoinmunes: considero que un paciente con enfermedades autoinmunes, salvo ocasiones especiales, no puede tomar más de dos cafés al día. Pero aquí puede haber mucha confusión, porque dependiendo de la variedad del café y de su preparación tendremos más o menos concentración de cafeína, la variedad arábica suele tener más antioxidantes y menor contenido de cafeína que la robusta, por ejemplo. Además, el café no contiene únicamente cafeína, también otros compuestos bioactivos, como el ácido clorogénico, los polifenoles, los antioxidantes, por lo que no sabemos con exactitud todavía cómo manejar el consumo de café en enfermedades autoinmunes. Algunos pacientes que lo han dejado han notado un aumento de la fatiga y empeoramiento de los síntomas, mientras que otros han mejorado con creces. Me he planteado muchas veces si la cafeína, al bloquear los efectos de la adenosina, incrementa ligeramente la inflamación, pero no hay evidencia al respecto. Un consumo excesivo de café también puede comprometer las glándulas suprarrenales. Como digo, falta evidencia al respecto y yo he observado que con el café cada paciente es un mundo. Si no sabes si te va bien, déjalo unas semanas para ver cómo te sientes y valóralo tú mismo.

En el hipotiroidismo de Hashimoto, el café de por la mañana dificulta la correcta absorción de la levotiroxina. Por lo tanto, debes espaciarlo del tratamiento como mínimo dos horas.

Evita los tipos de café que tengan más acrilamida y furanos, como por ejemplo el café de cápsulas y las preparaciones de café soluble. Si te gusta el café, elige variedades que sean de café tostado natural exclusivamente y, si puede ser, recién molido para que contenga más antioxidantes.

Gluten

El gluten es una proteína muy compleja, con muchos fragmentos, que se encuentra en algunos cereales como el trigo, la cebada y el centeno. En las personas con enfermedad celiaca, el consumo de gluten produce una respuesta inmunitaria que causa daño en los tejidos del intestino y tiene consecuencias extraintestinales, como aftas bucales, cansancio, etc.

En personas con otras enfermedades autoinmunes que no sean la celiaquía, el gluten puede producir inflamación y expresión de citocinas inflamatorias, como por ejemplo interleucina 6 (IL-6), interferón gamma (IFN-γ) y factor de necrosis tumoral alfa (TNF -α).

Antes de retirar el consumo de gluten, debes descartar con tu médico digestivo la celiaquía o sensibilidad al gluten no celiaca. Porque si padeces celiaquía y no lo sabes, mejorarás al dejar el gluten, pero no serás tan escrupuloso como las personas con celiaquía y te contaminarás con trazas, lo que te podrá ocasionar graves consecuencias. Aunque actualmente ya hay pruebas de cribaje de celiaquía en las que no es necesaria la reintroducción del gluten —como la gastroscopia con citometría de flujo—, por responsabilidad debo decirte que antes de dejarlo verifiques si tienes celiaquía.

Si te es difícil conseguir cita con un médico digestivo para descartar la enfermedad celiaca, prueba a reducir el consumo de gluten por tu cuenta: si notas mejoría, ya tienes una primera pista para seguir indagando en el cribaje de la celiaquía.

Hazte cuanto antes pruebas para descartar celiaquía, porque, tanto si te dan positivo como si te dan negativo, si tienes autoinmunidad deberás eliminar el gluten de tu alimentación. Notarás una gran mejoría; mi experiencia clínica y la evidencia científica, cada vez más gruesa en este campo, te lo garantizan.

Se habla de que existe un complemento alimenticio que permite tolerar mejor el gluten, pero es una verdad a medias. Si tienes celiaquía, no puedes tomar gluten en ningún caso, pero si tienes sensibilidad al gluten no celiaca (SGNC), se está probando la administración de *Bifidobacterium longum ES1* junto con enzimas digestivas, ya que una de las acciones de este microorganismo es hidrolizar algunos de los péptidos del gluten que generan una respuesta inflamatoria, y las enzimas también favorecerían esta acción.

Aceites vegetales refinados

Los aceites vegetales refinados, como el aceite de girasol, el aceite de soja, el aceite de maíz o la grasa de palma, entre otros, aumentan la inflamación del cuerpo debido a su alto contenido de grasas omega 6.

Aquí te dejo una chuleta para que identifiques los aceites vegetales refinados de las etiquetas, que pueden aparecer con las siguientes denominaciones: aceite de cártamo, aceites y grasas vegetales, grasa de palma, aceite de maíz, aceite de nabina, aceite de girasol, aceite de sésamo, aceite de canola, aceite de palma, aceite de palmiste, aceite de aguacate, aceite de soja, aceite de sésamo, aceite de semilla de algodón, aceite de salvado de arroz, aceite de pepitas de uva, materia grasa de leche anhidra, etc.

Aunque a priori podría parecer que sería incluso beneficioso consumir aceite de aguacate, ya que el aguacate es un alimento que recomiendo, cuando se trata de aceite, este se somete a procesos de refinado que aumentan la inflamación del cuerpo.

Lácteos de vaca (caseína de tipo A1)

El problema no es la lactosa (azúcar de la leche beneficioso para la microbiota), sino la caseína, la albúmina sérica y la betalactoglobulina (proteínas de los lácteos de vaca).

La leche y los lácteos de cabra te pueden sentar mucho mejor que los de vaca y además la composición de las proteínas es distinta.

En el tema de los lácteos conviene mucho individualizar, porque hay pacientes que notan una gran mejoría retirando los lácteos de vaca, pero necesitan de vez en cuando lácteos de cabra, y otros que no toleran ni siquiera los lácteos de cabra, porque ya empiezan a notar niebla mental, cansancio y dolor articular al día siguiente.

Recomiendo retirar los lácteos de vaca y limitar los de cabra y oveja, pero si los echas mucho de menos consume dos o tres veces por semana lácteos de cabra y a poder ser fermentados, para así obtener, por lo menos, beneficios en la microbiota. Estos fermentados pueden ser kéfir, yogur y queso elaborado con leche cruda.

IMPORTANTE: la leche y los yogures sin lactosa tampoco te van a servir, porque como te he explicado el problema no es la lactosa, sino la caseína.

Maíz

Aparte de tener un índice glucémico bastante alto, incrementa la permeabilidad intestinal por su contenido en zeína. Sin embargo, el impacto del maíz en la permeabilidad intestinal puede variar según la preparación, el tipo y, por supuesto, la susceptibilidad de cada persona. Tengo pacientes diagnosticadas con celiaquía que consumen muchos alimentos con maíz y no mejoran hasta que lo retiran del todo y lo consumen solo en ocasiones contadas.

Mijo

No es muy típico en España, pero sí en países de Latinoamérica. Un consumo moderado de mijo puede reducir la actividad de la peroxidasa, una enzima imprescindible para la salud de la tiroides.

Por eso es mejor consumirlo solo de forma ocasional si se tiene hipotiroidismo de Hashimoto. Sin embargo, si se padece hipertiroidismo o enfermedad de Graves, se podría incrementar sin problema y sería incluso beneficioso.

Azúcar

Hay que eliminar el azúcar añadido de la dieta, ya que contiene solo calorías vacías y no aporta ningún nutriente. Aparte, el consumo de azúcar añadido es inflamatorio, y el hipotiroidismo de Hashimoto ya genera inflamación de por sí. El único azúcar que se debe consumir es el que está presente naturalmente en las frutas. Además, que sepas que si padeces hipotiroidismo de Hashimoto tienes más probabilidad de desarrollar diabetes de tipo 1 o tipo 2. Si consumes azúcar, tendrás todavía más papeletas para sufrir una diabetes en el futuro. Para evitar tal riesgo, hay estrategias de prevención recomendadas, la más importante es que te asegures de que tus niveles de glucosa en sangre se mantienen entre 70 y 99 mg/dl. Repito, evitar el exceso de azúcar añadido es primordial para mantener la glucosa en el rango recomendado. Por lo tanto, tienes que convertirte en un hacha de las etiquetas y evitar los productos envasados que contengan azúcar o similares. Te dejé una lista en el apartado de los azúcares, búscala en la página 202. Es importante que aprendas a identificar el azúcar añadido en los alimentos, te dejo una chuleta: azúcar, sacarosa, concentrado de jugo de frutas, jarabe de maíz, jarabe de fructosa, dextrosa, miel, almidón modificado de maíz, almidón, maltodextrina, galactosa, sirope de arroz, jugo de caña, sucralosa, miel de caña, puré de dátil, azúcar invertido, melaza, maltosa, azúcar moreno, panela, azúcar integral, sirope de arce, sirope de agave, azúcar de coco, D-glucosa, azúcar de abedul.

Alcohol

Resulta inflamatorio para el cuerpo, altera la microbiota intestinal y daña las células T CD4 del intestino. Además, reduce los niveles de hormonas T3 y T4. Tengas una enfermedad autoinmune o no, el alcohol es negativo para tu salud y ninguna dosis es segura. También provoca un efecto estrogénico en el sistema inmunitario, y un exceso de estrógeno empeora el cuadro de cualquier enfermedad autoinmune. Mi recomendación es que dejes el alcohol, y para ayudarte te dejo una lista de bebidas que pedirte en los bares:

○ Zumo de tomate, que tiene pocas calorías y por su contenido en licopeno y vitamina C es un gran antioxidante.
○ Agua con gas, con limón o con gas y limón.
○ Infusiones.
○ Zumos, que, aunque ya sabes que tienen más azúcar que una fruta, son una alternativa a una bebida alcohólica.
○ Cerveza 0,0, que además la mayoría tampoco contiene gluten y tiene un índice glucémico bajo y vitaminas del grupo B.
○ Infusión con agua con gas, es un gran truco. Hazte una infusión y déjala enfriar. A continuación añade hielos y agua con gas. ¡Disfruta!
○ Kombucha, un té fermentado en forma de bebida carbonatada. Es muy refrescante y energizante y contiene probióticos.

Aditivos

A continuación te expongo distintos aditivos y sus efectos adversos sobre nuestra salud. A menudo se defienden como «legales», pero esto no significa ni que sean seguros ni que sean recomendables.

La función de los aditivos es alargar la vida útil de un producto y que este caduque más tarde, lo que genera más beneficios a la industria alimentaria. También se añaden aditivos a los productos para mejorar sus propiedades organolépticas. ¡Incluso hay aditivos que enganchan, como por ejemplo el glutamato! ¿Quién es capaz de abrir una típica bolsa de *snacks* y comerse solo uno? ¡Nadie! Porque están formulados para que enganchen y te termines la bolsa entera.

El organismo que regula el uso de aditivos para su autorización es la Agencia Europea de Seguridad Alimentaria (EFSA). Estas regulaciones se establecen revisando ensayos científicos, pero se estudian los aditivos de forma individual. Es decir; se estudia una ingesta diaria admisible (IDA) expresada habitualmente en mg/kg por persona y día para cada aditivo, pero no se estudia cómo interaccionan los distintos aditivos entre sí o cómo interaccionan estos aditivos con otros componentes, como por ejemplo los microplásticos de los alimentos. ¡Y aquí radica el problema! En el efecto cóctel.

Los aditivos siempre deben ir recogidos en la lista de ingredientes, y podemos identificarlos según su nombre o según un código que en Europa empieza por E seguido de un número de tres cifras.

Si es E-1XX se tratará de un colorante.

Si es E-2XX se tratará de un conservante.

Si es E-3XX se tratará de un antioxidante.

Si es E-4XX se tratará de un estabilizante, espesante o gelificante.

Si es E-5XX se tratará de un antiaglomerante.

Si es E-6XX se tratará de un potenciador del sabor.

Si es E-9XX se tratará de un edulcorante o de un agente de recubrimiento.

Los edulcorantes (de E-950 a E-967). Pueden producir disbiosis, modifican el sabor de los alimentos, pueden provocar problemas digestivos y algunos podrían provocar una ligera liberación de insulina aunque no contengan calorías.

En 2015, en el Congreso Internacional de Tiroides se presentaron varios estudios donde vimos que el uso de edulcorantes puede estar relacionado con el desarrollo de hipotiroidismo de Hashimoto. Los que alteraron la TSH fueron sobre todo el aspartamo y la sucralosa. Hay estudios en animales (no son tan fehacientes como en personas) en los que las ratas que fueron alimentadas con edulcorantes mostraron un aumento de TSH y autoanticuerpos tiroideos. Si tienes hipotiroidismo de Hashimoto, debes dejar los edulcorantes y acostumbrarte al sabor intrínseco de los alimentos y no modificar el estándar de sabores. Además, está comprobadísimo que las personas que utilizan edulcorantes tienden a comer más cantidades y más ultraprocesados. Algunos edulcorantes, como el aspartamo y la sacarina, se han asociado con un mayor riesgo de cáncer en estudios en animales.

¿Y cómo se podrían endulzar los alimentos? Aquí el truco está en que no los endulces y te acostumbres a su sabor estándar. No obstante, te dejo una lista de endulzantes naturales sin efectos adversos reportados hasta la fecha:

○ Canela de Ceilán.
○ Glicina (un aminoácido presente en el colágeno que tiene múltiples beneficios para la salud y se puede utilizar como endulzante en el café, infusiones…).
○ Vainilla de Madagascar.

> Lo mejor es que te acostumbres al sabor intrínseco de los alimentos.

Colorantes. Los identificarás porque empiezan por E-1. No todos son dañinos, de hecho el E-100 proviene de la cúrcuma y no es perjudicial. La clorofila (E-140) tampoco es mala, ni lo es la riboflavina (E-101).

Algunos están prohibidos en Europa desde 2011, como la eritrosina (E-127), ya que en ratas de laboratorio se comprobó que puede causar tumores en la tiroides y que a largo plazo provoca cáncer. Sin embargo, la eritrosina se sigue utilizando como excipiente en muchos medicamentos.

La azorrubina (E-122) se obtiene del naftaleno (petróleo) y es un colorante utilizado y permitido en zumos, bebidas, yogures… Los pacientes con enfermedades autoinmunes deben evitar este aditivo.

La tartazina (E-102), incluso en pequeñas dosis, aumenta la liberación de histamina en el intestino, y esto podría incrementar la permeabilidad intestinal y aumentar el malestar del paciente.

Glutamatos (de E-620 a E-625). El más conocido es el glutamato monosódico, el E-621, que actúa como disruptor endocrino y aumenta los niveles de citocinas inflamatorias, las liantas. Por lo tanto, está desaconsejado en enfermedades autoinmunes. Además, estudios recientes relacionan un alto consumo de glutamato monosódico con enfermedades como el alzhéimer, la depresión, el autismo e incluso los brotes de esclerosis múltiple.

Al ser un aditivo, evita la sensación de saciedad, por lo que incita a seguir comiendo y facilita el incremento de peso. A muchas personas su consumo les causa migrañas, dolores de cabeza, alergias y náuseas de forma instantánea; es lo que se conoce como «síndrome del restaurante chino».

¿Dónde suelen estar los glutamatos? Si comes saludable, seguro que no los consumes, ya que se encuentran en los ultraprocesados (surimi, chips, nachos, salsas, pizzas, embutidos de baja calidad, salchichas, productos cárnicos, conservas…).

Sulfitos (de E-220 a E-228). Son un grupo de sustancias que derivan del azufre que se emplean como conservantes. Pueden producir efectos adversos inmediatos, como cansancio, cefaleas, mareos… Si ya estás cansado por tu enfermedad autoinmune, debes limitar el consumo de sulfitos para no agravar esta sintomatología y echar más leña al fuego. Además, tomar alimentos con este tipo de conservante puede acarrear déficit de vitamina B1.

¿Dónde suelen estar los sulfitos? En conservas de verduras, frutos secos, gambas y marisco congelado, dulces, caramelos, chucherías, productos envasados con huevo, vino, cerveza, vinagre, sidra, zumos, salsas…

Hidroxibenzoatos o parabenos (PBH) (de E-214 a E-219). Son un tipo de conservantes perjudiciales para el sistema endocrino por su actividad estrogénica; además, desencadenan alergias. Recientemente se han prohibido el E-216 y el E-217, pero se debería prohibir el resto también. Algunos hidroxibenzoatos, incluso en pequeñas dosis, pueden ser letales para perros y gatos. No se permiten en comida para animales.

Por desgracia, se siguen utilizando en muchos medicamentos de la industria farmacéutica, y hay jarabes para la tos que contienen más parabenos que principio activo del fármaco.

¿Dónde suelen estar los hidroxibenzoatos? En ultraprocesados (mayonesas, refrescos, helados, bollería, pastelería…), aceitunas, hummus, gazpachos, tortilla de patatas, latas de conserva e incluso en la cerveza sin alcohol. Para minimizar la exposición a los PBH, mejor que hagas tú el gazpacho o la tortilla o que revises siempre las etiquetas.

Nitratos y nitritos (de E-249 a E-252). Estos conservantes se suelen añadir a ciertos alimentos, se encuentran en embutidos, salchichas, hamburguesas, pescados envasados… Los nitratos de por sí no son tóxicos, pero pueden transformarse en nitritos durante su digestión. Entre un nitrato y un nitrito, quédate con un nitrato, ya que los nitritos (el sódico es el E-250 y el potásico, el E-249) son más perjudiciales. Se emplean como conservantes porque controlan el crecimiento de microorganismos en carnes, embutidos y pescados.

Los nitritos resultan tóxicos para los peces, una concentración en agua superior a 0,15 mg/l puede matar a los peces del río o el mar.

Tanto el nitrito de sodio (E-240) como el nitrito de potasio (E-249) presentan una toxicidad alta, y ambos están prohibidos en productos para niños menores de seis meses.

Fosfatos (de E-338 a E-341). Los fosfatos pueden producir problemas digestivos a todos los pacientes, sobre todo a los que tienen enfermedades autoinmunes, ya que son más vulnerables. Además, el ácido fosfórico (E-338) puede reducir el equilibrio calcio/fósforo y empeorar la salud ósea, por lo que estaría especialmente contraindicado en pacientes con enfermedades autoinmunes reumatológicas (espondilitis anquilosante, artritis reumatoide, esclerodermia, síndrome de Sjögren y lupus).

Carragenanos (E-407). Los carragenanos son un tipo de emulgentes que se unen a la mucosa estomacal inhibiendo la acción de la pepsina y dificultan la digestión; además, disminuyen la diversidad de la microbiota.

Polifosfatos (de E-450 a E-452). Los polifosfatos bloquean la acción de algunas enzimas digestivas y dificultan la correcta digestión.

Lactosa. Es el azúcar presente en la leche, y algunas personas sufren intolerancia. Muchos pacientes retiran la lactosa de su dieta pensando que así es una dieta antiinflamatoria, y esto es un error, porque lo que inflama en personas con enfermedades autoinmunes es la caseína A1 presente en los lácteos de la vaca, no la lactosa.

No confundas la lactosa con la caseína. La lactosa es un azúcar, la caseína, una proteína.

Si eres intolerante a la lactosa pero te encanta el queso, te doy el truco definitivo para que no te haga falta buscar la declaración «sin lactosa» en la etiqueta. Para saber si un queso contiene o no lactosa, mira la tabla nutricional y ve al apartado de «hidratos de carbono», donde pone «de los cuales azúcares». Como la lactosa es un azúcar, si tiene aparecerá en el apartado de azúcares; si no tiene lactosa, veremos un cero.

Si el queso contiene menos de un 0,5 por ciento de azúcares, es muy bajo en lactosa.

QUESOS NATURALMENTE SIN LACTOSA O MUY BAJOS EN LACTOSA

La industria alimentaria ha aprovechado la cantidad de personas intolerantes a la lactosa para crear lácteos de color lila, todos con la pegatina «sin lactosa» y bastante caros. Pero existen desde siempre quesos naturalmente sin lactosa o muy bajos en lactosa:

Parmesano: los quesos de esta variedad no contienen lactosa debido al largo proceso de curación. Si miramos la etiqueta de un parmesano y vamos al apartado «hidratos de carbono» y «de los cuales azúcares», veremos que el contenido es cero. Si sufres intolerancia a la lactosa, puedes comer parmesano; verás que no te produce ningún efecto indeseado.

Gruyère: en el proceso de elaboración de este queso la lactosa se metaboliza completamente en ácido láctico. Si miras la etiqueta de un queso Gruyère, verás que contiene menos de 0,5 gramos de azúcares por cada 100 gramos. Ojo, porque si eres muy intolerante a veces hay sintomatología con quesos que contienen más de 0,2 gramos de lactosa.

Cheddar: este queso británico, el más popular del mundo, es muy curado, por lo que el contenido final de lactosa es casi nulo. Para tener este color característico se le pueden añadir colorantes naturales procedentes del pimentón o del achiote.

Idiazábal: este queso es típico del País Vasco y Navarra. Es un queso duro, graso y muy madurado, por lo que el contenido en lactosa es muy bajo.

Comté: es un queso bastante duro, graso y muy madurado, lo que reduce su contenido en lactosa.

Queso manchego curado: debido su alto grado de maduración no presenta problemática en personas con intolerancia a la lactosa.

Quesos de cabra: los elaborados con leche cien por cien de cabra suelen ser bien tolerados por intolerantes a la lactosa. Los más tolerables son los quesos frescos y los típicos rulos de cabra. También te sentarán bien quesos de cabra curados y añejos.

Mozzarella: si es auténtica de búfala, todavía es de más fácil digestión.

Camembert: es un queso muy graso con bastante maduración y muy poca cantidad de lactosa.

✎ EL CASO DE VANESSA, LA MEJOR DIETA ES LA QUE SE PUEDE HACER

Vanessa es una paciente de treinta y cuatro años. Como le he cambiado el nombre y además ella lo sabe, puedo decir que es la típica persona que se ahoga en un vaso de agua. Fue una de mis primeras pacientes y le tengo mucho cariño. Sin embargo, con ella me llegué a desesperar mucho.

Todo le resulta complicado. Tomarse el Eutirox por completo en ayunas ya le parece difícil, así que imagina qué piensa de hacer deporte. Me mandó varios mails para preguntarme si podía tomar el Eutirox con zumo, después otro para saber si podía con café... La respuesta era siempre la misma: esta medicación se toma con un buen vaso de agua cuarenta y cinco minutos antes de desayunar. No obstante, hace poco me volvió a preguntar si se lo podía tomar con bebida vegetal.

Tiene un hipotiroidismo de Hashimoto con los autoanticuerpos bastante altos, por lo que hemos intentado reducir el consumo de ciertos alimentos, pero nunca lo ha conseguido. También tiene un sobrepeso de grado 1, casi 2. Es importante reducir el tejido graso, ya que, como he explicado, se comporta como un órgano, cuya misión es liarla y causar inflamación.

Pero es que Vanessa no aguanta ni tres días con unas pautas. Confieso que al principio de abrir la consulta este tipo de pacientes me causaban un poco de desesperación. No entendía muy bien por qué me pedían ayuda. Pensaba: «¿Has estado seis meses en lista de espera, por fin estamos trabajando en ello, decidimos unas pautas y no eres capaz de aplicarlas?».

Después aprendí que no todo el mundo es igual ni tiene los mismos grados de compromiso y disciplina. No todo el mundo es capaz de renunciar a un placer inmediato para conseguir una satisfacción futura, como tampoco está hecho para proponerse un horario y seguirlo. Yo puedo predicar con el ejemplo, pero no pretender que mis pacientes sean como yo. No tengo ninguna varita mágica, no puedo hacer magia. Tampoco debo pretender que mis pacientes, ni nadie, cambien su forma de ser. Es muy soberbio por mi parte pedirles que sean ordenados y disciplinados y que tengan un alto grado de compromiso.

Vanessa me dio muchas lecciones y me enseñó que con algunas personas es importante aprender a negociar y a bajar las expectativas. Puede parecer injusto, pero es la realidad: no tengo las mismas expectativas con Vanessa que con un paciente disciplinado y ordenado. Con este sé que podemos bajar los autoanticuerpos en seis meses, pero con Vanessa ya veremos si conseguimos bajarlos de mil algún día. Y eso se lo tengo que explicar en la consulta con mucho cariño y empatía, porque debe saberlo.

El caso de Vanessa es el claro ejemplo de que la mejor dieta es la que se puede hacer y resulta sostenible en el tiempo.

Hace poco la felicité, porque ha limitado el consumo de ultraprocesados exclusivamente a los fines de semana. Es un gran logro para ella. Con el tiempo quizá limitemos su consumo a un día a la semana y más adelante a dos veces al mes. Piano piano, no todos tenemos los mismos tempos.

ESTRÉS Y CORTISOL POR LAS NUBES

El estrés es un estado de ignorancia. Cree que todo es una emergencia.

NATALIE GOLDBERG

El cortisol es la hormona del estrés y es esencial para nuestra supervivencia. Moriríamos sin cortisol. Lo que es negativo para nuestra salud es el exceso de cortisol, ya que genera inflamación.

Puede ser que después de largos periodos de estrés dejes de producir cortisol, algo que les pasa a muchas personas con el síndrome de *burn out*. A estas personas les pido en la consulta un test de cortisol en saliva, y en el resultado este sale agotado, sale en paralelo con la línea de control, es decir, no se eleva. Este fenómeno también se conoce como «fatiga adrenal». Algunos profesionales médicos afirman que la fatiga adrenal no existe. Me gustaría enseñarles la cantidad de pruebas que tengo de pacientes con déficit de cortisol y la α-amilasa por las nubes. Esto, señoras y señores, es una fatiga adrenal de libro. No entiendo cómo todavía braman diciendo que no existe.

Evitar el estrés es imposible, pero hay que aprender a manejarlo y no confundir el estrés con el trabajo. El trabajo de por sí no estresa, quienes nos estresamos somos nosotros.

Desde hace ya muchos años sospechamos que los acontecimientos estresantes pueden tener implicaciones en nuestra salud. Todos acumulamos muchos ejemplos cotidianos a nuestro alrededor. Aquella amiga a la que justo después de un divorcio le detectaron un cáncer de mama. Esa vez que pasaste tres días en la cama con una gripe después de una mudanza. Aquel diagnóstico después de cinco años de trabajo a un ritmo fustigante. La compañera que te contó que tuvo una reactivación de un virus después de sus oposiciones. ¡Podríamos seguir con más casos! Y es que el sistema nervioso está en constante comunicación con los sistemas endocrino e inmunitario.

Existen distintos tipos de estrés: el eustrés o estrés positivo, que es el interesante, cuya influencia es beneficiosa, ya que despierta la creatividad, la energía y la motivación (es el que sentimos antes de hablar en público y que nos hace mantener el foco y la energía); y el distrés o estrés negativo, que nos sobrecarga y debilita y nos acaba enfermando.

> **(?)**
>
> ¿Sabías que la deshidratación aumenta el cortisol? Por eso es tan importante beber como mínimo 2 litros de agua diarios. Siento profunda impotencia cuando un paciente realiza todos los cambios pero no se acuerda de beber. Actualmente hay métodos infalibles para beber más agua. ¡Incluso hay cantimploras inteligentes que te avisan!

El estrés mal gestionado aumenta el cortisol, que a su vez reduce los niveles de linfocitos T reguladores, activa el eje simpático-suprarrenal y produce cambios en el sistema digestivo, como reflujo gástrico, malas digestiones, estreñimiento, diarrea, úlceras… También disminuye la producción de ácido en el estómago, por lo que somos más vulnerables a contraer SIBO (sobrecrecimiento del intestino delgado), y provoca un descontrol de la glucosa y la insulina. Los bajos niveles de linfocitos T reguladores en pacientes con enfermedades autoinmunes empeoran el curso de la enfermedad.

El estrés está asociado a una reducción de la capacidad que tiene nuestro sistema inmunitario frente a agresiones externas. No saber gestionarlo está asociado también a más patologías cardio-vasculares.

El problema no es el estrés, sino cómo le haces frente. Es imposible vivir sin estrés en la vida moderna. Si no tienes estrés por exceso de trabajo, lo sufrirás por no poder pagar la hipoteca. Entonces lo que hay que aprender es a vivir con el estrés, saber surfearlo y manejarlo; tenemos que adaptarnos al medio. Hoy en día gestionar el estrés es una cualidad, pero tal y como va el mundo se va a convertir en una necesidad.

Una forma fehaciente de medir el estrés de una persona es con un test de cortisol en saliva, una prueba que se realiza a determinadas horas del día para ver si la liberación de esta hormona tiene sentido. Muchas veces aprovechamos los análisis de DHEA y α-amilasa para contextualizar un poco mejor la prueba. Algunas personas leerán estas líneas y pensarán que es una tontería pedir el test porque si uno está estresado ya sabe que lo está. Pues bien, esto en la consulta no es así muchas veces. En ocasiones todas las pruebas del paciente salen bien, pero este sigue encontrándose mal y no acabamos de dar en la tecla para ver qué le pasa. Pregunto si hay estrés y el paciente lo niega. Incluso me han llegado a decir personas que no trabajan que no tienen estrés, y ahora ya sé que no se relaciona una cosa con la otra. Esta prueba a veces me ha dado resultados tan disparatados que he entendido todos los problemas del paciente de golpe.

Si el estrés es crónico y sostenido en el tiempo, el cortisol en esta prueba ni siquiera se eleva, permanece bajo durante todas las mediciones.

El estrés altera la permeabilidad intestinal a través del sistema nervioso autónomo. Reducir este problema es lo primero que les digo que hay que hacer a mis pacientes. Hace poco hemos confirmado con estudios clínicos muy rigurosos la sospecha de la negativa influencia que tiene el estrés en las enfermedades autoinmunes. Te puedo asegurar que cuando un paciente me dice que ha tenido un brote en su enfermedad autoinmune la mayoría de las veces ha habido un estrés mantenido en el tiempo. Por lo tanto, recomiendo que te pongas en manos de un profesional de la salud mental para que te ayude a gestionar este mal. Siempre digo que es imposible que el estrés desaparezca del todo a menos que uno se aísle completamente de todo estímulo exterior, por lo que hay que aprender a convivir con él, poner barreras con asertividad y mantenerse firme con uno mismo.

A principios del siglo xx se hicieron unos estudios con roedores en los que se sometía a estos animales a estrés. Se observó que después de la exposición presentaban atrofia en el timo (órgano del sistema inmunitario).

Cuando hablamos de estrés, los profesionales de la salud nos referimos al sistema nervioso simpático. ¿Sabes qué es exactamente?

El sistema simpático

El sistema nervioso simpático se activa en situaciones de peligro, cuando ocurre la llamada «lucha o huida». Es el sistema que nos ha ayudado a sobrevivir. Estar en estado simpático nos garantiza que nos moveremos más rápido y pensaremos más; sin embargo, si estamos demasiado tiempo en el estado simpático tendremos cortisol de más, la hormona del estrés.

El sistema parasimpático

El sistema nervioso parasimpático es el que prepara el cuerpo para el descanso y ayuda a que el sistema digestivo funcione bien. Algunas personas tienen una mala salud digestiva porque no activan suficiente su sistema parasimpático y van todo el día aceleradas; por lo tanto, lo que activan es el sistema simpático.

Cuando el sistema parasimpático se activa, automáticamente baja la actividad del sistema nervioso simpático, mejora la circulación sanguínea y se reduce la inflamación. Quiero también que te quedes con la idea de que el estado parasimpático favorece la curación y la recuperación.

Para mejorar una enfermedad o simplemente quedarnos más tranquilos y relajados necesitamos estar más parasimpáticos que simpáticos. Se trata de disminuir el tiempo que pasamos en estado de alerta y aumentar el descanso.

El nervio vago, el más largo del cuerpo, es el décimo par craneal. A pesar de recibir el nombre de «vago», realiza muchas funciones, como por ejemplo la regulación de nuestra respuesta al estrés, la digestión, la respiración, la frecuencia cardiaca…

El nervio vago se extiende del cerebro al abdomen, ramificándose por el intestino. Pasa por la garganta, por lo que algunos ejercicios de garganta son eficaces para estimularlo. Te detallo diez formas de activar este nervio desde tu casa:

○ Haz respiraciones parasimpáticas 4-7-8, que son rápidas y eficaces. Se trata de inspirar el aire por la nariz durante cuatro segundos, aguantarlo siete y espirarlo en ocho, también por la nariz.
○ Masajea los oídos.
○ Practica meditación y otras técnicas de relajación profunda.

○ Canta, tararea y silba; la vibración de las cuerdas vocales ayuda a estimular el nervio vago. ¡Incluso realiza gárgaras después de lavarte los dientes!

○ Exponte al frío durante cortos periodos de tiempo. Ya sabes, acaba tus duchas con agua fría.

○ Haz acupuntura para estimular el nervio vago y reducir los niveles de cortisol.

○ Apúntate a yoga, te ayudará gracias a las posturas y la respiración.

○ Mueve la lengua en círculos con la boca cerrada.

○ Duerme del lado derecho.

○ Estimula la garganta como cuando tienes una arcada. Para realizar este reflejo, algunas personas aprovechan el cepillado, se provocan una pequeña arcada justo después para estimular una respuesta vagal y por consiguiente el nervio vago. Si este punto es molesto para ti o eres muy sensible y enseguida que tienes una arcada te viene el vómito, no lo hagas. Cada uno responde de forma distinta ante estos reflejos y en ningún caso debes llegar a vomitar, buscamos una ligera arcada.

VIRUS QUE LA LÍAN: EPSTEIN-BARR, CITOMEGALOVIRUS Y PARVOVIRUS

> ¿Ves lo que tengo que hacer para sobrevivir? Alimentarme de otro como un vil parásito.
>
> Lord VOLDEMORT

—Dime, ¿te acuerdas si los meses anteriores a la aparición de los primeros síntomas tuviste alguna infección?

—Sí, María, ahora que lo dices, sí. Tuve un gripazo que me dejó tieso.

Esta conversación se reproduce en mis consultas muy a menudo, y ahora te explicaré por qué.

Hay ciertos virus que el hecho de haberlos padecido nos puede predisponer a tener ciertas enfermedades autoinmunes en un futuro. Esto es un factor no modificable, ya que uno no elige contagiarse o no de un virus. El más estudiado de ellos es el Epstein-Barr (VEB). El VEB normalmente provoca una infección asintomática, aunque en algunas personas se puede manifestar en forma de cefalea, fiebre, dolor de garganta, inflamación de ganglios linfáticos y cansancio. Cuando la persona tiene toda esta sintomatología decimos que padece mononucleosis o la «enfermedad del beso».

El VEB en nuestro cuerpo produce una proteína que se llama antígeno nuclear 2 del VEB (EBNA2). Esta proteína recluta factores de transcripción para que el virus se vaya reproduciendo y propagando. Puede ocurrir que provoque también cambios en la expresión de ciertos genes, lo que contribuiría a que en un futuro aparezcan ciertas patologías autoinmunes.

Las enfermedades autoinmunes más frecuentes asociadas al VEB son la esclerosis múltiple, el síndrome de Sjögren, el hipotiroidismo de Hashimoto, la diabetes de tipo 1, la celiaquía y las artritis reumatoide y juvenil idiopática.

Calma, que hayas tenido VEB no significa que te vayan a diagnosticar alguna de estas enfermedades. Casi el 90 por ciento de la población se infecta de Epstein-Barr, pero todavía nos falta averiguar por qué algunas de estas personas tienen después enfermedades autoinmunes. Seguro que en un futuro podremos identificar muchos más de los factores que intervienen en la aparición de estas enfermedades.

A continuación, te enumero algunas teorías que explican cómo los virus pueden alterar el sistema inmunitario:

○ Activación inespecífica del sistema inmunitario: imagínate que te contagias de cualquier virus pero tu sistema inmunitario se activa de forma inespecífica, es decir, no define ni la potencia ni la zona ni la duración. ¿Qué ocurre? Que dará demasiadas vueltas. Porque está mediando una respuesta sin especificar. Entonces sucede que el sistema inmunitario se pasa de frenada y ataca a los propios tejidos.

○ Mimetismo molecular: ¿verdad que el brócoli es parecido a una coliflor? Seguro que alguna vez te has equivocado en la compra… Pues esos fallos también los comete tu sistema inmunitario y puede confundir virus y tejidos. Puede pensar que está atacando al VEB cuando en realidad está agrediendo a las vainas de mielina del cerebro, provocando esclerosis múltiple.

○ El «escondite»: utilizo esta palabra para contarte qué son los antígenos encriptados; llamamos así a los virus que se esconden detrás de células sanas de nuestro cuerpo. El sistema inmunitario no es tonto y los ve y ataca a esta célula sana para matar al virus que hay detrás.

No siempre sirve una analítica convencional para ver si tienes Epstein-Barr reactivado, ya que la mayoría de las veces simplemente sale el valor de IgG y de IgM. Si presentas las IgG elevadas, es que has pasado la infección. Y si están altas las IgM, significa que estás pasando la infección en ese momento. Sin embargo, podrías tener un valor de IgG positivo y un valor de IgM negativo y presentar la infección reactivada. Para salir de dudas, lo correcto es pedir una analítica donde se observen los marcadores VCA (antígeno de la cápside) y EBNA (*early antigens*). Si el valor de VCA IgG es superior al valor de EBNA, existe en ese momento una reactivación viral. Si el valor de EBNA es superior al de VCA IgG, estamos correctamente inmunizados contra el virus. ¡Te acabas de quitar un buen peso de encima!

Además, podemos sospechar de reactivación viral cuando la ferritina está baja. Niveles de ferritina inferiores a 20 ng/ml son muy bajos. Si no están justificados, como por ejemplo por reglas muy abundantes, habría que sospechar una reactivación viral.

Es típico de reactivaciones e infecciones virales observar una leve leucopenia junto con un recuento de neutrófilos ligeramente bajo. También puede ocurrir que cuando hay una reactivación aumente la T3 reversa. La T3 no debería estar más alta de los 0,35 ng/ml. Si está elevada, significa que la tiroides está trabajando para el sistema inmunitario, le está dando toda la energía que necesita, ya que, como te he explicado, es un chupóptero.

Si VCA es mayor que EBNA, ¡algo pasa! Si EBNA es mayor que VCA, ¡todo en orden!

Hay otros virus relacionados con enfermedades autoinmunes, como por ejemplo el citomegalovirus y el parvovirus B-19.

El parvovirus B-19 origina entre un 3 y un 12 por ciento de las artritis y presenta la capacidad de agravar el lupus. Lo que ocurre con la infección de este virus es que se da una falta de especificidad en la respuesta inmune y, en vez de agredir al patógeno, nuestro cuerpo ataca a la queratina, el colágeno de tipo 2 y la cardiolipina. Provoca de esta manera un cuadro de artritis o incluso algunos casos de vasculitis.

Estrés y reactivación de Epstein-Barr

Las personas que presentan altos niveles de estrés crónico pueden reactivar infecciones virales pasadas. Esto lo he visto en la consulta en pacientes que se han pasado de vueltas cuando tenían alguna serología antigua y he comprobado que por culpa del estrés esta serología se ha modificado y han desarrollado una reactivación viral.

Es bien conocido que por culpa del estrés se reactiva el virus del herpes. ¿Te suena? Tienes una presentación en el trabajo y el día antes te aparece el maldito herpes en la boca. Y tú piensas: «¡Qué mala suerte tengo!». No, no es cuestión de suerte. El universo no conspira contra ti. Solo te has pasado de frenada con los nervios y el virus ha dado la cara. Ocurre que cuando nos estresamos producimos más interleucina-1 beta (IL-1β), una de las citocinas liantas. Esta citocina se expresa también en la piel y en las mucosas, haciendo el terreno más agradable y... ¡ancha es Castilla! El herpesvirus puede crecer tan campante.

BACTERIAS QUE LA LÍAN: *KLEIBSELLA, YERSINIA, CITROBACTER, PROTEUS, HELICOBACTER PYLORI*

No solo los virus provocan enfermedades autoinmunes, hay bacterias muy puñeteras que las pueden producir también.

Las bacterias no me dan tanta rabia como los virus, esos me dan una tirria que pueden conmigo. Si pienso demasiado en ellos, estoy segura de que produciré IL-1β, así que voy a moderarme y a explicarte por qué con las bacterias me llevo algo mejor.

Los virus no me gustan porque... ¡son tremendamente pequeños! Una bacteria es cien veces más grande que un virus. Además, los virus son supersimples celularmente… Por lo menos, las bacterias se lo curran más. Una paciente mía me dijo: «María, si me muero, que sea atropellada por un Ferrari, no por un virus, que un virus es simplemente material genético envuelto con proteínas». Aparquemos la tirria —que no es buena— y sigamos con la explicación. Tenemos actualmente algunas bacterias que pueden desencadenar trastornos autoinmunes. Te cito unas cuantas:

○ En la artritis reumatoide podrían estar implicadas las bacterias *Staphylococcus aureus*, *Citrobacter*, *Kleibsella*, *Proteus*, *Prevotella copri*.
○ En la espondilitis anquilosante, la *Kleibsella*.
○ En la esclerosis múltiple, la *Chlamydia pneumoniae*.
○ En el hipotiroidismo de Hashimoto, la *Helicobacter pylori* y la *Yersinia*.

Las bacterias *Proteus* también pueden estar implicadas en varias enfermedades autoinmunes.

Si padeces hipotiroidismo de Hashimoto y no mejoras, es muy importante revisar que no tengas *Helicobacter pylori*. La prueba más fehaciente de esta bacteria es un test de ureasa de aliento, ya que en las heces puede dar un falso positivo o negativo y además no vemos la patogenicidad. Si el resultado sale positivo, es muy importante que después de tratar la bacteria verifiques con una prueba de confirmación que el test se ha negativizado, de lo contrario deberás repetir el tratamiento y volverte a realizar la prueba de confirmación. Huye de los profesionales de la salud que te digan que no necesitas confirmar, hay que trabajar con rigor.

Llegados a este punto, quiero hacer hincapié otra vez en la permeabilidad intestinal. Recuerda que en el tracto digestivo hay muchísimas bacterias y que estas cumplen funciones. El intestino está acostumbrado a estas bacterias, pero el resto del cuerpo no. Por lo tanto, si presentas un exceso de permeabilidad intestinal, las bacterias del intestino pueden migrar por la sangre y hospedarse en otros tejidos, ocasionando problemas. Recuerda otra vez que la integridad del intestino es fundamental para prevenir enfermedades autoinmunes.

EL SOBREPESO

Mira, lo que menos me importa del sobrepeso es la parte estética. Eso me da exactamente lo mismo. Lo preocupante del sobrepeso es que hay que entender la grasa como un órgano cuya única finalidad es liarla parda, hablando en plata. La grasa produce actividad inflamatoria.

El sobrepeso agrava todas las enfermedades autoinmunes, ya que un cuerpo con un porcentaje de grasa demasiado alto fabricará más inflamación, y lo que buscamos precisamente en estas dolencias es reducir la inflamación.

El sobrepeso activa los wasaps de las citocinas inflamatorias. La grasa envía wasaps de IL-6 e IL-1, las liantas. Además, aumenta la PCR, un marcador de inflamación aguda.

En España casi la mitad de la población sufre sobrepeso y más de un 15 por ciento, obesidad.

La obesidad es muy peligrosa: puede aumentar estas enfermedades y la mortalidad por todas las causas, resta años de vida, dificulta el funcionamiento físico e incrementa el dolor corporal, el estrés oxidativo del cuerpo y el riesgo de sufrir diabetes de tipo 2. También sube el colesterol LDL y la presión arterial, produce osteoartritis, apnea del sueño, dificultades respiratorias y, por si fuera poco, aumenta la probabilidad de cáncer de mama, de colon, de riñón, de endometrio, de vesícula biliar y de hígado.

Hay muchas herramientas para calcular el grado de sobrepeso de una persona. Ninguna me gusta demasiado porque al final es hacer matemáticas con el cuerpo humano. Pero podemos coger estos resultados y entenderlos como una tendencia, pensar que son simplemente datos y que dan una predicción para saber si vamos por buen camino o no.

Veamos algunas formas para calcular la grasa y el sobrepeso de una persona.

El perímetro abdominal

Es mi herramienta favorita para saber si tenemos un exceso de grasa y es muy sencilla, la puedes poner en práctica en tu casa ahora mismo, tan solo necesitas una cinta métrica.

Perímetro abdominal (cm)	Hombres
< 95	Normal
95-101	Riesgo elevado
≥ 102	Riesgo muy elevado
Perímetro abdominal (cm)	Mujeres
< 82	Normal
82-87	Riesgo elevado
≥ 88	Riesgo muy elevado

Para medirnos el perímetro abdominal nos tenemos que poner de pie, con los pies juntos, los brazos al lado del cuerpo y el abdomen relajado. A continuación rodeamos nuestro abdomen con una cinta métrica a la altura del ombligo. Inspiramos profundamente sin hacer fuerza y tomamos la medición. Si eres hombre y el resultado es superior a 102 centímetros, debes poner medidas, ya que presentas un riesgo muy elevado de sufrir enfermedad cardiovascular. Si eres mujer y el resultado es superior a 88 centímetros, también debes tomar medidas, porque tienes el mismo riesgo.

El índice de masa corporal (IMC)

Es una ecuación matemática muy sencilla que se basa en dividir el peso en kilogramos entre la altura al cuadrado en metros.

$$IMC = peso\ (kg)\ /\ [estatura\ (m)]^2$$

El IMC no tiene en cuenta la composición corporal, no indica si los kilos son de grasa o de músculo. Entonces es un parámetro que no puede utilizarse, por ejemplo, en deportistas, ya que, como tienen una masa muscular muy elevada, les saldrá que están en sobrepeso, cuando no lo están. Tampoco puede utilizarse en niños, personas bajitas, ancianos y mujeres embarazadas.

Por cierto, si alguna vez te has preguntado si eres bajo, te diré lo que se considera ser de talla baja. Por lo general, se estima que un hombre es bajo cuando mide menos de 165 centímetros y que una mujer es baja cuando está por debajo de 155 centímetros.

Básculas de bioimpedancia bioeléctrica

Estas básculas, aunque son sencillas de utilizar y son un método no invasivo, no son muy precisas. Lo puedes comprobar tú mismo subiendo dos veces al aparato. Verás que el índice de grasa ha cambiado en tan solo unos segundos. Estas máquinas trabajan con corriente eléctrica y utilizan el agua de nuestro cuerpo como conductor eléctrico. La grasa ofrece resistencia a la corriente, y gracias a estos datos se obtienen unos porcentajes de grasa y músculo.

Densiometría ósea (DEXA)

Esta técnica es la más precisa y fiable para evaluar el porcentaje de tejido graso; diferencia perfectamente la grasa del hueso y el músculo (aquí no vale eso de «Es que mis huesos pesan mucho»). Se trata de una prueba muy gráfica, nos dará una imagen del paciente con las zonas de grasa y músculo. Además, diferencia si la grasa de la zona abdominal es visceral (rodea a los órganos y es la más peligrosa, pues se la asocia con la enfermedad cardiovascular y la inflamación) o subcutánea (hace de aislante térmico, también tiene una función protectora y es menos peligrosa).

Aunque es una prueba rápida, es invasiva, ya que se utilizan rayos X y además económicamente es muy costosa. No se recomienda realizarla con una finalidad estética, solo en casos como la osteopenia, la osteoporosis y otras situaciones concretas.

Medición de pliegues

Para la medición de pliegues se requiere tener la formación adecuada (no es tan sencillo como parece) y se utiliza un instrumento llamado «plicómetro» y que es como una pinza que mide el espesor de la grasa en distintos lugares del cuerpo.

¿Y qué técnica es la mejor? Para los pacientes he visto que la medición del perímetro abdominal suele ser una técnica fácil. Es cómoda y bastante fiable. Si aumentamos la masa muscular, podemos pesar más, ya que el músculo pesa más que la grasa. Esto nos frustrará y nos dará un dato engañoso. Lo mejor es el perímetro abdominal porque, aunque ganes músculo, no subirá, tenderá a la baja si vas perdiendo grasa.

Quédate con esta idea: se trata de tener el mayor porcentaje de músculo posible. Es un seguro de vida y un factor de buen pronóstico en todas las enfermedades autoinmunes.

¿Por qué los rangos de grasa son diferentes entre hombres y mujeres?

Debido a la diferencia hormonal, las mujeres tienen casi el doble de grasa que los hombres. Mientras que la mayoría de las mujeres tienden a acumular grasa en brazos, muslos y glúteos (forma ginoide o de pera), los varones lo hacen en la zona de la barriga (forma androide o de manzana).

Las lipoproteínas intestinales que se producen en el proceso de digestión no son idénticas en hombres y mujeres. Los hombres tienen mayor número de quilomicrones y de mayor tamaño, y estos tienen la función de acumular grasa en los adipocitos viscerales y abdominales.

Cuando la mujer entra en la etapa de la menopausia, se da también un fenómeno de redistribución del tejido adiposo y se pasa de ser más ginoide a más androide, pues aumenta la adiposidad visceral.

> ¿Sabías que la higiene postural es necesaria también para reducir la grasa abdominal? Permanecer mal sentado, con la columna curvada, favorece el acúmulo de grasa en la zona abdominal y debilita el desarrollo de los músculos del abdomen. Así que ya sabes, ¡espalda recta! Mantener la higiene postural mientras trabajamos es también importante.

✎ AGAPITO, UN CASO DE JUZGADO DE GUARDIA

Agapito no es juez, pero su mujer ya me advirtió antes de atenderlo que el caso de su marido era de «juzgado de guardia» y que no me asustara por su comportamiento, pues venía obligado y no tenía ganas de verme. Agapito pesaba 123 kilos y llevaba ya cuatro *stents* en sus arterias. Tenía hipertensión, diabetes de tipo 2 y la famosa enfermedad de la vida moderna, el «síndrome metabólico». Su perímetro abdominal era de 110 centímetros, lo que significaba que existía un elevado riesgo cardiovascular.

Con Agapito me pasó lo que a muchos nutricionistas les ha pasado y nos hace poner los ojos en blanco: lo primero que me dijo fue que no confiaba en los nutricionistas y venía por su mujer. Acto seguido se encendió un cigarro. Me quedé petrificada. Como la consulta era online, no sabía cómo decirle que no podía fumar, ya que él estaba en su casa. Y esto no es todo: me soltó que una consulta de una hora le parecía mucho y que a ver si podía ir más rápido.

Como he trabajado de cara al público muchos años, con estos pacientes tengo el don de la paciencia infinita, así que saqué toda mi artillería. En tres minutos lo convencí de que esta vez mi método le funcionaría. Tanto me lo metí en el bolsillo que me dijo que si adelgazaba nos invitaría al Celler de Can Roca a mí y a mi marido. Que a él lo conocían y no nos apuntarían en la lista de espera. Puse los ojos en blanco otra vez. «Empezamos mal, Agapito. Resulta que ya estamos hablando de restaurantes antes de plantear el menú», le respondí. Y Agapito sonrió por primera vez en toda la sesión. ¡Definitivamente lo tenía en el bote!

Para bajar el colesterol LDL más rápido incrementé el consumo de fibra de forma tajante —una táctica muy efectiva si el paciente lo tolera—, así que le puse, entre otras estrategias, dos kiwis de postre. No sé si me quiso gastar una broma o iba en serio, pero me preguntó si ponía «kiwi» o «whisky».

Todavía tengo más anécdotas sobre Agapito. Le recomendé apuntarse al gimnasio e ir por lo menos dos o tres días a la semana. Pues bien, su mujer nos mandó un mail alarmada diciendo que en vez de apuntarse al gimnasio se había inscrito a clases de armónica. Me repitió que el caso de Agapito era de juzgado de guardia. No supe qué decirle, le intenté transmitir que por mucho que quisiéramos cambiar a Agapito, si él no quería, no podríamos hacer nada.

Con él tuve que negociar mucho, para trabajar con estos pacientes tan incapaces de renunciar al placer hay que utilizar estrategias distintas. Por ejemplo, no les puedes quitar el alcohol de sopetón. Debes dejarles, por ejemplo, tomar dos copas a la semana. Pero entonces les tienes que explicar que intenten tomarlas el fin de semana, ya que si por ejemplo se beben una copa de vino el lunes habrán gastado una baza y probablemente acaben tomando más de dos a la semana. Esto me lo contó mi gran colaboradora, la psicóloga Lucía Martínez.

El peso que perdía Agapito era irrisorio... Como era tan sedentario nos costaba un montón. A veces en medio de la visita salía su mujer por detrás de la puerta y me decía que no hiciera caso a Agapito, que me estaba engañando, que el día anterior no había cenado el caldo depurativo que le había mandado, que se había pedido un Glovo para comérselo en casa. «Pero ¡Agapito! ¿No te acuerdas de que una de las premisas que pusimos el primer día fue desinstalarte las apps de comida a domicilio?», le pregunté.

Tuve una idea. ¿Y si probaba el maravilloso remedio de los animales? Dicho y hecho. Además, como Agapito solo percibía placer en comer y beber, pensé que quizá los animales le despertarían otras formas de liberar oxitocina. Hice trampas. En aquel momento conocía a una persona que había tenido una camada de *border collies*, que es una de las razas de perros con más energía que hay. Así que hice trampas con toda mi maldad. Le dije a Agapito que los *border collies* eran adorables, le enseñé fotos y me dijo que sí, que eran muy guapos. ¡Le había encasquetado el perro con más energía del mundo al paciente más sedentario de la consulta! Antes de hacer esto me aseguré mucho y hablé con su mujer para que el perro estuviese bien cuidado y no acabara abandonado. Aunque veía a Agapito incapaz de abandonar a un animal, me tenía que asegurar de que no estaba cometiendo una irresponsabilidad.

¡No te lo vas a creer! Gracias a Mojito —sí, le puso este nombre a su perro— conseguimos que Agapito anduviera más de trece mil pasos al día. Estaba superorgulloso. Además, me enseñaba fotos del perro y me decía que el suyo era el más guapo del pipicán, y, honestamente, no le faltaba razón.

Finalmente un día me dijo que se apuntaría al gimnasio, porque como el perro tenía tanta energía y le tiraba mucho de la correa seguro que si fortalecía la espalda le dolería menos. ¡No me lo podía creer! Tuve ganas de preguntar si seguiría con las clases de armónica, pero no quise parecer sarcástica.

¿Sabes cuál es el perímetro abdominal de Agapito a 25 de enero de 2023? Ahora mide 101 centímetros. Sé que algunos esperaban que les dijera en estas páginas que su perímetro abdominal está por debajo de 95 centímetros y que por lo tanto ya no hay riesgo cardiovascular, pero esto no es una novela de ficción, es un libro real. Agapito sigue teniendo un riesgo elevado de enfermedad cardiovascular, pero por lo menos hemos pasado de «muy elevado» a «elevado». Anda cada día un mínimo de once mil pasos y acude dos veces a la semana al gimnasio. Solo toma alcohol los fines de semana y fuma cinco cigarrillos al día. El gran avance es que ya no los fuma en las sesiones.

Nunca acepto regalos de pacientes, nos lo prohíbe nuestro código deontológico. Si insisten mucho les digo que, si me quieren hacer un regalo, que hagan una transferencia al Centre d'Esclerosi Múltiple de Catalunya (CEMCAT) o que organicen algún acto benéfico. Pero con Agapito me saltaré todas las correcciones: le he prometido que si deja de fumar, bebe solo una copa de vino a la semana y baja el perímetro abdominal a 94 centímetros, nos iremos al Celler de Can Roca; pero antes haremos una minirruta de senderismo por Santa Eugènia de Ter, así por lo menos me aseguraré sus once mil pasos. ¡Nos lo hemos ganado los dos! Él por su esfuerzo y yo por mi paciencia.

6
AMIGOS DE LAS
ENFERMEDADES
AUTOINMUNES

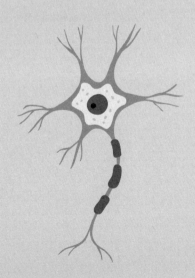

> La pregunta no es qué vamos a hacer, la pregunta es qué no vamos a hacer.
>
> Ferris Bueller,
> *Todo en un día*

ALIMENTACIÓN ANTIINFLAMATORIA

La alimentación antiinflamatoria se basa en el consumo de alimentos que ayudan a reducir la inflamación del cuerpo y en disminuir la ingesta de proinflamatorios.

En los capítulos finales encontrarás un menú de quince días y unas deliciosas recetas para que te inicies en el mundo de la alimentación antiinflamatoria.

A continuación te dejo las diez reglas básicas de la alimentación antiinflamatoria, pero recuerda también evitar las comidas proinflamatorias que te he mencionado en un capítulo anterior, porque, como siempre digo, a veces en la vida antes de meter hay que sacar para que lo que hagamos tenga sentido y coherencia.

1. Añade frutos rojos a tu dieta (fresas, arándanos, moras, frambuesas…). Son frutas con un bajo índice glucémico —por lo tanto no provocan picos de azúcar— y que además están repletas de vitaminas, minerales y antioxidantes.

2. Añade grasas saludables a tu alimentación, como el aceite de oliva virgen extra, el aguacate, las nueces, el *ghee*, el aceite de coco prensado en frío, las semillas, el pescado azul de menor tamaño…

3. Reduce el consumo de gluten y sustituye los cereales por pseudocereales, como el trigo sarraceno o la quinoa.

4. Consume a lo largo del día abundantes vegetales y da protagonismo a las hojas verdes (rúcula, acelgas, kale, espinacas, canónigos…). Asegúrate de consumir más de 35 gramos de fibra diariamente.

5. Cuando comas intenta mezclar hortalizas de distintos colores, haz lo que los americanos llaman #eattherainbow, pon el arcoíris en tus platos. Cada color es un antioxidante diferente con distintas propiedades para tu salud.

6. Espacia el desayuno de la cena del día anterior unas doce horas para dar un descanso a tu intestino y estimular el complejo del motor migratorio.

7. Salvo situaciones especiales (mucho entrenamiento, alta demanda energética…), intenta realizar únicamente tres ingestas al día. Si puntualmente algún día decides merendar o tomar algo a media mañana, intenta que sea una fruta y una infusión. De esta manera dejarás descansar a tu intestino y evitarás la hiperpermeabilidad intestinal.

8. Consume diariamente cuatro o cinco cucharadas de aceite de oliva virgen extra. Este aceite tiene antioxidantes con efectos antiinflamatorios equiparables al ibuprofeno. No

obstante, para que ejerza esta función hay que consumirlo diariamente y en cantidades altas (cuatro o cinco cucharadas).

9. Consume suficiente agua, la deshidratación aumenta el cortisol y el estreñimiento. Intenta como mínimo llegar a los ocho vasos de agua al día.

10. No te olvides de las especias y de las infusiones en la alimentación antiinflamatoria.

Te recomiendo que consumas de forma frecuente estas infusiones:

○ Té verde: tiene muchos beneficios, se ha utilizado en la medicina china y japonesa desde hace siglos. Realiza una actividad neuroprotectora que nos puede ser de utilidad con los pacientes con enfermedades autoinmunes que presentan niebla mental. Además, también posee propiedades antiinflamatorias gracias a sus catequinas.

○ Té kukicha: se prepara con las ramas y los tallos de la planta del té en vez de utilizar las hojas. Además de contener muchas vitaminas y antioxidantes es un gran aliado para las mucosas. Al contrario de otros tés, no contiene prácticamente cafeína, por lo que no interferirá en tu descanso. Es muy rico en calcio y tiene propiedades que ayudan a prevenir la caries y a mejorar la salud bucal en general.

○ Diente de león: es una infusión ideal si sufres estreñimiento y retención de líquidos. Como en las enfermedades autoinmunes resulta habitual sufrir estreñimiento, la toma de dos infusiones al día de diente de león puede ser de gran ayuda. También tiene propiedades antioxidantes y antiinflamatorias.

○ Cúrcuma *latte*: la cúrcuma solo tiene un problema, su limitada biodisponibilidad. Para potenciar su absorción te recomiendo consumirla junto con pimienta y aceite de coco o de oliva virgen extra. ¡Te dejo una receta de cúrcuma *latte* en el apartado de recetas!

○ *Kuzu* con *umeboshi*: son dos ingredientes utilizados en la cocina tradicional japonesa. El *kuzu* se obtiene de la raíz de *kudzu* desecada y es una infusión muy interesante para restaurar la microbiota. Combinada con *umeboshi*, que es una ciruela japonesa encurtida, potencia sus efectos. Los beneficios de consumir ambas son los siguientes: mejora la salud digestiva y la permeabilidad intestinal, reduce los niveles de colesterol malo, alivia la fatiga…

○ Jengibre: es una raíz muy versátil, se utiliza como especia, rallado tal cual en aliños y también como infusión.

Que no falten en tus platos el jengibre, la cúrcuma, el romero, el clavo, el cardamomo, la canela de Ceilán, la cayena, el tomillo, el perejil, el orégano, el comino, la albahaca, la menta, la mejorana, la nuez moscada, la pimienta, el ajo en polvo, el laurel, el pimentón, el anís estrellado, el clavo, el fenogreco y el estragón. Todas estas especias tienen propiedades interesantes; tenlas en tu cocina y, como decimos los farmacéuticos, «mezcla según arte».

Cuando cocinamos la carne a altas temperaturas se producen nitrosaminas, unos compuestos especialmente cancerígenos. Las especias como el romero, el orégano y el tomillo contienen antioxidantes naturales que ayudan a mitigar la formación de nitrosaminas durante la cocción de la carne. Si tienes enfermedades autoinmunes debes añadir especias a tus platos. Aparte de tener propiedades antiinflamatorias mejorarán tus digestiones, aumentarán la biodisponibilidad de los nutrientes y posiblemente ayudarán también a controlar el apetito.

Las especias que más reducen la inflamación son el jengibre, la cúrcuma, el romero, el clavo, el cardamomo, la canela de Ceilán y la cayena.

Recuerda que el momento de la comida no solo es para nutrirte, también es para calmarte y disfrutar. Mastica, saborea, come sin prisas ni preocupaciones… Siempre les digo a mis pacientes: «¿Verdad que si el domingo comes algo inflamatorio al solecito en una terraza te sentará bien? ¡Porque te lo has comido a gusto y feliz! Sin embargo, prueba a consumir algo inflamatorio de pie en la cocina, estresado y con prisas… Tendrás una tarde de distensión abdominal y gases garantizada. Y posiblemente sufrirás cansancio y dolor articular».

También me gustaría recordarte que las pautas antiinflamatorias en ningún momento deben ser una fuente de estrés. Preferimos pacientes tranquilos que sigan las pautas un 80 por ciento del tiempo y que se den sus caprichos de vez en cuando que pacientes superrígidos con los niveles de cortisol por las nubes.

¿Qué es exactamente comer bien un 80 por ciento del tiempo? Alguna vez te habrás preguntado a qué nos referimos con esto del 80-20. ¿Qué significa que un 20 por ciento del tiempo podemos comer algún capricho? Pues fijando, por ejemplo, el tiempo de una semana, un 20 por ciento sería una comida, una cena y un *snack* libres.

EL MOVIMIENTO, EL DEPORTE
Y LA VITAMINA F

> No es que tengamos poco tiempo, sino que per-
> demos mucho.
>
> Séneca

¿Qué es eso de la vitamina F? ¿Un nuevo suplemento? No, la vitamina F es la fuerza. Y la fuerza es un seguro de vida y más cuando se padecen enfermedades autoinmunes. El ejercicio va mucho más allá de la estética, el ejercicio debe formar parte de tu tratamiento si sufres este tipo de dolencias.

Además, que sepas que la práctica de ejercicio previene el desarrollo de enfermedades autoinmunes, por lo que decimos que es una estrategia de «prevención primaria». Tengo pacientes en la consulta que están en un estado de *wait and see.* No acaban de cumplir los criterios para recibir un diagnóstico con nombre y apellidos, pero claramente no están bien. Entonces a estas personas lo que se les hace son controles anuales para ver cómo evolucionan. *Wait and see* en inglés significa «observar y esperar» y es la táctica que se utiliza con estos pacientes. También se le puede llamar «conducta expectante». Pues bien, en la consulta lo primero que recomiendo a estos pacientes es que empiecen a entrenar fuerza, ya que la práctica de actividad física —y más si es ejercicio de fuerza— previene el desarrollo de enfermedades autoinmunes. Es una de las primeras recomendaciones que doy.

Al contrario de lo que se pensaba hace años, hoy en día ya sabemos con total certeza que la actividad física es segura y recomendable para pacientes de la mayoría de las enfermedades autoinmunes. Hace años los neurólogos decían que en los casos de esclerosis múltiple no era recomendable, porque podía incrementar la fatiga. También, como en algunos casos el calor empeora la enfermedad, se pensaba que con el ejercicio empeorarían los síntomas por la subida de calor. Los reumatólogos también desaconsejaban la actividad física hace años, pues creían que el descanso y la inmovilización disminuían el dolor y la inflamación de las articulaciones. ¡Qué equivocados estaban! El sedentarismo, en pacientes de enfermedades reumatológicas, interfiere en la nutrición del cartílago, produce atrofia muscular, altera los reflejos propioceptivos, aumentado el riesgo de caídas, etc.

Pero no me adentraré en los beneficios del ejercicio sin hablarte del movimiento. Porque antes de andar hay que gatear, y debemos empezar siempre por la base.

Para definir «movimiento» me gusta mucho la palabra inglesa NEAT, que son las siglas en inglés de *Non Exercise Activity Thermogenesis*. Comprende todas las acciones más o menos rutinarias que realizamos en nuestro día a día y que requieren un mínimo esfuerzo. Te pondré ejemplos para que sea más fácil de entender: el movimiento de una dependienta es más intenso que el mío porque ella se mueve, va al almacén, sube escaleras, abre cajas… En cambio, mi movimiento diario es limitado, ya que trabajo online desde mi despacho. A lo largo de la historia los trabajos han cambiado y cada vez somos más sedentarios. Antes los agricultores hacían muchísimo ejercicio, hoy la agricultura está muy automatizada y no se mueven tanto, pasan la mayor parte de su jornada sentados encima de un tractor que parece un ordenador y que ya realiza las funciones que hacían ellos antes manualmente. Como la vida nos empuja cada vez más al sedentarismo, tenemos que hacer un esfuerzo y movernos durante el día. Una profesora de nutrición que tuve nos puso un ejemplo que nos dejó a todos con la boca abierta. Te cuento: en la época del Paleolítico los hombres salían a cazar y, por lo tanto, quemaban muchas calorías. Encima eran nómadas, ¡estaban en constante movimiento! Si querían cazar, se lo tenían quc trabajar mucho para conseguir una presa. En el Neolítico, sin embargo, empezaron a practicar la ganadería y la agricultura. Entonces ya corrían menos para conseguir alimentos. Luego, avanzando mucho en la línea temporal, para conseguir alimentos empezamos a ir a las tiendas. Teníamos que andar un poco, porque visitábamos a distintos gremios: la panadería, la carnicería… Eran bastantes pasos diarios. Después nacieron las grandes superficies con aparcamientos enormes. Ya no íbamos de tienda en tienda andando. Ahora usábamos nuestro coche y encontrábamos todo lo que necesitábamos en un mismo establecimiento, lo que reducía aún más nuestros pasos.

Y ahora ya ni eso, ahora compramos todo online para ganar tiempo (yo la primera). Con un solo clic tenemos la compra en nuestra puerta en veinticuatro o cuarenta y ocho horas.

Y para más inri, hay personas que ya no compran comida, simplemente se alimentan a base de pedirla hecha a domicilio. ¡Hemos pasado de salir a cazar para comer a hacer clic desde el sofá para tener la comida en casa en menos de veinte minutos! ¿Y qué podemos hacer para compensar la falta de movimiento? Porque a mí me encantaría salir a comprar cada día, pasearme por el mercado, ir a cada puesto… pero, como la mayoría, no tengo tiempo y ya te he confesado que compro los alimentos online.

Entonces antes de hablarte del ejercicio te daré unos trucos para que, aparte de practicarlo semanalmente, te muevas a diario, porque el movimiento es imprescindible en tu día a día.

Tips *para aumentar el movimiento diario*

○ Cada vez que te llamen por teléfono, levántate y atiende la llamada paseando por tu casa. ¡Todo suma!

○ Haz tres o cuatro sentadillas mientras calientas la comida.

○ Siempre que puedas, sube y baja por las escaleras en lugar de coger el ascensor. *Trackea* tu actividad física. Cómprate un reloj de esos que cuentan los pasos y la actividad y ve comprobando tu progreso. ¡Ten un compromiso contigo mismo! Yo por ejemplo tengo la costumbre de no irme a dormir si no he realizado un mínimo de ocho mil pasos, es lo que considero lo mínimo de lo mínimo. Así que si un día me ves paseando a las once de la noche con el pantalón del pijama y el abrigo encima, no me juzgues, por favor, me justifico con el dicho español: «Por bien estar, mucho se ha de andar».

○ Juega con tus hijos o mascotas. Tírate al suelo, corre, persigue, salta… ¡Muévete como un niño! El otro día vi en el parque de Santa Amèlia a una abuela que tendría más de setenta y cinco años jugando al pilla-pilla con sus nietos. Daban vueltas al estanque. Tiramisú se unió al juego y se lo pasaron de maravilla. «Abu, este perro blanco corre más que nosotros», gritaba el nieto pequeño sonriendo. Me fijé en la abuela mientras controlaba que Tiramisú no causara ningún estorbo. Era guapa, morena, estaba en forma y corría más rápido que algunas de veinte años. Como decía Picasso: «Cuando alguien es joven, lo es para toda la vida».

○ Si tienes que realizar gestiones, intenta planificarlas con antelación para que puedas ir andando a los sitios. Los profesionales de la salud recomendamos un mínimo de ocho mil pasos diarios. Andar menos de cinco mil pasos al día aumenta la mortalidad, por eso con muchos pacientes no me queda otra alternativa que utilizar el «maravilloso remedio de los animales»; el paseo entonces se convierte en una necesidad básica.

- Levántate cada hora de la silla. Nadie va a despedirte por estirar un poco el cuerpo, de hecho hacerlo aumenta la productividad y muchas empresas ya lo promueven. Te confieso que escribiendo este libro me levanto cada dos por tres y me pego un buen baile, así hago descansos de tres o cinco minutos, muevo el cuerpo, activo la circulación sanguínea y me espabilo. Este baile arrítmico que me marco me hace un efecto similar al de dos cafés, te lo prometo.

- Ten plantas en tu casa. En el capítulo de los tóxicos ya has aprendido qué plantas son mejores. Pero es que resulta que tener plantas también requiere un movimiento diario, pues las tienes que regar y cuidar, y esto aumenta tu gasto calórico diario total.

- Si tienes un trabajo de oficina, intenta trabajar unas horas de pie. Antes de comprarte una mesa de estas famosas de pie, pruébala, ya que hay personas que no se concentran trabajando de esta manera. Y tengo otra idea… ¿Por qué no pides que algunas reuniones en tu trabajo se hagan de pie?

- Propón planes a tu tribu que requieran gasto energético. Tienes que limitar el tiempo dedicado a actividades sedentarias. Hay muchos planes: subir una montaña, dar un paseo, ir a tiendas… ¿Por qué quedar en el mismo bar de siempre? ¿Por qué no ir a dar una vuelta antes? La mayoría de mis amigas tienen trabajos sedentarios como el mío, entonces yo siempre les propongo alguna actividad que implique movimiento. Subir a Collserola, andar hasta el centro de Barcelona, perdernos por el Barrio Gótico… Es mucho más divertido que estar sentada cuatro horas en el mismo bar, te lo aseguro.

- Limpia tu casa y realiza tareas domésticas; requieren actividad física y de paso mantienes tu hogar ordenado.

○ Practica más sexo. Idealmente, para obtener beneficios, debes tener relaciones entre dos y cuatro veces por semana. Sí, tal como lo oyes. Utiliza esta excusa con tu pareja: muéstrale estas líneas y dile que lo recomienda María Real. En un encuentro sexual se pueden llegar a quemar de 100 a 300 kcal, se activa la circulación sanguínea, se mueven muchos músculos y además producimos un pico de oxitocina, dopamina y endorfinas. Dormirás mejor, que ya sabes a estas alturas que es muy importante dormir bien cuando se tiene autoinmunidad. Y poca broma, que el orgasmo se asocia con una mejor respuesta inmunitaria y una mejor salud cardiovascular. Yo no te diré las posturas que tienes que realizar para quemar más calorías, ya que este libro lo leerán mis padres y mis abuelos, pero si te interesa el tema lo puedes *googlear.*

Tal vez te estés preguntando: «¿Cómo empiezo con un mínimo de ocho mil pasos diarios, si no llego ni a dos mil quinientos?». Debes iniciarte en esto poco a poco. Lo ideal es aumentar trescientos pasos cada dos o tres días para que esto no sea un estresor demasiado grande para tu cuerpo.

Y ahora que ya sabes lo que es el movimiento y que debes integrarlo en tu día a día, ya estás preparado para conocer qué es el ejercicio.

El ejercicio es una actividad física planificada, repetida, organizada. Cuando queremos realizar ejercicio lo tenemos que planear y nos tenemos que vestir de manera adecuada para ello. Normalmente nos ponemos unas mallas y unas zapatillas, y si eres mujer es importante que utilices un sujetador deportivo. Es una actividad que debemos organizar, y si no tenemos el hábito, es importante que le demos PRIORIDAD. No esperes a tener ganas y motivación para hacer ejercicio. Yo llevo años haciendo tiempo mientras me llegan, y no me han llegado. Debes priorizar el ejercicio e incorporarlo en tu rutina como condición *sine qua non*. ¿Tú tienes motivación para pagar la hipoteca? ¿Te ilusiona soltar dinero cada mes? No. Rotundamente no. Pero tienes que hacerlo, es una prioridad. ¿Tienes motivación para ir a trabajar cada día? Pues a veces no. Pero vas igual, porque mantener tu trabajo es una prioridad. Así es como tienes que enfocar el ejercicio.

Sé que es complicado. Como tienes una enfermedad autoinmune, estás cansado y te cuesta mucho más. Te comprendo. Pero empieza poco a poco hasta que puedas aumentar a cuatro entrenamientos a la semana para obtener los beneficios del ejercicio y así mejorar tu enfermedad autoinmune.

Recomendamos hacer ejercicio dos o tres veces por semana como mínimo. Sin embargo, como puedes ver, el ejercicio solo será, en total, tres o cuatro horas de tu semana. Por lo que es muy importante que te quede claro que, aparte de practicar ejercicio, te tienes que mover más siguiendo los diez consejos que te he dado antes.

El ejercicio de fuerza tiene múltiples beneficios para todas las personas, te detallo algunos:

- Reduce la grasa visceral, por lo tanto bajan los niveles de inflamación y se reduce el riesgo de enfermedad cardiovascular.
- Aumenta el metabolismo basal.
- Mejora el perfil lipídico.
- Reduce la inflamación crónica.
- Mejora la sensibilidad a la insulina y a la leptina.
- Aumenta la masa muscular, que ya sabemos ahora que es un seguro de vida.

A continuación veremos en detalle el efecto del ejercicio en determinadas enfermedades autoinmunes. Inmunológicamente hablando, eleva los niveles de citocinas antiinflamatorias (las buenas) y reduce bastante los niveles de citocinas proinflamatorias (las malas, las que la lían).

BENEFICIOS DE PRACTICAR EJERCICIO EN LAS DISTINTAS ENFERMEDADES AUTOINMUNES

> Los campeones no están hechos en el gimnasio. Los campeones están hechos de algo que tienen en su interior, un deseo, un sueño, una visión.
>
> MUHAMMAD ALI

Beneficios de practicar ejercicio con esclerosis múltiple

○ Minimiza los síntomas corporales que afectan a las personas con esclerosis múltiple.
○ Produce un efecto neuroprotector en todas las personas, pero se ha comprobado que en pacientes con esclerosis múltiple el ejercicio podría tener un efecto neurorregenerativo.
○ Reduce el riesgo de complicaciones de la propia enfermedad.
○ Si no se practica ejercicio, hay más riesgo de sufrir alteraciones en la marcha y pérdida de equilibrio.
○ Disminuye la grasa visceral, que ya sabes ahora que es un órgano con actividad inflamatoria.
○ Disminuye los niveles de citocinas proinflamatorias (las liantas) y aumentan los de antiinflamatorias (las apaciguadoras).
○ Al contrario de lo que se creía en el pasado, en pacientes con esclerosis múltiple reduce la fatiga y sube el estado de ánimo.
○ Mejora las facultades cognitivas.

En resumen, un paciente con esclerosis múltiple tiene que subir la vitamina F de la siguiente manera: teniendo un estilo de vida activo, intentando moverse todo lo posible. No importa si necesitas muleta o andador, debes moverte igualmente. Presta atención y ve paso a paso, pero nunca te quedes quieto. Recuerda que reducir el número de pasos diarios aumenta los marcadores de inflamación y que las personas que caminan más tienen menos riesgo de mortalidad.

Practicar ejercicio es fundamental. Si el paciente nunca ha realizado ejercicio, se recomienda empezar con sesiones semanales de una hora hasta conseguir hacer cuatro sesiones a la semana. La actividad física más recomendada para estos pacientes es el ejercicio en el agua, los de movilidad, el aeróbico y por supuesto el de fuerza. ¿Y cuál es mejor? En principio el ejercicio de fuerza y el aeróbico son los que aportan más beneficios, pero todo depende del contexto. Es importante trabajar también la movilidad, porque, tal y como dice siempre Víctor Díaz, no se puede aplicar fuerza si no hay cierto rango de movilidad articular. Siempre se ha relacionado la esclerosis múltiple con la natación. De hecho, en Catalunya hay una fundación que se llama Mulla't («Mójate», en castellano). Existe desde 1994 y su objetivo es captar recursos y dar apoyo a la investigación de esta enfermedad. También desarrolla una gran labor de solidaridad y sensibilización social; gracias a esta fundación, muchas personas conocen la dolencia y colaboran económicamente en la investigación. Pero ¿de dónde viene que se relacione la esclerosis múltiple con la natación? Resulta que practicando ejercicio en el agua disminuye el dolor, aumenta el equilibrio y se puede facilitar la ejecución de movimientos. Además, se ha comprobado que a algunos pacientes con vértigo asociado a la esclerosis les produce alivio y bienestar nadar en un carril recto.

No te sabría decir la de veces que me han dicho: «María, es que yo tengo esclerosis múltiple y una vez intenté hacer ejercicio y empeoré». Quizá centenares de veces. Sí, se han visto algunos casos de pacientes cuyos síntomas se agravan después de una sesión de entrenamiento. Sin embargo, el empeoramiento es temporal y no implica ningún peligro. Normalmente se pasa en media hora y se ha visto que si te tomas un vaso de agua fría mejoras antes, pongo el estudio en las referencias bibliográficas sobre la esclerosis múltiple. Esto ocurre porque a algunos pacientes con esta dolencia la subida de temperatura les empeora los síntomas. Si te ocurre, comenta a tu neurólogo en tu próxima consulta que has notado cierta exacerbación del malestar después de realizar ejercicio. Como te he dicho desde el principio, si nunca has practicado ejercicio es muy importante que contactes con un entrenador personal que tenga conocimiento de esta enfermedad.

Beneficios de practicar ejercicio con una enfermedad autoinmune reumatológica

Durante décadas se creyó que estos pacientes (artritis reumatoide, espondilitis anquilosante, lupus, esclerodermia, psoriasis y síndrome de Sjögren) debían permanecer en reposo, que el reposo mejoraría su dolor e inflamación. ¡Tremendo error!

En un estudio se pidió a personas con distintas enfermedades reumatológicas que hicieran reposo catorce días y se les prohibió andar más de mil quinientos pasos al día. Pasado ese tiempo, estas personas presentaban:

O Menor masa muscular, que ahora ya sabes que se asocia a un peor pronóstico.

O Más resistencia a la insulina, lo que causa inflamación. Y si hay inflamación, se complican las enfermedades autoinmunes.

O Más inflamación sistémica. Por lo tanto, más problemas y probabilidades de empeorar.

Los pacientes con artritis reumatoide que practican ejercicio con regularidad presentan una reducción en la escala DAS 28, marcador que te he explicado al principio del libro, cuando te he descrito esta enfermedad. Aumentar unos 5 kilos de masa muscular disminuye el riesgo de mortalidad. Y siempre que practicamos ejercicio, tengamos una enfermedad autoinmune o no, disminuye la grasa visceral, que ya sabemos que es un órgano con capacidad de generar problemas e inflamación.

Los microtraumatismos que se producen en el hueso durante el ejercicio estimulan el crecimiento de nuevo tejido óseo.

El entrenamiento de fuerza también ha demostrado aumentar la rigidez del tendón y fortalecer el tejido conectivo. Los tendones son estructuras que transmiten la fuerza del músculo al hueso y por lo tanto es imprescindible que estén en buen estado. Las enfermedades reumatológicas causan inflamación en los tendones. Por lo tanto, es importante mimar los tendones con ejercicios de movilidad.

En cambio, los pacientes con estas dolencias que no practican ejercicio físico tienen más riesgo de desarrollar diabetes *mellitus*, sarcopenia, dislipemias e hipertensión arterial.

Al principio, cuando empieces a practicar ejercicio de fuerza, sentirás una fatiga transitoria y quizá un leve empeoramiento. Esto es pasajero, en pocas semanas notarás más energía y el cuerpo te va a pedir él solo la sesión de ejercicio. Pero para que esto ocurra necesitas superar una primera fase en la que puedes notar un aumento de los síntomas.

¿Qué ejercicio es mejor que practique si tengo alguna enfermedad autoinmune reumatológica? Aquí siempre contestamos que cualquier actividad será mejor que nada. Pero idealmente se deben practicar todos los días ejercicios de movilidad e intentar andar siete mil pasos repartidos en dos sesiones: tres mil quinientos durante la mañana y tres mil quinientos durante la tarde. Es conveniente añadir dos o tres sesiones de ejercicio de fuerza durante la semana, y se pueden incluir también ejercicios acuáticos.

Sobre los ejercicios acuáticos me gustaría destacar que, en casos de artritis psoriásica, si puede ser, deben practicarse en el mar o en una piscina sin cloro. Cada vez hay más concienciación sobre el tema y muchas piscinas ya son de sal. En caso de no tener alternativa y deberse practicar el ejercicio en una piscina convencional de cloro, es importante utilizar antes alguna crema barrera para protegerse de este químico, ya que puede agravar las placas psoriásicas.

Beneficios de practicar ejercicio con hipotiroidismo de Hashimoto

En este caso, una buena masa muscular incrementa la conversión de T4 a T3, por lo que tendrás mayor sensación de energía. Ya te he explicado que la conversión de T4 a T3 es muy necesaria y debe realizarse de forma eficaz, ya que la T3 es trescientas veces más activa que la T4.

La actividad física ha demostrado ser efectiva para:

O Disminuir la fatiga.
O Mejorar el estado de ánimo, la movilidad, la calidad de vida, el perfil lipídico (con tan solo veinte semanas de entre-

namiento) y la resistencia a la insulina. Se ha demostrado que incluso mejora las capacidades cognitivas.
○ Aumentar la T3 y la T4 y disminuir la TSH con tres meses de ejercicio de forma regular.

Si se presenta mucha fatiga, recomiendo empezar a realizar ejercicio de forma muy suave, no cansarse mucho al principio. Si agotas toda tu moneda de energía, al día siguiente estarás en deuda y tendrás que descansar más de lo habitual.

Beneficios de practicar ejercicio en casos de enfermedades autoinmunes intestinales

Las personas con problemas digestivos, como la enfermedad de Crohn, la celiaquía, la colitis ulcerosa o la enfermedad inflamatoria intestinal (EII), se benefician de la práctica de ejercicio de forma regular. La explicación radica una vez más en la inflamación, y es que la actividad física puede reducirla y mejorar la función inmunitaria de estos pacientes.

La recomendación si sufres estas dolencias es practicar ciento cincuenta minutos a la semana de ejercicio aeróbico de intensidad moderada (caminar rápido, nadar, ir en bici…) y setenta y cinco minutos de ejercicio aeróbico de intensidad vigorosa (correr, senderismo, bailar…).

Es importante también que los pacientes con enfermedades autoinmunes intestinales practiquen ejercicio de fuerza. Se ha visto que actividades relajantes como el yoga, el taichí y el pilates tienen un efecto muy beneficioso en la enfermedad, porque son ejercicios que, aparte de mejorar la resistencia del cuerpo, activan el sistema parasimpático, y esto es de especial importancia en estas personas, ya que el estrés afecta gravemente a su microbiota y a su dolencia intestinal. La mayoría de los pacientes de nuestra consulta que han sufrido algún brote habían vivido una situación de estrés.

Eso sí, te recomiendo que por lo menos al principio, y más si nunca has practicado ejercicio con anterioridad, te revise un buen entrenador especializado. Hay entrenadores (como por ejemplo mi colaborador Víctor Díaz) que trabajan en el ámbito de las enfermedades autoinmunes.

SUEÑO, RITMOS CIRCADIANOS Y DESCANSO

> Dormir no es arte pequeño. Se necesita para ello estar desvelado el día entero.
>
> FRIEDRICH NIETZSCHE

Tenemos un reloj corporal interno situado en el hipotálamo que regula nuestros ritmos circadianos cual reloj suizo, incluido el ciclo de sueño-vigilia. Los ritmos circadianos son ciclos biológicos de veinticuatro horas aproximadamente, se sincronizan con las señales ambientales de luz y oscuridad, y regulan nuestros procesos fisiológicos: influyen en la regulación del sueño, de la temperatura corporal, de la digestión, de la producción de hormonas, etc. Interrumpir nuestros ritmos circadianos puede tener consecuencias negativas para la salud. Si quieres tener una buena regulación circadiana, el primer paso es vivir de día y dormir de noche.

En nuestra vida moderna, hasta un 20 por ciento de la población trabaja en turnos de noche. Esto conlleva, generalmente, una privación de sueño y un desajuste de los ritmos circadianos. Los desfases horarios pueden desencadenar inflamación y problemas de salud, como estos:

○ Aumento del cortisol, que conlleva más inflamación y, por lo tanto, empeoramiento de las enfermedades autoinmunes.

○ Subida de peso y dificultad para perderlo, ya que se es más impulsivo a la hora de elegir alimentos y raciones.

○ Menor motivación para estar activo y practicar ejercicio.

○ Poca tolerancia al estrés, irritabilidad, mal humor, problemas de concentración y dificultad en la toma de decisiones.

○ Fatiga diurna con consecuencias negativas, como por ejemplo accidentes domésticos, laborales, de tráfico…

○ Alteraciones en el sistema inmunitario. Durante el sueño se producen citocinas antiinflamatorias; cuando uno duerme mal, esta producción disminuye. La privación de sueño y la mala calidad del sueño pueden reducir los niveles de linfocitos en sangre. Se ha demostrado que las personas que duermen menos de seis horas tienen niveles más bajos de linfocitos que las que duermen más de siete. El trabajo por turnos también empeora los niveles de linfocitos.

○ Mayor riesgo de sufrir enfermedades cardiovasculares, un accidente cerebrovascular, diabetes de tipo 2 (porque aumenta la resistencia a la insulina)…

○ Alteraciones en la piel, como envejecimiento prematuro, enrojecimiento, acné…

○ Reducción de la calidad de vida en general.

El cortisol tiene un pico máximo entre las siete y las ocho de la mañana (cuando nos despertamos) y un pico mínimo entre las once y las doce de la noche (cuando nos vamos a dormir). Además, con la oscuridad se segrega la melatonina (sobre todo entre la una y las tres de la madrugada), una hormona que induce al sueño profundo y por lo tanto reparador. A su vez, estos biorritmos condicionan otros hormonales, como por ejemplo el de la testosterona en los hombres. Por eso siempre explico a mis pacientes que sin descanso es prácticamente imposible que funcionen los sistemas hormonal y endocrino.

En estudios clínicos realizados en personas que trabajan por turnos se ha demostrado una importante elevación permanente del cortisol que afecta negativamente a su salud.

Aparte también se ha visto que no respetar los biorritmos tiene consecuencias negativas, por ejemplo envejecimiento prematuro, problemas de fertilidad, mayor accidentabilidad, poco rendimiento cognitivo y un estrés continuo por la interferencia con la vida laboral y social.

Si tienes diagnosticada una enfermedad autoinmune y trabajas por turnos, te animo a que medites sobre tu futuro. Esto es muy fácil de decir y muy difícil de hacer, a lo mejor no es una posibilidad para ti o en tu empresa hay un periodo de crisis y a ver cómo le dices ahora mismo a tu jefe que no puedes trabajar por turnos. Te entiendo perfectamente y soy consciente de que a veces es imposible. Por eso te voy a decir una frase que también repito mucho en la consulta para hacer reflexionar: «Si no tienes tiempo para cuidarte, vas a necesitar tiempo para curarte».

Debo añadir que las mujeres y las personas de más de cuarenta y cinco años son las que tienen más posibilidades de sufrir con intensidad las consecuencias negativas de los cambios de turno.

¿Qué es un ciclo de sueño?

Cada ciclo de sueño consta de cuatro etapas y dura una media de noventa minutos. Las tres etapas iniciales no presentan movimientos oculares rápidos (NREM) y la final sí (REM). Veámoslas:

- Etapa 1 NREM: se da entre la vigilia y el sueño.
- Etapa 2 NREM: se inicia el sueño y la temperatura corporal desciende ligeramente.
- Etapa 3 NREM: es la más reparadora. La respiración se ralentiza, los músculos se relajan… En esta etapa se da la recuperación física y psíquica de la persona, se recarga la moneda energética.
- Sueño REM: dura aproximadamente el 25 por ciento del ciclo. El cerebro está más activo y se producen los sueños. El sueño REM aumenta el rendimiento cognitivo y físico al despertar.

Normas básicas de la higiene del sueño

- Es indispensable que duermas de siete y media a nueve horas todas las noches si sufres autoinmunidad.
- Por la mañana exponte a la luz solar sin gafas de sol.
- Evita la cafeína, el alcohol y los estimulantes ocho horas antes de irte a dormir.
- Mantén un horario regular. Apaga todas las pantallas a las nueve y métete en la cama a las once. Siempre digo que no es lo mismo estar en el móvil que ver una película que te gusta cómodo en el sofá con tu familia. El móvil es muy invasivo y altera más la alerta que ver una película en una pantalla.
- El dormitorio debe estar limpio y ventilado, la temperatura ideal es de 18 °C a 21 °C.
- Usa ropa cómoda y acogedora en tus horas de descanso, lo mejor es la ropa de lino o algodón.
- El número adecuado de horas de descanso es de entre siete

y nueve horas. Hay personas afortunadas que pueden dormir menos, ya que presentan una mutación en el gen DEC2, pero son muy pocas… Hay modas, como por ejemplo lo del club de las cinco de la mañana, que te impulsan a dormir cada vez menos para ser más productivo. He visto cambios de salud muy significativos en personas que han pasado de dormir seis horas a ocho. Así que te pido que lo intentes… Dale una oportunidad al sueño y trata de descansar más. Hay pacientes que comiendo lo mismo, no cambiando su ejercicio y durmiendo más han perdido peso, pues han disminuido los niveles de cortisol.

○ Establece un horario regular y mantente firme con cierta flexibilidad. Ya me entiendes, si estás acabando el capítulo de una serie y son las once de la noche no hace falta que lo dejes sin terminar, pero el próximo día te pones a verlo un poco antes. ¡Ya sabes, coherencia!

○ En el dormitorio no debe entrar la tecnología. La luz azul emitida por los dispositivos electrónicos interfiere con nuestros ritmos circadianos. Intenta reducir la exposición a la luz azul antes de acostarte. La cama es para descansar, tener relaciones íntimas y como mucho leer en formato papel. En la cama no se trabaja, no se estudia, no se come…

○ Ducharse con agua caliente entre quince y sesenta minutos antes de irte a dormir se asocia con una mayor calidad y cantidad de sueño en metaanálisis.

○ Añade de ahora en adelante carbohidratos de calidad a la cena (plátano, boniato, dátiles…), porque ayudan a liberar triptófano. Seguramente hasta hoy habías escuchado decir que los carbohidratos por la noche eran malos.

○ Evita las siestas diurnas de más de cuarenta y cinco minutos.

○ Cena ligero y espera dos horas para acostarte. Si antes de meterte en la cama tienes sensación de hambre, toma una infusión caliente sin teína, ya que favorece la relajación antes de dormir.

○ Practica *mindfulness* o técnicas de relajación profunda diariamente, con tan solo dos minutos experimentarás cambios.

○ En caso de que seas una persona que si bebe mucho se despierta para hacer pis a medianoche, evita las infusiones y un consumo excesivo de líquido por la noche.

○ Si a pesar de intentarlo sigues sin dormir, acude a un especialista, hay psicólogos y psiquiatras que trabajan el sueño.

Te dejo unas preguntas para que te respondas a ti mismo y reflexiones:

○ ¿Son compatibles tus horas de sueño, trabajo y actividad social?
○ ¿Es suficiente el tiempo que dedicas a dormir?
○ ¿Son adecuados tus horarios de sueño?
○ ¿Te levantas con energía y descansado?

No solo los trabajos nocturnos afectan a la calidad del sueño, las jornadas diurnas prolongadas también empeoran la calidad y cantidad del sueño. Una sola noche sin dormir aumenta los niveles de cortisol un 21 por ciento.

Conoce tu número ideal de horas de sueño

De la misma manera que cada persona tiene una altura determinada, todos precisamos un tiempo distinto de descanso, que dependerá de la edad, la salud, la intensidad de la actividad física y mental, el estilo de vida, la situación fisiológica (las embarazadas, por ejemplo, necesitan descansar un poco más)… Algunos duermen nueve horas y a otros les basta con seis. Hay quien presenta una mutación en el gen DEC2 que está asociada con la capacidad de requerir menos horas de sueño. Una forma de saber las horas que necesitamos descansar es la siguiente: durante un mes, métete en la cama cada día antes de las once, intenta despertarte sin despertador y apunta la hora a la que abres los ojos. Si obtienes una media de descanso, por ejemplo, de siete horas y media, esta cifra será aproximadamente tu número ideal de horas de sueño.

Algunas personas utilizan aplicaciones electrónicas para realizar un seguimiento de su sueño, pues evalúan su cantidad y calidad. Sin embargo, he visto a pacientes que se obsesionan y lo llevan al extremo, y si por ejemplo les sale por la mañana que no han descansado bien, ya se condicionan a ellos mismos pensando que van a tener un mal día.

¿Y las personas que trabajan por turnos qué? Médicos, enfermeros, farmacéuticos, policías, personal de limpieza, transportistas, panaderos… Hay gente que, para que el mundo funcione, debe sacrificar su horario normal. Pues se ha demostrado que dormir una hora más al día durante seis días antes de una noche trabajando disminuye la caída del rendimiento provocado por, justamente, haber pasado una noche sin dormir.

¿Verdad que cuando ves que a tu móvil le queda poca batería corres a pedir un cargador a quien sea y lo enchufas cuanto antes? ¿Por qué no haces lo mismo con tu energía?

¿Eres un búho o una alondra?

Cada uno de nosotros tiene un ritmo biológico interno que nos hace sentir mejor si madrugamos (la *morning people*) o nos vuelve incapaces de ser productivos por la mañana y, en consecuencia, trabajamos mejor de noche.

Las alondras suelen ser personas que disfrutan del desayuno y los búhos se van corriendo de casa, habiendo tomado a veces tan solo un café. Recordando mi época universitaria, tengo muy claro cuáles de mis amigas eran búhos y cuáles, alondras. Las alondras se despertaban a las cinco para estudiar, y los búhos iban a la biblioteca de noche (concretamente a la de la Facultad de Empresariales de la Universidad de Barcelona) y se quedaban hincando los codos hasta las cinco.

Si por ejemplo tú eres un búho, pero por tu trabajo te tienes que levantar cada día a las seis, sufrirás lo que se llama «jet lag social».

¿Sabes que puedes pasar de ser un búho a ser una alondra? Es lo que se llama epigenética circadiana. Yo me transformé durante la oposición FIR. Como íbamos a clase por la mañana, tuve que dejar de estudiar de noche y adaptarme a vivir como una alondra. Realmente la vida es más fácil si eres una alondra y es mejor para la salud.

✎ **VICENTA, UNA PACIENTE CENTRAL**

Atendí por primera vez a Vicenta cuando tenía cuarenta y cinco años. Llevaba casi diez meses de baja y le tocaba al cabo de poco la revisión con un tribunal médico para ver qué hacían con ella. Presentaba tres enfermedades autoinmunes, ya que, por desgracia, a estas alturas del libro sabes que a la autoinmunidad le gusta la compañía. Me dijo en la primera consulta que era una paciente central. «Vicenta, ¿qué es una paciente central?», le pregunté.

Me explicó que me había escuchado hablar de la teoría de los búhos y las alondras y que ella no encajaba en ningún arquetipo, pues solo tenía una pizca de energía al mediodía y, por lo tanto, se consideraba «central». Como antes de la consulta me había escuchado hablar de la importancia del movimiento, salía a andar al mediodía, porque era el único momento en que se veía capaz de hacerlo.

Con Vicenta lo primero que hicimos fue tratar la *Helicobacter pylori* y después fuimos bajando. Tratamos también el SIBO y tras nueve meses conseguimos, por fin, regular el estreñimiento. Vicenta se vio capaz de reincorporarse al trabajo y a las dos semanas la despidieron, después de diez años cotizados en la empresa. Pero como ya había recuperado la fuerza que necesitaba no se dio por vencida y hoy trabaja en otro lugar.

Vicenta ya no es central. Madruga, toma la medicación, desayuna, sube al bus, trabaja, pasea, se divierte y de vez en cuando sale. He querido explicar su caso porque creo que se habla poco del despido cuando sufrimos una enfermedad autoinmune, y por desgracia es una práctica habitual. Así que si alguna vez te has visto en esta situación o tienes un conocido al que le ocurre, pide ayuda a tu entorno. Tengo pacientes que han sufrido un despido estando en medio de un diagnóstico y no han podido luchar por un despido improcedente, pues no se veían capaces. No te digo que luches a capa y espada porque desconozco tu situación y tienes todo el derecho del mundo a no tener fuerzas ni ganas, solo te pido que te dejes arropar y aconsejar sobre las distintas posibilidades. Porque la justicia kármica no siempre funciona y a veces hay que confiar en la tradicional.

✎ LOLA, LA IMPORTANCIA DE NO QUEDARSE QUIETA

Lola vino a mi consulta por una supuesta depresión y una fatiga crónica. Mis primeras sesiones suelen durar una hora, y yo cuando me siento con el paciente por primera vez ya me he mirado sus analíticas y su historia clínica. Me estudié el caso de Lola un día antes de la consulta, recuerdo que era una semana con mucho lío («semanas de cancán», las llamamos Zaida, mi secre, y yo).

No me lo podía creer. Lola estaba tomando 100 mg de Pristiq al día, un antidepresivo cuyo principio activo es la desvenlafaxina y que pertenece al grupo de medicamentos denominados IRSN, ya que su función es inhibir la recaptación de la serotonina y noradrenalina. Como se inhibe la recaptación de estos neurotransmisores, aumenta su concentración y por lo tanto el paciente tiene unos niveles más estables. No sufre tantos síntomas como irritabilidad, ansiedad o tristeza. Lola también estaba tomando lorazepam para dormir, que es un fármaco del grupo de las benzodiacepinas. Su función es ralentizar la actividad del cerebro para permitir la relajación y así el sueño.

No me podía creer lo que estaba viendo. En una parte de la pantalla de mi ordenador tenía anotada la medicación y el diagnóstico de depresión y fatiga crónica de Lola y en la otra mitad sus analíticas. ¿Alguien se había mirado esas analíticas? Lola tenía una TSH a 9, una T4 baja, la vitamina D a 7 (con este valor se considera ya que la persona está «raquítica»). Además, presentaba la ferritina a 11. Y ya sabes que con la ferritina el problema es de traca, porque como algunos laboratorios la dan por buena a partir de 10 no salía ni asterisco. Es decir, o te miras la analítica con mucho cariño o no te das cuenta.

Me faltaban valores para decirle lo que sospechaba, necesitaba la T3 y la medición de autoanticuerpos tiroides ANTI TPO y ANTI TG, los cuales estaba segura de que saldrían elevados.

En la anamnesis vi que el intestino de Lola estaba hecho un auténtico desastre, sus heces eran Bristol 1 e iba al baño solamente tres o cuatro veces por semana, un clásico en un hipotiroidismo de Hashimoto mal tratado.

Sentía una frustración inmensa. A Lola le habían diagnosticado una depresión sin mirarle la analítica. ¿Y si el motivo de su tristeza, inapetencia, desinterés por la vida y desmotivación era este hipotiroidismo del cual yo sospechaba?

Tuve que ser cautelosa, no podía decirle lo que pensaba sin estar segura del todo, porque de lo contrario le hubiese causado a ella más preocupación, y era lo último que nos faltaba.

Utilicé mis tácticas para no sembrar el pánico: «Mira, Lola, vas a pedir cita a esta endocrina. Tú no te preocupes que no te pasa nada, lo hago para quedarme yo tranquila, que ya sabes que soy muy cautelosa». Me contestó: «Claro, María, yo estoy en tus manos, haré todo lo que tú me digas».

En la primera consulta ya le mandé dosis altas de vitamina D para corregir estos valores tan ínfimos. También le di hierro en forma de proteinsuccinilato para subir por lo menos la ferritina a más de 40 en la siguiente analítica. Le di dosis de magnesio en forma de citrato por la noche, para mejorar su estreñimiento. Y, por supuesto, a una paciente así hay que mandarle dosis altas de omega 3 para bajar la neuroinflamación. Le hice una dieta antiinflamatoria supersencilla porque ya vi que le costaría seguirla. Lola en la primera sesión estaba un poco al límite.

Después mandé un wasap a la endocrina que tengo de confianza y le dije que sospechaba de Hashimoto pero que le habían dado antidepresivos y benzodiacepinas. Tuvimos los resultados de las analíticas en dos semanas. Efectivamente era un hipotiroidismo de Hashimoto como una catedral. La TSH esta vez estaba a 11, y no te lo pierdas... los autoanticuerpos ANTI TPO a 3.500. Por lo menos en estas dos semanas ya logramos corregir un poquito el hierro y la vitamina D, aunque todavía nos quedaba mucho.

En la segunda consulta me encontré a Lola junto con su marido, no sabían cómo darme las gracias. Lola ya llevaba cuatro semanas tomando levotiroxina y se notaba muchísimo mejor. «Lola, ahora pedirás hora a la doctora que te recetó esta medicación y le enseñarás este informe que te he hecho», le dije.

El informe era, como siempre, muy respetuoso, iba dirigido a su médico de cabecera. Simplemente le aconsejaba reducir paulatinamente la dosis de lorazepam y desvenlafaxina, ya que la paciente había sido diagnosticada recientemente de hipotiroidismo de Hashimoto y en mi humilde opinión estos dos fármacos ya no hacían falta. Lola, gracias a la levotiroxina, la suplementación y los cambios de hábitos de vida, ya estaba mejor.

Lo que ocurrió fue una excepción. Jamás me ha vuelto a pasar y espero que no me suceda con ningún especialista. Llamó la doctora de cabecera a la consulta gritando que a ver quién era yo y que el hipotiroidismo de Hashimoto ahora estaba «de moda». De verdad que no me lo podía creer. Aguanté los gritos con aplomo porque quería decirle cuando terminara que jamás volviera a hacer esto con una paciente. Primeramente, que la depresión la tiene que diagnosticar un médico especialista, en este caso un psiquiatra. Y en segundo lugar que no sé cómo no se le ocurrió darle levotiroxina antes que un antidepresivo. Jamás me he encontrado con alguien que respondiese con tanta soberbia. Me despedí con educación y ella me colgó el teléfono.

No me pareció correcta su actuación y llamé a su centro de salud para comentar lo que había pasado. Me «ventilaron» bastante rápido diciendo que no tenían tiempo para atenderme.

En la actualidad, Lola toma una dosis de levotiroxina de 75 mcg, solo usa hierro durante la menstruación y el suplemento con vitamina D durante la época invernal. Después del abordaje dietético y con probióticos que hicimos corregimos su estreñimiento. No hace diariamente un Bristol 4, hace Bristol 3-4 como mínimo cinco días a la semana. ¡Un gran avance para Lola!

Cuando se enteró por redes sociales que estaba escribiendo un libro me pidió que contara su caso. Estas fueron sus palabras textuales: «María, por favor, cuenta mi caso. Diles que por culpa de un error humano estaba tomando pastillas para la depresión cuando lo que en realidad tenía era una enfermedad autoinmune que por suerte tu intuiste. Diles que nunca se conformen con un diagnóstico si no están convencidos».

¿Qué pasa con las siestas? ¿Son o no son favorables?

Aunque nos creamos que la siesta es un invento español, los ingleses en estudios científicos la clasifican según el tipo como *donkey nap* o *flash nap*.

La *donkey nap* se hace en algunas partes de España y es lo que llaman la «siesta del burro». Es una cabezada antes de la comida del mediodía.

La *flash nap* es la siesta de toda la vida, la que se hace después de comer. No debe dejarse para muy tarde, ya que si no puede afectar negativamente al sueño nocturno.

A algunas personas las siestas les aumentan el rendimiento cognitivo y les mejoran la fatiga durante el día. Sin embargo, a otras una siesta les deja KO. La duración debe ser de entre veinte y treinta minutos, ya que así se descansa sin entrar en las fases más profundas del sueño. De lo contrario, te puedes despertar con mal cuerpo y desorientado.

Existe una predisposición genética que hace que a algunas personas las siestas les sienten mal. A mis pacientes siempre les digo que es básico aprender a gestionar nuestra moneda energética cuando se convive con una enfermedad autoinmune. La mayoría de las personas con estas dolencias sufren, han sufrido o sufrirán fatiga. La fatiga es muy difícil de entender y expresar, solo sabemos lo que es quienes alguna vez la hemos sufrido. Es un cansancio sin justificación. Primeramente déjame contarte las diferencias entre cansancio y fatiga.

El cansancio tiene un motivo explicable. Ejemplo: estoy cansada porque he trabajado doce horas. Sin embargo, la fatiga no se puede explicar. Ejemplo: he dormido ocho horas, he desayunado y me ha sentado bien, pero me visto y ya me noto muy exhausta, y tan solo me he vestido. ¿Ves la diferencia? El cansancio tiene una explicación, la fatiga no.

Ahora te daré un ejemplo que utilizo mucho en la consulta para que entiendas mejor la fatiga. La mayoría de las personas sanas tienen la gran suerte de levantarse cada día con cien euros que raramente gastan. Tienen dinero para todo: ducharse, vestirse, ir en metro, conducir, trabajar, realizar deporte… e incluso algunos pueden hasta irse de marcha.

Si tienes una enfermedad autoinmune con presencia de fatiga, no te levantas con cien euros, sino con diez. Y con este dinero tienes que llegar al final del día como buenamente puedas, y por lo tanto tu calidad de vida se ve muy disminuida. Entonces yo aconsejo a mis pacientes que aprendan a gestionar el dinero de forma inteligente y adaptada a ellos. Cuando te levantes con diez euros, empieza la jornada en modo ahorro, no malgastes mucha energía por la mañana en llamadas, wasaps, noticias y cosas que pueden cansarte. Recuerda que tienes una misión: ¡llegar al final del día!

Ya sabrás por experiencia que cuando te vas a dormir muy cansado este malestar residual te puede durar más de un día, por lo que necesitarás descansar mucho más. A esto yo lo llamo «deuda energética». Un día que te pasas de frenada y estás otros tres apagado y cansado.

Entonces es importante que tú mismo sepas con cuánta energía te levantas y te la gestiones. ¡Si te levantas con veinte euros y te organizas bien, puedes ir hasta al gimnasio! Y los días con más de cincuenta euros puedes incluso tener vida social. Conócete a ti mismo y estudia qué es lo que te cansa más para gestionarte mejor la energía.

Por experiencia personal y por la de mis pacientes sé que perdemos mucha energía en quebraderos de cabeza, pensamientos rumiativos, relaciones personales poco gratificantes, personas interesadas que solo buscan un beneficio personal unilateral de nosotros… Te invito a estudiar tu vida y sacar todo lo que te quita dinero para que puedas dedicárselo a lo que realmente deseas: trabajo, amigos de verdad, familia, deporte, aficiones…

EL MARAVILLOSO REMEDIO DE LOS ANIMALES

> Amor es una palabra de cuatro patas.
>
> Anónimo

Sí, existe. Es un remedio y funciona. Incluso lo podría patentar, ya que me lo saqué de la manga hace años, cuando trabajaba en una farmacia del barrio del Carmel de Barcelona.

Observaba a personas que entraban en el establecimiento con distintas dolencias y necesidades y tenían un denominador común: la soledad. En esta soledad veía nostalgia y melancolía.

¿Qué podía hacer para que se sintieran mejor? No podía darles toda la conversación que me hubiese gustado, ya que íbamos muy justos de personal y tenía que cumplir con mis obligaciones y responsabilidades de farmacéutica sustituta.

Se me ocurrió empezar a sugerir a estas personas que fueran a la protectora municipal del Tibidabo, la Lliga. No puedes imaginar la que armé en el barrio. ¡Venían a la farmacia a enseñarme los perritos adoptados! ¡Me decían que les había cambiado la vida! Había tardes que se agrupaban más de dos perros en el local. Algunas personas quedaban para pasearlos. ¡Qué bien me lo pasaba y qué feliz era viendo que estas personas ahora estaban mejor! Además, adelgazaban. Claro, es normal, paseaban más y correteaban detrás de la mascota.

Llegados a este punto, te preguntarás si científicamente esto puede ocurrir o solo fue casualidad. La respuesta está justificada por la ciencia, y ahora lo verás.

¿Por qué un animal de compañía puede ayudarte a ganar salud?

○ Te mantiene más activo y por consiguiente mejora la salud cardiovascular. Se ha observado que pacientes con problemas cardiovasculares y mascota tienen una reducción del 35 por ciento del riesgo de mortalidad.

○ Acariciando a nuestra mascota liberamos oxitocina, la hormona del amor y la relajación. Y junto con esta segregación está la nobleza del animal, que te transmite paz, alegría…

○ Tener mascota alivia los sentimientos de soledad. Se sociabiliza mucho más con mascota que sin ella, sobre todo si es un perro.

○ Convivir con un perro o un gato nos hace tener menos riesgo de alergia y de asma, ya que el hecho de estar expuestos a pequeñas dosis de alérgenos nos inmuniza poco a poco y nos hace más tolerantes.

○ Mejora nuestra vida social y nuestras relaciones personales, ya que conectamos con otros dueños de perros. Te encontrarás por la calle a más personas como tú paseando a su mascota y entablarás conversaciones con muchas de ellas gracias a los peludos. Verás en los parques que los dueños de perros forman corrillos de conversaciones.

○ Enriquece nuestra microbiota, pues aumenta la diversidad. Las bacterias beneficiosas que nos aportan nuestras mascotas desplazan a las malas por un mecanismo de antagonismo microbiano. Esto es válido en todas las mascotas.

○ En una revisión sistemática de 2019 con una muestra de más de 4 millones de participantes se observó que tener mascota reduce un 24 por ciento el riesgo de morir por cualquier causa. Por favor, ¡esto es más efectivo que muchos tratamientos!

○ Hay estudios que demuestran que tener mascota mejora la salud cognitiva y corremos menos riesgo de sufrir una discapacidad (este estudio se realizó en 1.369 adultos). ¿Cuál es el mecanismo de acción para que una mascota reduzca el deterioro cognitivo? Los efectos en la amortiguación del estrés, ya que sabemos que el estrés es uno de los causantes del deterioro cognitivo. Además, la actividad física también mejora las capacidades cognitivas, y ya sabes que con un perro vas a pasear más.

○ Aumenta el sentido de la responsabilidad. Quizá no tengas ganas de levantarte de la cama, pero tienes que hacer un superesfuerzo para cuidar a tu mascota.

○ Mejora la autoestima. Se ha visto que niños con dificultades para leer en voz alta o trastornos en el habla mejoraban la confianza en sí mismos y la seguridad al hablar cuando estaba su mascota delante. De hecho existe en España una modalidad terapéutica que se llama Intervención Asistida con Animales (IAA), donde se trabaja con perros en las aulas, pues los beneficios son muy extensos.

✎ EL CASO DE ALFONSO. LA INCERTIDUMBRE ES LA ÚNICA CERTEZA QUE EXISTE

Alfonso es un paciente de sesenta y dos años que estaba profundamente preocupado, ya que sus padres fallecieron de alzhéimer y él temía terminar igual. Me contó en la primera consulta que no quería «dar trabajo a sus hijos» y que por eso había contratado un seguro de vida y otro de decesos.

Me explicó al detalle todo lo que incluían estos seguros, incluso que al contratar tantos le habían hecho un descuento para un seguro dental que también había contratado. «Nunca se sabe», me dijo.

Tras su insistencia en la primera sesión, le pedí pruebas de todo tipo. No soy de pedir pruebas por pedir, pero accedí. Hicimos hemograma supercompleto, test de microbiota y prueba de cortisol. Solo esta última salió un poco alterada, debido al estrés que le producía a Alfonso pensar que podía tener alguna enfermedad.

En la segunda consulta me pidió que le recomendara algún psicólogo de mi confianza, ya que quería realizarse unas pruebas cognitivas porque él veía claramente que tenía alzhéimer. No hace falta decir que las pruebas salieron perfectamente, de hecho sus capacidades estaban incluso por encima de la media de la población de su edad.

En la tercera sesión me dijo que esta psicóloga que le había recomendado no sabía nada, ya que él tenía alzhéimer y no se lo había diagnosticado. Le expliqué que él mismo estaba buscando un sesgo de confirmación y eso no tenía ningún sentido.

Para nuestra mente es muy difícil aceptar que no tenemos razón, por eso siempre buscaremos la mínima evidencia para confirmar que estamos en lo cierto. ¡De momento todo iba bien! ¿Para qué tener angustia anticipada? Habíamos tenido suerte. No había ningún indicio de enfermedad por ningún lado. Debíamos dar las gracias. Sin embargo, solo veía en él preocupación y estado de alerta. Para ayudar a Alfonso a salir del bucle utilicé el maravilloso remedio de los animales. Le recomendé tener una mascota.

Alfonso desapareció de la consulta por un tiempo. Pensé que como lo que le había dicho no le había convencido había cambiado de profesional de la salud. Incluso dudé de haberlo hecho bien. «¡Ay si se me pasó algo! Pero ¡si lo miré todo! ¡Como tenga alguna enfermedad se me cae el pelo, yo le dije que no tenía nada y que adoptara un perro!», pensaba.

Meses después, cuando ya me había olvidado de Alfonso y había dejado de sentir culpa por no haberlo hecho del todo bien, Alfonso mandó un correo electrónico con una foto. Era la foto de un galgo precioso en su cocina. Me dijo que se llamaba Sirocco. «Como el viento y no como el coche», recalcó. Me comentaba que desde que le había recomendado el maravilloso remedio de los animales se encontraba mejor y ya no estaba tan preocupado. En el mensaje también me preguntaba si sabía cuál era la marca de pienso más adecuada, ya que quería darle comida de la mejor calidad y hacer lo mejor para Sirocco.

Hoy en día desconozco si Alfonso sigue pagando todos aquellos seguros, quizá sí, e incluso ha añadido un seguro de mascotas a su dilatada nómina. De lo que estoy segura es de que vive con más entusiasmo, más feliz y menos preocupado. ¡Y te garantizo al cien por cien que ha mejorado su microbiota!

GESTIÓN DEL ESTRÉS

La ansiedad: una dolencia difícil. El paciente cree tener por dentro algo parecido a una espina, algo que le pincha las vísceras y las náuseas lo atormentan.

HIPÓCRATES

En capítulos anteriores has aprendido lo grave que puede ser no gestionar el estrés y extralimitarse continuamente. En estas páginas te daré algunos trucos para surfearlo mejor. Evitar el estrés es imposible, hasta en un monasterio budista tendríamos estrés porque habría algo que nos molestaría, tal vez las campanas que llaman a la meditación o a lo mejor su excesivo silencio, vete tú a saber. Si no te notas mejor con estos consejos, acude a un psicólogo que tenga experiencia con pacientes con enfermedades autoinmunes y formación en este campo. Tienes que ir a un psicólogo que tenga conocimiento de la enfermedad, ya que, por ejemplo, si le dices que estás tomando corticoides y desconoce los efectos adversos de este tratamiento no entenderá tu nerviosismo y malestar.

Estrategias para gestionar el estrés:

- Evita el consumo de azúcar, estimulantes y alcohol. Sí, otra vez te repito la importancia de evitar el azúcar.
- Muévete a diario y haz deporte. La actividad física mejora el estrés, los síntomas de la ansiedad y los síntomas depresivos, gracias a que produce una liberación de endorfinas.
- Practica respiraciones parasimpáticas. Las llamamos 4-7-8. Se realizan de la siguiente manera: inspira en cuatro segundos, aguanta el aire siete segundos y saca el aire en ocho segundos, como si te tiraran de un hilo.
- Aprende a decir no. Estar siempre disponible no es un don, es falta de compromiso con uno mismo. No se trata de volverse egoísta y sin empatía, sino de saber cuándo hay que ceder y esforzarse y cuando no. Por ejemplo: sacar tiempo de debajo de las piedras para un buen amigo al que hace tiempo que no ves y que lo está pasando mal es una forma sana de ceder. Pero si una persona a la que prácticamente no conoces te pide un favor, que se traducirá en horas de trabajo y carga

mental para ti y estás sobrepasado, debes decir que no. Una forma muy elegante de decir que no es con la siguiente frase: «No tengo la energía ni el tiempo suficiente para hacerte este favor, lo siento mucho». Al principio te costará, pero una vez cojas práctica resultará muy liberador.

○ No busques constantemente la aprobación de los demás. Contentar a todo el mundo es imposible y, si lo intentas, pagarás un peaje muy alto. Se trata de ser personas de bien y vivir de forma coherente con nuestra escala de valores, pero satisfacer a todas las personas no es posible.

○ Prioriza. Nadie llega a todo. Ten claras tus prioridades y respétalas. Si para ti es más importante la familia que el ocio organiza tu día para pasar el máximo tiempo posible con tu familia. Sé fiel a ti mismo y respeta tus prioridades.

○ Si puede ser, exponte a los rayos del sol de primera hora, pues activarás ritmos circadianos y descansarás mejor por la noche. Mira, por ejemplo, la hora en la que sale el sol en tu ciudad y contempla el amanecer. Serán solo diez o quince minutos que te cundirán durante todo el día.

○ Evita la sobrecarga laboral, ya que es, a menudo, fuente de distrés. Aprende a decir no, a dar a tus clientes tiempos de entrega más largos, etc. Estamos acostumbrados a que todo sea muy urgente y tenerlo a golpe de clic. A costa de nuestra salud, claro.

○ Reír a carcajadas baja las hormonas del estrés y refuerza el sistema inmunitario. Y he dicho reír a carcajadas, no solo sonreír.

○ Practica el sentido del humor. La risa a veces hay que buscarla. En este punto tengo un plan sin fisuras: el APM (un programa que se hacía en Catalunya, pero lo puedes ver en YouTube desde todo el mundo), la serie *Paquita Salas* de Netflix y los vídeos de las redes sociales de Pantomima Full. Es imposible que no te rías.

○ Medita. Y no para estar a la moda, sino para que tu corteza prefrontal sea más optimista y tengas menos sensación de estrés.

○ Ten motivaciones y hobbies.

○ Si tienes tiempo, espacio y ganas, considera aplicar el maravilloso remedio de los animales.

○ Ten una lista de palabras bonitas a mano o en un pósit para leerlas en momentos de flaqueza. Estas palabras pueden ser desde un simple «gracias» hasta un «viaje a Italia del 2022». Son palabras que cuando las leas actuarán de bálsamo y te relajarán.

○ Practica la gratitud. Apuntar diariamente tres cosas buenas que te han pasado a lo largo del día durante unos meses bajará tus niveles de ansiedad y de estrés. Mejor si lo apuntas a mano, en alguna libretita mona. Cuanto más simple sea lo que apuntes, más feliz te hará. Hace poco apunté: «Hoy he visto una familia que parecía enfadada, y cuando se han cruzado conmigo y con Tiramisú y han mirado a la perrita han sonreído. Doy las gracias por la perrita que tengo, que cambia la cara de los demás».

○ Y, por último, pide ayuda a un especialista (psicólogo o psiquiatra colegiado, nada de *coaches* o gurús). Si no ves mejoras con tu especialista, cámbialo. He visto a pacientes muy atascados con su terapia. Si llevas dos años con el mismo psicólogo y notas que no has avanzado nada, quizá es hora de ir a la consulta de alguien distinto.

Estrategias para gestionar el estrés cuando vivimos pegados al móvil:

○ No mires el móvil nada más levantarte, es un grave error. Y si encima miras las noticias, ¿qué esperas? ¿Tener un buen día? Después de todo, el bombardeo de noticias te será francamente complicado.

○ Limita la exposición diaria a las noticias. Por desgracia, ser el más informado no arreglará tu enfermedad autoinmune.

○ Ponte horarios para contestar wasaps (ejemplo: contestas por la tarde y te reservas veinte minutos para esta tarea y así evitar interrupciones).

○ Tómate fines de semana de desconexión digital completa.

○ Sigue solo cuentas que te aporten valor y que no te generen sentimientos de inferioridad, frustración, envidia, etc.

○ Esconde el teléfono en un cajón cuando tengas que trabajar.

○ Desactiva las notificaciones.

○ Controla el tiempo que pasas en las redes sociales. Y te lo digo yo, que estoy en redes desde hace más de doce años. Las redes sociales bien utilizadas son maravillosas, pero como te pegues más de media hora allí estarás intoxicado con exceso de datos de los demás (información además falsa, ya que en Instagram solo mostramos una verdad cuidadosamente seleccionada o a veces incluso, falsedades). Estar todo el día en redes sociales te hará compararte sin querer con los demás y saldrás perdiendo, ya que, como te he dicho, solo mostramos la parte bonita de nuestra vida. Sigue cuentas que te inspiren o que te enseñen algo. No sigas cuentas de vidas perfectas; no son reales y solo te ocasionarán frustración.

○ Si trabajas online, como es mi caso, te aconsejo que quites el correo electrónico del teléfono para que no te lleguen continuamente mensajes del trabajo y te impidan desconectar

Gaman, seikaju y otros aprendizajes japoneses

> —¿Y dónde queda, exactamente, ese tal Japón?
> —Siempre derecho hacia allá. Hasta el fin del mundo.
>
> Alessandro Baricco, *Seda*

Tengo un amor especial a Japón. Fantaseo algunas veces con cerrar la consulta dos meses e irme a la región de Okinawa a pasar consulta mano a mano con algún médico japonés integrativo. Sigo a algunos en Twitter y hasta intercambiamos algunos mensajes de vez en cuando. Okinawa es una de las regiones del mundo llamadas *blue zones*. Son zonas cuyos habitantes viven como mínimo noventa años y algunos superan los cien. Y, como en todo, cantidad no es igual a calidad, pero es que en estas *blue zones*, aparte de tener más cantidad de vida, tienen también una mayor calidad. En Okinawa puedes ver a señores de noventa y cinco años yendo en bicicleta a su huerto a buscar calabazas, una hortaliza que consumen mucho en esta isla.

Quizá algún día cumpla mi sueño y coja el portátil y un billete de Barcelona a Narita (el aeropuerto de Tokio). Quiero ver cómo es la medicina allí. Bueno, honestamente, lo que quiero es hacer test de heces a todas esas personas centenarias y analizar sus hábitos de vida. Comparar su microbiota y sus hábitos de vida con los nuestros. Les mandaría analíticas después de profundas anamnesis. Observaría a estos centenarios en directo, vería cómo es su familia, entraría en su casa, observaría su nevera, analizaría su despensa, vería cómo se sientan a comer todos a la mesa (observaría hasta su masticación), les preguntaría un montón de cosas, comprobaría los pasos diarios que realizan y su ejercicio diario. Pero, francamente, quizá si hiciera todo esto acabaría detenida en Japón. ¡Por acoso! Bromas aparte, cuando me puse a escribir este libro sabía desde el principio que iba a hablar de Japón en alguna parte. Si fuera ingeniera y el libro tratara sobre ingeniería de materiales también me las ingeniaría (nunca mejor dicho) para hablar de Japón en algún capítulo. Pero ¿cómo podía integrar Japón con las enfermedades autoinmunes y el sistema inmunitario? Me puse a pensar. Como he leído tantos libros de cultura e historia japonesa, pensé que te podía hablar de Japón citando estas diez palabras que te voy a enseñar: *gaman*, *seikaju*, *kintsugi*, *kaizen*, *oubaitori*, *shikata ga nai*, *wabi-sabi*, *nankurunaisa*, *ukiyo* y la más conocida, *ikigai*.

Un diagnóstico es una bofetada que no te esperas. Te pone la vida patas arriba y te la desmonta. ¿Y qué sientes? Perdición, incomprensión, injusticia y aturdimiento. «¿Por qué a mí?». Siempre digo que asimilar y aceptar un diagnóstico puede costar años.

A continuación te presentaré estas palabras japonesas que pueden servirte de brújula, de consuelo o de abrazo o como quieras llamarlo. Espero de corazón que te ayuden tanto como me ayudan a mí en momentos de flaqueza.

Gaman

Gaman es la capacidad de perseverar a pesar de las dificultades. La traducción literal de la palabra es «el arte de soportar lo insoportable con paciencia y dignidad». Podríamos relacionar la palabra *gaman* en nuestra cultura con la palabra «resiliencia». En el caso de las enfermedades autoinmunes, la palabra *gaman* es necesaria para no romperte en mil pedazos cuando escuchas un diagnóstico. Es poder sentarte en la camilla de la resonancia magnética cada seis meses para ver si la esclerosis múltiple presenta estabilidad radiológica o no. Es el arte de ir a hacerte una ecografía esperando que no te encuentren atrofia en la glándula tiroides. Es aguardar en la sala de espera de tu reumatólogo para comprobar que el tratamiento que sigues para la artritis reumatoide ha bajado por fin los marcadores inflamatorios que tienes por las nubes. Es cerrar los ojos y respirar profundamente mientras te ponen el contraste para realizarte una gammagrafía.

Te voy a contar el caso de unas pacientes que hicieron *gaman* en mi consulta.

✎ CLARA Y ANDREA, PURO *GAMAN*

Clara y Andrea se casaron a finales de 2019, antes de la pandemia. A Clara le diagnosticaron esclerosis múltiple pocos meses después de la boda, aunque ella me dijo que notaba hormigueos y síntomas desde hacía dos años, pero pensaba que era por el estrés, ya que es arquitecta y se estresa mucho cuando tiene entregas de proyectos. Como la idea de Clara y Andrea era realizar el método ROPA para ser madres, el neurólogo decidió que el mejor tratamiento para Clara era el Copaxone (acetato de glatiramero), pues es bastante seguro durante el embarazo. Cuando la vi todavía no había empezado a tomar la medicación, la consulta era para saber cómo llevar la enfermedad, qué alimentos comer, qué evitar, si podía tomar suplementación para sentir menos fatiga... Me quedé muy sorprendida porque en este caso el neurólogo ni siquiera les había explicado qué es la esclerosis múltiple. ¡No lo sabían! ¡Clara no conocía ni la enfermedad que tenía! Quise pensar que ocurrió porque el diagnóstico se dio en medio de la pandemia y había mucho caos. Normalmente esto no es así. No dejaron entrar a Andrea en la consulta del neurólogo por las normas de la pandemia, y Clara tuvo que soportar el diagnóstico sin que nadie le sostuviera la mano. Le di a Clara una dieta antiinflamatoria muy fácil de cumplir y suplementación dirigida y le busqué hora con mi entrenador personal para casos de enfermedades autoinmunes: Víctor Díaz. Le prohibí rotundamente trabajar de noche, teníamos que regular los ritmos circadianos, y se comprometió a no aceptar más proyectos de los que realmente pudiese realizar. No le dije que necesitaría terapia para asumir el diagnóstico, ya que Andrea es psicóloga y pensé que esta parte ya estaba cubierta. En un momento de la consulta Clara estalló y me preguntó llorando: «María, ¿cómo me voy a pinchar el tratamiento cada día yo sola? ¿Cómo voy a ser capaz de clavar una aguja en mi cuerpo?». No tuve tiempo de responder. Andrea se me adelantó. Soltó muy tajante: «Con dos pares de ovarios, Clarita». Se nos escaparon las lágrimas a las tres. No sé si Andrea sabía en aquel momento que acababa de dar una lección de *gaman* a Clara. A veces en esta vida hay que tener *gaman* y dos pares de ovarios. Quiero que sepas que hoy, tres años después, Clara y Andrea son madres de un precioso niño de seis meses.

Seikaju

Este vocablo japonés significa «serenidad en medio del caos». Es lo que requieren muchos pacientes después del diagnóstico o cuando reciben malas noticias en la consulta. Es lo que necesitas cuando ves que tu mundo se desmorona. Podemos obtener *seikaju* de las siguientes maneras: con ayuda psicológica, con otras «personas vitamina», con el maravilloso remedio de los animales, haciendo deporte, realizando actividades culturales, bailando, escuchando música, etc.

Hay personas que nos brindan *seikaju*. Son personas a las cuales la psiquiatra Marián Rojas llamaría «personas vitamina». Esta vez no hace falta cambiar el nombre de la paciente porque me pongo a mí misma de ejemplo.

✎ *SEIKAJU* EN UNA CORRIENTE DE RESACA

Era verano de 2018 y yo estaba en pleno proceso de diagnóstico de mi tercera enfermedad autoinmune. Me acuerdo de que ya habían pasado quince días de mi punción lumbar, pero todavía no estaba muy católica que digamos. La punción lumbar me había provocado todavía más vértigos y un poco de debilidad en las piernas. Estaba muy asustada, pensaba que algo había ido mal y me habían dejado secuelas, pero mi neuróloga me aseguró que había pacientes a los que la punción lumbar les podía sentar regular y que poco a poco me iría recuperando. Intentaba ser racional y convencerme de que realmente el riesgo de secuela tras una punción lumbar era mínimo.

Fueron días muy complicados. No sabíamos todavía el diagnóstico con certeza, teníamos mucho miedo. Podía ser cualquier cosa, desde un tumor cerebral hasta una enfermedad autoinmune con afectación cerebral, como un lupus o una esclerosis múltiple. Aquel agosto de 2018 mi marido, Daniel, fue mi *seikaju*. Hicimos lo imposible para salir a flote, nunca mejor dicho, ya verás por qué.

Cuando me dieron el alta decidimos irnos los dos a un pisito que tenemos delante del mar. Cogimos el colchón de nuestra habitación y lo pusimos en medio del salón. No obedecíamos ningún horario ni cumplimiento. Solo mirábamos series, películas y de vez en cuando bajábamos al mar a pasear y a bañarnos un ratito. Bañarme me sentaba muy bien, pero tenía que ponerme tapones en los oídos, porque de tanto vértigo me molestaba hasta el ruido de las olas. Imagina, una persona como yo, enamorada del mar, que se ha bañado en todos los océanos, paseando por la orilla de una pequeña calita del Mediterráneo con tapones en los oídos porque se mareaba con el ruido de las olas. Sentía mucha compasión por mí y estaba muerta de miedo.

Eran días tan duros que se me cerró completamente el estómago, no podía comer. Solo me apetecían la sandía y el gazpacho. Para que Daniel no se preocupara, yo le decía que con la L-arginina de la sandía y los carotenos y el licopeno del gazpacho ya tenía suficiente. Que para ver series no hacían falta tantos nutrientes y que ya recuperaría el hambre.

Un día me desperté un poco más animada (no hay mal que cien años dure), preparé tostadas de trigo sarraceno con aguacate para los dos y nos sentamos a desayunar en la terraza. Ese día las olas eran más altas de lo normal. La bandera, amarilla. Como es una cala pequeñita, le propuse a Daniel ir a saltar olas. Él dijo que sí *ipso facto* porque me vio animada y con vitalidad por primera vez desde hacía muchos días. Nos metimos en el mar sin saber que mientras nos adentrábamos estaban cambiando la bandera amarilla por la roja. Jamás pensé que en nuestra calita de Salou pudieran formarse corrientes de resaca. Y así fue. Las corrientes de resaca son poderosas corrientes de agua que fluyen en dirección opuesta a la costa. Literalmente no podíamos volver a la orilla. Se empezó a formar el caos. Gritos y manos levantadas en medio del mar. Intentábamos llegar a las boyas, pero yo no podía, estaba paralizada por el miedo y sentía muchísima debilidad en las piernas. Más tarde aprendí que cuando me pongo nerviosa o sufro mucho estrés se me acentúan los síntomas. A mi lado tenía a una madre y una hija gritando sujetadas a un hinchable en forma de cocodrilo, las recordaré siempre, rubias y con la cara roja de tanto chillar. Quería hacer algo, pero es que cuando te estás ahogando no puedes ayudar a nadie, es muy fuerte, pero es así, no puedes hacer nada. Parecía la película *Lo imposible.* Yo pensaba que nos íbamos a morir todos. Veía a los socorristas con las motos de agua y los salvavidas ya adentrándose en el mar para sacarnos de allí. Todas las personas que estaban en la playa en aquel momento miraban de pie a ver cómo acababa el asunto. Yo no podía más. Las piernas no me respondían. Daniel hizo una vez más de *seikaju* y aún recuerdo cómo me empujaba el culo con las dos manos para mantenerme a flote y me gritaba que por favor intentara nadar y llegar hasta la boya. «¡No pares de nadar!». Nunca le he oído gritar tanto. No sé cómo lo conseguimos, pero lo logramos, acabamos los dos abrazados a la boya. Hicimos lo imposible. Ahora explicamos esta situación como algo anecdótico, pero hemos aprendido a tener mucho respeto al mar y se lo intentamos transmitir a los demás. Por suerte nadie se ahogó, la mujer y su hija también llegaron bien a la orilla. Por cierto, no le quitemos mérito a la boya, hizo también de *seikaju*. Los socorristas cumplieron asimismo con su trabajo, pero no les puedo poner a la altura de un *seikaju*, porque en mi humilde opinión reaccionaron un poco tarde y no entiendo cómo no nos prohibieron entrar en el mar. Tenían que haber sacado a la gente del agua mientras cambiaban la bandera y no permitir que nadie se metiera con la bandera roja. Solo con un silbido se podría haber evitado aquella situación. Pero bueno, ya ha pasado y nos sirvió de lección.

Y ya que lees estas páginas quiero inculcarte también a ti este respeto al mar. El mar puede ser muy peligroso y hay que andar con cuidado. Hay que observarlo bien antes de adentrarse en él.

Kintsugi

El *kintsugi* no es una actitud, es una técnica. Es un método japonés que consiste en reparar las piezas de cerámica con polvo de oro. Aquí en Occidente, si se nos rompe el asa de un jarrón de decoración, lo intentamos reparar para que no se note. Que parezca que no ha pasado nada. En Japón no siempre es así. Con la técnica *kintsugi* la rotura se hace todavía más visible, ya que en vez de disimular la grieta se la exhibe más porque se repara con oro. Se la considera una pieza única y excepcional: tiene todavía más valor por haberse roto.

Pero en este capítulo, el *kintsugi* va más allá de la alfarería y del arte. Quiero explicarte que tengo pacientes que son auténticas piezas de *kintsugi*.

Si has leído hasta aquí, relacionarás muy fácilmente la palabra *kintsugi* con el caso de Irene. Las heridas dejan marca, claro. Y tardan en cicatrizar, se infectan y a veces se tienen que abrir y volver a curar y cuesta, cuesta mucho. Puede costar meses. Pero de forma metafórica podemos pensar que en vez de tornillos de titanio y mallas nos han bañado en oro y tenemos una segunda oportunidad. Además, tenemos un cuerpo único y excepcional que la vida nos ha empujado a vivir. Irene también es un *kintsugi* con su colostomía. Me acuerdo escribiendo sobre el *kintsugi* de la canción «Anthem» de Leonard Cohen, que ponía mi abuelo en el coche un día que íbamos a IKEA. La canción dice: «There is a crack, a crack in everything. That's how the light gets in». La traducción en español es «Hay una grieta en todo y así es como entra la luz». Mis abuelos también tienen grietas, tornillos y operaciones. Y entre operaciones, inyecciones de heparina y PET TAC son cada vez más *kintsugis*. Y siguen bailando por la vida, con Leonard Cohen de fondo, aunque quizá bailen más «Take This Waltz» que «Anthem».

Kaizen

El *kaizen* está actualmente a la orden del día en algunas multinacionales y en el mundo de los negocios. Se utiliza esta filosofía japonesa para detectar y solucionar problemas, optimizar los procesos en las operaciones y obtener una mejora continua. Pero este no es un libro de soluciones empresariales, y vamos a aplicar esta palabra tan importante a nuestro terreno, al ámbito de la salud, pues la definición real de *kaizen* es mucho más profunda y personal y no tanto empresarial.

Nuestras rutinas datan de la prehistoria. Eran nuestra salvaguardia para evitar riesgos y garantizar nuestra supervivencia. Toda la humanidad está regida por rutinas y costumbres. Estas varían, por supuesto, según las regiones. Es una costumbre totalmente arraigada en nuestra sociedad, como cuando pides un café y te lo sirven con un sobrecito de azúcar. Es una costumbre.

Podemos aplicar el concepto de *kaizen* para mejorar en todas las áreas de nuestra vida. Hay costumbres diarias que tenemos establecidas que quizá empeoran nuestra salud y estamos siempre a tiempo de mejorar. No se trata de cambiar radicalmente de un día para otro. ¡Cuentan también los pequeños cambios! Estos cambios pueden tener un gran impacto a largo plazo. Imagínate si solo cambias el desayuno durante un año. Habrás cambiado 365 desayunos a lo largo del año. ¿Te parece poco? Si nos ponemos numéricos, habrás cambiado el 35 por ciento de tu alimentación en un año, solo cambiando el desayuno. Lo dicho: pequeños cambios pueden generar grandes resultados.

¿No te recuerda a alguien la palabra *kaizen*? A mí me recuerda el caso de Agapito. Si nos imaginamos a Agapito como una fábrica, podríamos decir que después de pasar un largo proceso de auditoría hemos modificado su dinámica. Pequeños cambios a largo plazo han conseguido sumar beneficios, restar problemas y mejorar su salud.

Oubaitori

Oubaitori en japonés significa «no te puedes comparar con los demás». Ortega y Gasset ya practicaba el *oubaitori* cuando dijo la famosa frase de «Yo soy yo y mis circunstancias». Tengo que utilizar muchísimo este concepto japonés en la consulta. Te pongo ejemplos: en los cursos de pérdida de grasa que organizo suele haber unas cincuenta personas con un objetivo común: perder grasa y ganar salud. Para hacer tribu y sumar comparten un grupo de Telegram. Desde el primer día dejo muy claro que nadie se puede equiparar con nadie. Solo nos podemos comparar con nosotros mismos, no vale con los demás, porque no sabemos su situación. Pero siempre hay alguien que escribe: «Pepita ha perdido 3 kilos en una semana, yo solo he perdido 700 gramos». Y el problema es que esta persona no entiende que NO ES PEPITA. Pepita es Pepita con sus circunstancias, y ella es otra persona totalmente distinta, en otro contexto. Cada persona tiene una línea de tiempo, un metabolismo, una edad, una disponibilidad para practicar deporte y disciplina, una genética… Si te frustras porque no pierdes peso tan rápido como te gustaría es que quizá te estás comparando con alguien. Puede que tengas a alguien en mente que perdió mucho peso en un año. Realmente no sabes si estas personas con las que te comparas tienen el mismo tiempo que tú para hacer deporte. Quizá disponen de más tiempo para cocinar, tienen la suerte de que su metabolismo sea más rápido, pueden dormir más horas y por consiguiente tienen menos ansiedad por la comida, etc.

También tengo que aplicar el *oubaitori* con las pacientes que acuden por problemas de fertilidad. «Es que todas mis amigas se han quedado embarazadas a la primera». Mi respuesta ante esta afirmación siempre es: la probabilidad de quedarte embarazada en un ciclo menstrual, estando ambos sanos y practicando relaciones scxuales, es de entre el 20 y el 30 por ciento aproximadamente a partir de los treinta años. ¡Me parece realmente curioso que todas tus amigas se hayan quedado embarazadas a la primera! ¡Preséntamelas, que hay que meterlas en un estudio piloto! Entonces la paciente sonríe un poco y se da cuenta de que quizá sus amigas no han sido del todo francas con ella. Con esto quiero decir que aparte de que cada persona es única y tiene unas circunstancias, como bien decía Ortega y Gasset, a veces, de cara a la galería, no contamos toda la verdad, y algunos incluso mienten. Conozco parejas que han tenido que recurrir a la reproducción asistida para conseguir un bebé y en sus redes sociales han mostrado que fue un embarazo «natural y a la primera». No juzgo, que cada uno haga lo que quiera y que muestre lo que quiera en sus redes sociales, pero convéncete de que no te puedes comparar con nadie, ya que, por ejemplo, estas parejas tuvieron un camino difícil y costoso y no sé por qué motivo decidieron edulcorar su historia y mostrar a sus seguidores que todo había salido a la primera.

¿Qué pensarían los japoneses que inventaron el *oubaitori* de las redes sociales? No me lo puedo ni imaginar… Las redes sociales son máquinas de comparación constante con los demás, pero de esto ya te he hablado en el capítulo de tóxicos.

Jamás compares ni tu progreso ni tu situación con los de nadie. Recuerda la palabra *oubaitori*. Eres una persona única, con unas circunstancias únicas, con un ADN único, con una situación única. ¿Cómo te vas a comparar con los demás? ¡Nunca! No sé dónde leí hace poco (por tanto no puedo poner la fuente) que la mayor causa de infelicidad en el mundo actual es tener las expectativas demasiado altas y la comparación constante con los demás.

Shikata ga nai

En japonés, esta expresión significa «deja ir lo que no podemos controlar». La tuve en mente recientemente. Recibí un mail demoledor: una paciente que tenía en la consulta desde hacía dos años para mejorar hábitos de vida había recibido un diagnóstico de cáncer de mama. No lo podía entender. Llevaba dos años conmigo, no tenía ninguna enfermedad, había adelgazado, sus hábitos eran perfectos, las analíticas estaban perfectas… Era de estas pacientes que cuando las veo en la agenda sonrío porque son casos sencillos que te ayudan a sobrellevar la jornada, ya que los días que solo atiendo casos muy complejos acabo agotada. ¿Por qué a ella? Justo volvía a España con su familia después de una estancia en el extranjero. ¡Esto no es lo que tocaba ahora! Ahora a ella le tocaba disfrutar de su familia por fin en su país, en su ciudad, en Madrid. Estaba enfadada con la vida. No entendía que la vida le hubiera puesto un cáncer de mama por delante. Y resulta que estaba más enfadada yo que ella. Me dio una lección.

Ella me enseñó el significado de *shikata ga nai*. Aunque el diagnóstico es muy bueno y sabemos que saldrá de esta, la vida me había vuelto a fallar y me había demostrado de nuevo que es injusta. Esta vez la enseñanza me la dio la paciente. Me mandó un mensaje que imprimí porque necesitaba tenerlo colgado en mi despacho (la pared se caerá cualquier día con tantos pósits…). El mensaje decía así:

Querida María:

Es verdad que la vida me ha puesto por delante un cáncer que, como estoy segura de que les ocurre a muchas personas, no me esperaba.

Pero también pienso que gracias a Víctor Díaz, a ti y a ese cambio que decidí dar a mi salud hace más de dos años estoy fluyendo muy positivamente en mi recuperación.

Di el paso de empezar a cuidarme sin saber que me iba a ocurrir esto, y ahora pienso en el alivio tan grande de que haya pasado cuando tengo tan adherido este nuevo estilo de vida.

Nunca sabremos lo que la vida nos depara, pero sí podemos intentar estar preparados físicamente para afrontar el día a día, situaciones como la mía o cualquier otra.

El mensaje seguía y nos daba las gracias a su entrenador personal (Víctor Díaz) y a mí, a los que nos llama «guardaespaldas».

Se me pasó el enfado. No lo podemos controlar todo. *Shikata ga nai.* Aunque teníamos a Estefanía con hábitos de vida supersaludables y haciendo ejercicio de fuerza tres veces por semana, no podíamos abarcarlo todo. ¡Menuda osadía querer hacerlo! ¡Ni que fuéramos dioses! *Shikata ga nai.* El camino es a veces impredecible y las cosas no van como habíamos planeado. La vida pega carambolas y volantazos, algunos muy injustos. Pero, aunque tengamos que aceptarlo porque de eso trata *Shikata ga nai*, hay una única cosa que sí podemos controlar, como bien diría Viktor Frankl: la actitud personal que adoptamos frente a las adversidades.

Con Víctor nos intercambiamos mensajes continuamente hablando de nuestros pacientes para ver si tenemos que reajustar algún tratamiento, y en el caso de Estefanía siempre comentamos lo mismo: ojalá lleguemos algún día a tener su entereza. Víctor siempre me dice después de tener entrenamiento con ella: «¡Qué actitud, María! ¡Ha aguantado todo el entrenamiento!».

Estefanía (te he cambiado el nombre a uno parecido, con casi las mismas vocales, por protección de datos), cuando llegues a esta página seguramente ya habrás terminado la radioterapia y estarás bien. Tú eres *gaman* y *kintsugi*. Y para tu familia eres puro *seikaju*.

Wabi-sabi

La primera vez que vi esta palabra japonesa pensaba que estaba leyendo *wasabi*, un condimento picante de color verde muy utilizado en la cocina japonesa, que se toma con el *sushi* y con platos que contienen pescado crudo. ¿Sabes por qué se come *wasabi* con estos platos? Porque tiene propiedades antibacterianas y antisépticas. Como sabrás, el consumo de pescado crudo, si no ha estado correctamente congelado durante cinco días, puede tener riesgo de contaminación bacteriana. Además, el *wasabi* tiene efectos antiinflamatorios y es una muy buena fuente de vitamina C.

Pero yo te hablaré ahora del *wabi-sabi*, que si lo aplicas en tu día a día puede ser tan beneficioso para tu salud como lo es el *wasabi*.

El concepto *wabi-sabi* es una forma de ver el mundo. Significa que nada es perfecto, ni tú, ni los demás. Significa que hay que encontrar paz, luz y serenidad en las imperfecciones. Estas forman parte de la vida y de todos nosotros. Antes de enfadarte con alguien por algún mal resultado y que esto repercuta negativamente en tu salud, subiendo tu cortisol y causando inflamación, piensa en el *wabi-sabi*. No significa que nos dejemos tomar el pelo y que empecemos a hacer las cosas mal, significa que tenemos que aceptar que no todo puede ser perfecto. Fluir un poco más.

¿Por qué tengo que pincharme hoy metotrexato? *Wabi-sabi*, porque, aunque tu cuerpo es una máquina fascinante, tiene una enfermedad reumatológica y necesita esta medicación. *Wabi-sabi*, ¡qué vocablo tan bonito!

Cuando te sientas rara por tener alguna enfermedad, piensa que tienes *wabi-sabi*. Nada es perfecto. Ni tu cuerpo ni el de los demás.

Nankurunaisa

Esta palabra japonesa quizá es mi favorita, porque proviene de la isla de Okinawa, esta isla a la que fantaseo ir algún día a aprender durante un tiempo.

Tiene un significado muy bonito y largo. Es como un mantra. No entiendo cómo una palabra puede significar tantas cosas. ¿Ves como la cultura japonesa es entrañable? El significado corto es «todo va a salir bien». El significado largo es «no olvides quién eres; vive hoy por el bien de mañana y sonríe siempre que puedas. El próximo día, pase lo que pase hoy, el sol te recibirá con una gran sonrisa, así que tú haz lo mismo».

Y, aunque a veces sabemos que no todo va a salir bien, es una frase cargada de positividad que empodera y ayuda a seguir adelante. Me imagino aquí a mi paciente Idoia, la cual me acaba de mandar un mensaje diciendo que tiene ya los resultados de la última resonancia magnética de control de su esclerosis múltiple y le han salido dos manchas nuevas y otra mancha antigua con actividad inflamatoria. Una de estas manchas está en la médula, y las de la médula suelen ser las más puñeteras. Ella presenta estabilidad clínica y está muy bien en su día a día. Sin embargo, en esta resonancia no ha presentado estabilidad radiológica y por esto se le cambiará el tratamiento, para que la enfermedad no vaya a más y le provoque algún síntoma en el futuro. Nadie sabe al cien por cien si este tratamiento funcionará; en medicina el cien por cien no existe. Pero ¿qué haremos? ¿Nos pondremos en lo peor? ¿Sentiremos angustia anticipatoria? ¡Esto no hará más que elevar sus niveles de cortisol! Por lo tanto, lo que hay que hacer es repetirnos *nankurunaisa* hasta que el nuevo tratamiento biológico demuestre que ha frenado la enfermedad.

Un caso parecido ocurre con las pacientes que tenemos con enfermedades autoinmunes y que siguen algún tratamiento de fertilidad.

Si ya han sufrido algún aborto previo, el primer trimestre suele ser una tortura para ellas. Pero ¿qué tenemos que hacer? ¡Pues seguir adelante! Y no te preocupes, que en el apartado «Gestión del estrés» te he dado un truco para cuando hay tanto miedo, tanto caos, tanta incertidumbre y tanto dolor que no te sale ni pronunciar *nankurunaisa*.

Ukiyo

Ukiyo es un verbo japonés precioso. Significa olvidarse de las preocupaciones y disfrutar del momento presente. Tan fácil y difícil a la vez. Vivimos preocupados por angustia anticipatoria, el 90 por ciento de las cosas que nos asustan y preocupan jamás sucederán: ¿y si el embrión no se implanta?, ¿y si no me funciona el tratamiento?, ¿y si la resonancia sale mal?, ¿y si me despiden el trabajo?, ¿y si resulta que el dolor de cabeza de mi madre es un tumor cerebral?

POR FAVOR. ¿Podemos parar ya? Aquí y ahora. *Ukiyo.* Cuando tengas este tipo de pensamientos no entres en conversación con ellos. Hazlos callar con un *ukiyo* tajante. Elige con qué pensamientos quieres conversar y con qué pensamientos quieres cortar la conversación con un *ukiyo* rotundo. El maravilloso remedio de los animales es fantástico para practicar el *ukiyo.* Siéntate con tu perro, a su altura. Acarícialo, mímalo, habla con él. Acaricia su pelaje. Mima a tu gato. Cepíllalo. Observa a tus animales de compañía. El otro día se me estropeó el *router*, imagínate. ¡Yo, que trabajo online, con el *router* estropeado! Me enfadé como una mona. Llamé de malas maneras para que vinieran a arreglarlo enseguida, aunque luego me disculpé. Como tardaban un poco en llegar, estaba yo en el suelo intentando ver qué pasaba y por qué había una luz roja. Tiramisú se me puso al lado. Dejé el *router* y la acaricié. *Ukiyo.* Estaba disfrutando de su pelaje. Además, ese día, nada de lo que me había imaginado sucedió. Tenía que haber dicho en voz alta *nankurunaisa*. Yo me imaginé que tendría que cancelar las citas, que algún paciente se molestaría, que al día siguiente tendría que atender al doble de pacientes y que no les podría dar la máxima atención. Nada de esto ocurrió. Utilicé mi móvil de *router*, pasé consulta a todos mis pacientes sin ningún retraso y cuando vino el técnico a arreglar el dispositivo me preguntó si podía acariciar a Tiramisú. Por supuesto, *ukiyo*, vive el momento presente.

Ikigai

El *ikigai* no necesita mucha presentación porque la mayoría ya lo conocemos. Pero creo que las personas del mundo del emprendimiento se han apoderado un poco de esta palabra tan hermosa y le han dado un significado que creo que honestamente no merece. La mayoría de los emprendedores relacionan *ikigai* con trabajo y dinero y creo que se equivocan profundamente.

Ikigai es una palabra japonesa que no tiene traducción literal, pero vendría a ser así: «Lo que hace falta para que la vida valga la pena». Se trata de vivir una vida con propósito y es uno de los consejos que siguen las personas centenarias de Japón de las que he hablado al principio (sí, esas a las que me gustaría analizar de arriba abajo). En japonés, *iki* significa «vida» y *gai* significa «realización de lo que uno espera y desea».

El *ikigai* va más allá de la vocación, de la pasión, del dinero y del talento. Yo creo que el *ikigai* es el amor, pero en occidente lo hemos traducido mal. El amor, como decía Viktor Frankl, es la meta última y la más alta a la que puede aspirar una persona. Cuando uno pierde el amor y la ilusión necesita una salvación, la cual solo es posible a través del amor y de un propósito honrado.

Para recuperar la salud a veces hay que tomar medicamentos, pero también hay que tomar decisiones. Algunos pacientes con enfermedades autoinmunes han tenido que replantear su vida y reencaminarla. El *ikigai* es la brújula que debes seguir.

Si crees que también necesitas una brújula y reencaminar tu vida, quizá estas preguntas te ayuden a encontrar tu *ikigai*:

1. ¿Con qué actividades se te pasa el tiempo volando? ¿Con qué disfrutas más?
2. ¿Qué se te da bien hacer? ¿Tienes algún don?
3. ¿Qué te gustaba hacer cuando eras pequeño? ¿Cantar, escuchar, correr, dibujar, bailar, leer…?
4. ¿Cómo te gusta aprovechar las primeras horas del día? ¿Cómo sería tu día perfecto?
5. ¿Qué tiene más valor para ti en la vida? ¿A qué das más importancia?

No es sencillo y puedes estar semanas realizando este ejercicio. Además, puede ir cambiando según la etapa de la vida en la que estés. No siempre es fácil tomar decisiones, pero tal y como tomamos medicación, a veces hay que parar y comprobar que el *ikigai* es el correcto y que estamos siguiendo la brújula interior.

LA VITAMINA N Y LA TRIBU

> Si sirves a la Naturaleza, ella te servirá a ti.
>
> Confucio

La vitamina N es la vitamina que hemos inventado los profesionales de la salud para describir los beneficios que tiene estar en contacto con la naturaleza. Te acabo de hablar de Japón, y allí existe un nombre para esta vitamina. La llaman *shinrin-yoku*, que significa «baño forestal».

Seguro que te suenan las palabras «deforestación» y «contaminación». Pues bien, aparte de tener un impacto negativo en nuestro planeta estos fenómenos también tienen un impacto negativo en la salud pública y en nuestro sistema inmunitario, ya que aumentan el riesgo de padecer enfermedades. La contaminación no solo afecta a nuestro sistema respiratorio empeorando enfermedades como el asma, la bronquitis, la alergia, etc., sino que también aumenta el riesgo de padecer enfermedades cardiovasculares, accidentes cardiovasculares, etc. ¿Y cómo puede ser que la contaminación provoque tantas enfermedades?

En primer lugar, porque la exposición a la contaminación atmosférica puede provocar una disfunción en el endotelio, las células que recubren los vasos sanguíneos, y a su vez aumentar el riesgo de hipertensión arterial y de coágulos sanguíneos.

En segundo lugar, la contaminación atmosférica genera estrés oxidativo, lo que produce radicales libres de oxígeno (ROS), los cuales van por el cuerpo provocando desastres. Para que me entiendas, los radicales libres se han quedado solteros y van en busca de «salseo» por nuestro cuerpo. Como están desparejados buscan desesperadamente compañía, causando estragos y daño oxidativo.

Y, por último, la contaminación puede desencadenar también una respuesta inflamatoria, y la inflamación es lo que evitamos a toda costa en las enfermedades autoinmunes.

¿Y cuál es la cura para la contaminación? ¡La naturaleza! La naturaleza ayuda a mantener el equilibrio reciclando y purificando el aire. Los árboles y las plantas eliminan las sustancias tóxicas y nos proporcionan oxígeno. La naturaleza también es capaz de depurar el agua e incluso regula el clima. Las plantas además ayudan a regular la temperatura, y esto es gracias a su transpiración.

Por desgracia, cada vez estamos más desconectados de la naturaleza y pasamos menos tiempo rodeados de vegetación. Esta desconexión con la naturaleza fomenta inflamación y problemas de salud. Los paseos por el bosque, también conocidos como «baños de bosque», nos pueden ayudar a recuperar esta conexión que necesitamos con la naturaleza y nos aportan todos estos beneficios:

- Disminución de los niveles de cortisol.
- Reducción de la presión arterial.
- Disminución del grado de ansiedad, ira y depresión.
- Mejora del estado de ánimo.
- Incremento de la concentración en sangre de células *natural killer*, las que matan a las malas.

Si vives en una ciudad y te es difícil ir a un bosque, pasea por un parque y aprovecha para hacer ejercicio, y así tendrás un dos por uno.

La teoría de la restauración de la atención de Kaplan

La vida actual puede provocar fatiga cognitiva debido a la sobreexposición a diferentes estímulos (teléfono, noticias, redes sociales, teletrabajo…). Esta fatiga cognitiva se traduce en nerviosismo, ansiedad, insomnio, ira, problemas de concentración, etc. Stephen Kaplan explica que un entorno natural y verde, sin tecnología ni alertas, ayudaría a restaurar nuestras capacidades cognitivas y nuestro nivel de energía.

Tengo un plan: ¿y si hacemos un pequeño espacio de Kaplan en nuestra casa? Podemos delimitar unos metros cuadrados de nuestro hogar y poner abundantes plantas. Para más inri, podríamos dictaminar que en este lugar no se utilizará el móvil ni el ordenador, no se hablará de noticias, no se discutirá y simplemente se estará presente. ¿Te apuntas? Además, ya que estamos, podríamos poner especies que tengan potencial para purificar el ambiente.

Te recuerdo las plantas que son fáciles de cuidar (no las matas ni queriendo): el espatifilo, el aloe vera, la hiedra, la palmera areca, el potos, el higo llorón, el ficus, la drácena y la lengua de tigre.

Ojo, algunas no son *pet friendly*. Si necesitas una planta purificadora y *pet friendly*, te aconsejo que te decantes por la palmera areca o que cuelgues espatifilos a una altura considerable para que tu mascota no pueda llegar a ellos.

Si tienes enfermedades autoinmunes habrás entendido que necesitas vitamina N para reducir la inflamación, pero ahora te hablaré de otra cuestión muy importante en este capítulo, la tribu.

Cuando tenemos alguna enfermedad autoinmune, aunque no nos apetezca mucho salir porque no tenemos energía, necesitamos una red de apoyo, necesitamos tribu.

Las civilizaciones hemos evolucionado desde el Paleolítico en grupo; si nos alejábamos de este, moríamos. Alejados del grupo no podíamos colaborar con la caza o la recolección de alimentos, y éramos más vulnerables contra los depredadores. Inmunológicamente, estar en sociedad es clave, ya que aumenta la inmunidad colectiva. Las personas que conviven con varias personas tienen una microbiota más diversa que las que están solas, por ejemplo. Conversar, mirarnos, sonreírnos… todos estos verbos tienen un impacto positivo en nuestra salud mental.

¿Cómo puedes ayudar a una persona con enfermedades autoinmunes? ¿Cómo puedes hacer tribu?

La frase «Cualquier cosa, aquí estoy» es muy bonita, pero a veces no es más que palabras vacías. Si queremos ayudar realmente a alguien, lo conseguiremos de las siguientes maneras:

Siendo comprensivos y prestando escucha activa sin juicio ni opinión

«Podrías esforzarte más», «Podrías tener mejor actitud», «Hay enfermedades más graves y más fulminantes», «Por lo menos no vas en silla de ruedas», «No tengas hijos porque hay días que no puedes cuidar ni de ti misma», «El vecino del quinto tiene artritis y nunca ha estado de baja». Hay que eliminar todos estos comentarios del repertorio de forma inmediata, no somos nadie para opinar, y lo que debemos hacer es ayudar. Para empezar, no hay dos enfermedades autoinmunes iguales, cada persona las sufre de una forma distinta. Jamás debemos emitir juicios de valor sobre si la persona se está esforzando o no lo suficiente, ya que, como te he explicado, estas enfermedades cursan con fatiga, y la fatiga suele ser imprevisible y viene sin avisar. Cuando una persona está negativa porque tiene un brote, ella ya sabe que podría estar más alegre y con mejor actitud; por lo tanto, no necesita que se lo recordemos. A veces simplemente no se puede cambiar de actitud cuando se tiene un brote, ya que el dolor y la incomodidad nos sobrepasan.

Ayuda económica

Tener una enfermedad autoinmune sale caro. Suena frívolo, pero es así. Muchas veces necesitamos psicólogo, nutricionista, suplementos, entrenadores personales, etc., y todo esto suma una cantidad sustanciosa de dinero al mes. Para muchas personas afrontar estos gastos es muy difícil y tienen que renunciar a alguna terapia; por eso la ayuda económica puede ser muy valiosa en estos casos.

Ayuda práctica

Podemos ayudar a la persona a ejecutar tareas que le cuesten. Te pongo un ejemplo: si tienes un familiar que justo está pasando un brote de su enfermedad autoinmune, puedes echarle una mano en las tareas domésticas, ayudarla a hacer algunas gestiones, pasearle al perro, ir a recoger a sus hijos a las actividades extraescolares, acompañarla a sitios, etc. Vamos a poner un ejemplo: Samanta y Jesús son un matrimonio que intenta repartir las tareas domésticas de forma equitativa. Sin embargo, Jesús sufre espondilitis anquilosante. Cuando tiene algún brote, casi no llega al final de la semana porque el jueves y el viernes ya está muy muy cansado. ¿Qué debería hacer Samanta? Compensar la parte de Jesús sin reproches. Y después Jesús, cuando salga del brote, ya se lo compensará.

Acompañamiento a las citas médicas

Las citas con los médicos pueden suponer a veces un evento estresante e ir acompañados es una forma de alivio muy necesaria. No es lo mismo ir solo al médico que ir acompañado. Ir acompañado también nos ayudará a hacer memoria de todo lo que nos pasa y, como siempre digo, cuatro orejas escuchan y entienden mejor que dos. Ahora ya, por suerte, ha pasado la era de la COVID-19 y se puede ir acompañado al médico, así que aprovechémoslo.

Apoyo emocional

Se trata de estar cuando hay que estar; te pongo ejemplos:

○ Mandar un mensaje antes de una resonancia magnética de revisión de la esclerosis múltiple.
○ Ir a buscar a la persona en coche después de una analítica e invitarla a desayunar.
○ Cuando quedes con tu amigo con enfermedades autoinmunes, ayuda a elegir restaurantes sin gluten con comida rica y antiinflamatoria. ¡Anímalo diciendo lo buena que está esa comida! ¡Pónselo fácil!
○ Préstate para acompañar a andar o practicar ejercicio. Una frase así puede ser clave: «Oye, me dijiste el otro día que el ejercicio es muy bueno para ti; si algún día te da pereza ir a andar, cuenta conmigo. ¡Podemos divertirnos mucho!».
○ Respeta los límites de la persona y no presiones para que haga más de lo que puede.

Informarse sobre la enfermedad para empatizar mejor

Ojo, no quiero que hagas de doctor Google dando asesoramiento médico o dietético ni que te pongas a hacer de Sigmund Freud en el sofá de tu casa con tu ser querido para ver si así se siente mejor. Al César lo que es del César, será su médico quien le diga qué tratamiento es mejor. A lo que me refiero es a tener toda la información posible y a familiarizarse con los síntomas para así poder ayudar desde el conocimiento. Imagínate que tu pareja sufre diabetes *mellitus* de tipo 1: será crucial que sepas los síntomas de hipoglucemia y de hiperglucemia, por si se diera la ocasión, y de qué manera actuar para remediarlo lo antes posible.

UN POCO DE HORMESIS EN LAS ENFERMEDADES AUTOINMUNES

Am I a part of the cure
Or am I part of the disease?

Coldplay, «Clocks»

Empecemos por la definición fácil. La hormesis es pasarlo un poco mal un periodo corto de tiempo para obtener beneficios para la salud metabólica a largo plazo. ¿Verdad que has escuchado a personas que se duchan con agua fría y dicen que les va bien? Yo me

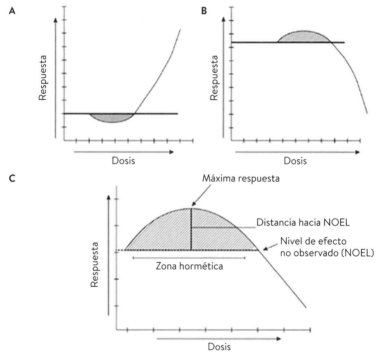

Figura 1. Curva hormética bifásica dosis-respuesta. **A:** curva en forma de J describiendo un fenómeno asociado a una disfunción biológica o daño tóxico. **B:** curva en forma de U invertida representando una función biólogica normal como por ejemplo el crecimiento. **C:** detalle de la zona hormética en la curva U invertida.

Fuente: *Gaceta Médica de México*, vol. 149, 2013, pp. 438-447.

las imagino gritando en la ducha a las siete de la mañana. Normal, lo están pasando mal unos segundos. Pero son solo unos segundos, y después, según ellas, se encuentran con más energía durante todo el día.

Ahora pasemos a la definición científica, la cual intentaré que también sea fácil: «hormesis» es una palabra que proviene del griego y significa «estimular». A lo largo de la vida hemos tenido que adaptarnos a la adversidad para poder sobrevivir y hemos desarrollado muchas respuestas biológicas. En vocabulario coloquial, podríamos resumirlo como: «Lo que no te mata, te hace más fuerte». Pero no es tan simple. Cuando hablamos de hormesis nos referimos a una respuesta adaptativa caracterizada por una dosis-respuesta bifásica (activación/inhibición) que puede ser el resultado de procesos biológicos compensatorios que aparecen después de una disrupción en el organismo. La hormesis significa que un mismo estímulo, dependiendo de la dosis, generará una curva de respuesta en forma de J. Es decir, lo que a dosis altas nos puede provocar un efecto, a dosis bajas puede producirnos lo contrario.

Una respuesta hormética es compleja e implica una gran expresión de genes que codifican proteínas, como por ejemplo las chaperonas, los factores de crecimiento, las enzimas…

¿Qué es la mitohormesis?

La mitohormesis se da cuando un estrés moderado sobre la mitocondria desencadena una serie de respuestas que inducen un estado protector en ella que tiene como consecuencia cambios bioquímicos y metabólicos. Veamos algunos ejemplos de estímulos horméticos que podrían ser útiles en tus rutinas si sufres una enfermedad autoinmune.

Exposición al frío

Una breve exposición al frío reduce la inflamación, ya que contrae los vasos sanguíneos y ralentiza algunos procesos fisiológicos. El frío actúa como un estresor un breve periodo de tiempo y desencadena unas respuestas celulares que nos protegerán de futuros procesos fisiológicos que resulten estresores. Tanto en la exposición al frío como en la exposición al calor se generan proteínas de choque térmico. Para que me entiendas mejor: si te expones al frío o al calor, tu cuerpo genera una «capa» protectora contra la oxidación celular; esta sería una definición simplificada de lo que son las proteínas de choque térmico. Para exponerte al frío no necesitas empaparte de toda la historia de Wim Hof, que creó un método para controlar la respiración durante los baños helados; tampoco necesitas poner un tanque de hielo en tu terraza. Es mucho más sencillo: termina las duchas con agua fría.

El ayuno intermitente

La restricción calórica en periodos breves de tiempo, lo que viene a ser un ayuno intermitente, también resulta un estímulo hormético. Si con una enfermedad autoinmune se opta por practicar ayuno algunos días, mi consejo es que se haga de noche, ya que es más fisiológico que de día. El desayuno es una forma de activarnos y a nivel hormonal resulta beneficioso desayunar. Sin embargo, la cena no es tan importante metabólicamente hablando. Eso sí, a algunas personas saltarse la cena les puede ocasionar insomnio. Si pruebas a hacer ayuno intermitente saltándote la cena y ves que tienes problemas de insomnio, tal vez el ayuno no sea para ti.

Pasar calor

Las saunas podrían ser aliadas en caso de enfermedades autoinmunes, ya que el estímulo de calor durante breves periodos de tiempo produce adaptaciones metabólicas y aumenta la biogénesis mitocondrial: no se sintetizan nuevas mitocondrias, pero se les añaden piezas nuevas para optimizar su eficacia. La sauna es también una forma de eliminar patógenos, ya que esta «minifiebre» provocada expresamente podría ayudar a controlar el virus más fácilmente, ya que la finalidad de la fiebre es matar las bacterias. Además, la sauna también ayudaría a eliminar metales pesados, que ya hemos visto que son una forma de toxicidad. Con la exposición controlada al calor, nuestro cuerpo puede producir proteínas de choque térmico, las cuales podrían mejorar la circulación sanguínea y el funcionamiento del sistema inmunitario en general. Ojo, pasar demasiado tiempo en una sauna nos provocaría estrés agudo, e incluso la muerte a quien tuviera la gran idea de pasarse el día encerrado allí. Tal y como estás viendo en estas páginas, la hormesis depende siempre de la dosis.

Ten cuidado: si tienes esclerosis múltiple y has notado que empeoras con el calor (no todos los pacientes sufren pseudobrotes con el calor), controla el tiempo de exposición y enfríate rápido una vez que salgas de la sauna. Ejemplo: ducha fría justo al salir de la sauna.

La radiación solar

La exposición moderada y progresiva a la radiación solar potencia los mecanismos de defensa de todas las células y puede ser un estímulo hormético para mejorar la capacidad de adaptación del cuerpo. Pero, si nos pasamos, nos podemos quemar, ya que sabemos que una exposición solar intensa originará quemaduras solares y riesgo de cáncer de piel en un futuro.

Con este ejemplo de la radiación solar has entendido que todo estímulo hormético dependerá de la dosis, la duración, la intensidad, la latitud, etc.

El ejercicio físico

Este proceso es muy fácil de entender: cuando practicamos ejercicio nos cansamos, generamos radicales libres, etc. Pero después de este ejercicio se generan muchos más antioxidantes en comparación con la cantidad de radicales libres. El ejercicio físico en primera instancia nos oxida, ya que es un acontecimiento estresante: las fibras musculares pueden experimentar un pequeño daño y se produce estrés oxidativo, que genera radicales libres. Sin embargo, a medida que vamos realizando ejercicio físico, aparte de ganar masa muscular, aumentamos nuestra capacidad aeróbica. Mejorar nuestra condición física aumentará nuestra capacidad antioxidante y tendrá así efectos horméticos para activar procesos de adaptación y reparación.

Los desafíos mentales

El estrés mental que producen los desafíos cognitivos puede ayudar a mejorar la función cognitiva y reducir la neuroinflamación. A muchos de mis pacientes les hago descargar una aplicación que se llama Lumosity, que es de desafíos mentales. No hace falta que uses esta en concreto, hay otras opciones, como por ejemplo los juegos de memoria y otras actividades de entrenamiento cerebral. Estar veinte minutos al día a tope con los desafíos mentales puede suponer un estímulo hormético para que el cuerpo reduzca la neuroinflamación; además, te ayudará a desconectar y a centrarte en el momento presente para resolver los desafíos. Te propongo una idea: ¿por qué en la siguiente sobremesa no sugieres un juego mental? Fomentarás la tribu, plantearás un desafío mental y mejorarás la plasticidad cerebral.

7
EJEMPLO DE PLAN NUTRICIONAL Y RECETAS PARA ENFERMEDADES AUTOINMUNES

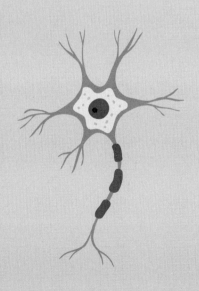

> Que tu medicina sea tu alimento, y el alimento tu medicina.
>
> Hipócrates

MENÚ

El menú que te muestro a continuación podría servirte de ejemplo si sufres alguna enfermedad autoinmune. En ese caso, la alimentación debe ser un traje a medida que al principio dependerá de cada persona y de un sinfín de casuísticas. Este menú, aunque no es personalizado para ti, no te hará ningún daño; al contrario. Estoy segura de que si lo sigues, te sentirás mejor. ¡Te dejo este menú de dos semanas y unas recetas deliciosas!

DESAYUNO (acompáñalo con 10 arándanos si no incluye fruta)						
Tostadas de trigo sarraceno con aceite de oliva virgen extra, rúcula, germinados de brócoli y bonito	Yogur de cabra con 5 fresas, 1 pera en dados, 1 cda. de semillas de lino molidas y pepitas de cacao puro	Revuelto de dos huevos con rúcula, tomates cherri, aceitunas negras y 1 cda. de sésamo triturado	Tostada de trigo sarraceno con guacamole y salmón marinado	Tostadas de trigo sarraceno con aceite de oliva virgen extra, rúcula, aguacate, anchoas y queso fresco de cabra	Yogur de cabra con trigo sarraceno hinchado, 1 manzana en dados, 1 cda. de lino molido y pepitas de cacao puro	Bizcocho rápido con arándanos y té matcha

COMIDA (puedes tomar una pieza de fruta antes o después de comer)

Brócoli, zanahoria, guisantes y judía verde salteados con cúrcuma Solomillo de ternera de pasto con orégano y tomillo y chips de kale	Espaguetis de trigo sarraceno salteados con puerro, setas *shiitake*, col y nueces Sardinas al horno con limón, ajo y perejil	Acelga y patata salteadas con ajo y cayena Bacalao al horno con ralladura de limón y especias	Guiso de sepia con patata y guisantes	Porrubroquisalda con cúrcuma Salmón al horno con zumo de limón	Ensalada de medicalimentos Pollo a la plancha con orégano y tomillo	Guiso de rape con gambas, espárragos y alcachofas

CENA (de postre toma una infusión de tila y un plátano)

Crema de zanahoria y jengibre Montadito de sandía y queso de cabra	Caldo de huesos con fideos de calabacín Montadito de boniato con paté de hígado de bacalao y germinados de brócoli	*Poke bowl* probiótico 1	Crema de coliflor Tortilla de calabacín y cebolla	Sopa antiinflamatoria Mejillones al vapor con apio y jengibre	Crema de apio y jengibre Pizza de calabacín, queso de cabra, pavo de calidad, aceitunas y orégano	Caldo de huesos Barquitos de endivia con sardinas y pico de gallo

DESAYUNO (acompáñalo con 10 arándanos si no incluye fruta)

Tostadas de trigo sarraceno con tortilla, queso de cabra y rúcula	Tostadas de trigo sarraceno con tahini, gajos de mandarina canela de Ceilán	Revuelto de dos huevos con canónigos, zanahoria rallada, aceitunas y 1 cda. de sésamo triturado	Pudin de chía	Tostadas de trigo sarraceno con rúcula, tomates cherri y jamón ibérico	Yogur de cabra con trigo sarraceno hinchado, 1 pera, 6 nueces, 1 cda. de chía molida y 1 cda. de polen	Bizcocho rápido de chocolate

COMIDA (puedes tomar una pieza de fruta antes o después de comer)

Crema de brócoli con albahaca fresca *Nuggets* de pollo saludables	Coles de Bruselas con jamón ibérico Merluza al pilpil y alcaparras	Sopa de hojas verdes y aguacate Hamburguesas de ternera saludable	Guiso de judía verde, chipirones, espárragos y guisantes	Sopa antiinflamatoria con aguacate Verdel al horno con especias y limón	Ensalada de rúcula, mandarina, hinojo y granada Albóndigas de pollo con espinacas	Guiso de salmón y patata

CENA (de postre toma una infusión de tila y un plátano)						
Fideos de trigo sarraceno con almejas	Caldo de huesos de pollo Montadito de boniato con escalivada y anchoas	Poke bowl probiótico 2	Arroz de coliflor 5 delicias	Sopa antiinfla-matoria Mejillones al vapor con apio y jengibre	Tallarines de calabacín con pestococo	Caldo de huesos de pollo Montadito de pepino, olivada y anchoas

¿Por qué las cenas incluyen un plátano y una tila de postre?

El plátano es una de las frutas más altas en melatonina y triptófano, dos moléculas imprescindibles para el descanso nocturno. Además, el contenido en carbohidratos del plátano también puede ayudar al descanso. A lo largo de estas páginas has aprendido que el descanso es fundamental. La tila es una de las infusiones relajantes con menos contraindicaciones. La sinergia entre la tila y el plátano te hará descansar mejor y que logres un sueño reparador.

¿Qué puedo hacer si la fruta después de comer me resulta pesada?

Te la puedes tomar de aperitivo o antes de comer. Necesitarás un mínimo de dos o tres piezas de fruta diarias; repártelas como quieras y como más cómodo te sea. Te dejo opciones de aperitivos:

○ Pieza de fruta.
○ Pieza de fruta + 30 gramos de frutos secos.
○ Infusión.
○ Bocadillos saludables. Selecciona pan de calidad sin gluten de

cereales, como el trigo sarraceno, el teff, la quinoa… y añade: aguacate, olivada, tortilla, queso de cabra, hummus, tomate, atún… ¡Tienes mil combinaciones! Para incrementar la ingesta de hojas verdes, agrega rúcula o canónigos a tus bocadillos.

RECETAS

Acelga y patata salteadas con ajo y cayena
Para 2 personas

500 g de acelgas

2 patatas

2 dientes de ajo

Cayena

Aceite de oliva virgen extra

Poner una olla con agua al fuego y, cuando esté hirviendo, añadir las patatas troceadas. Dejar que hiervan durante 15 minutos.

Agregar las acelgas y cocer todo 5 minutos más (comprobar que la patata está hecha pinchándola con un cuchillo).

Escurrir bien la acelga y la patata.

Poner en una sartén el aceite de oliva virgen extra y sofreír los dientes de ajo picados con la cayena. A continuación, añadir la acelga y la patata y cocer a fuego lento durante 1 minuto.

Albóndigas de pollo con espinacas
Para 2 personas

250 g de pechuga de pollo

150 g de espinacas frescas

1 diente de ajo picado

½ cebolla picada

1 cda. de perejil fresco picado

1 huevo

1 taza de pan rallado sin gluten

Aceite de oliva virgen extra

En una batidora, picar las pechugas y las espinacas.

Añadir el perejil, el ajo, la cebolla y el pan y amasar hasta formar albóndigas.

Pasarlos por el huevo batido y freír en una sartén con aceite de oliva virgen extra a fuego medio hasta que estén doradas pero no quemadas.

Arroz de coliflor 5 delicias
Para 3 personas

1 coliflor mediana

1 puerro

1 zanahoria

2 sepias medianas

1 tortilla francesa de 2 huevos

1 taza de guisantes

3 cdas. de aceite de oliva virgen extra

Disponer la coliflor en un procesador de alimentos y triturar hasta que quede una textura de granos de arroz.

Poner el aceite de oliva virgen extra en una sartén, añadir el resto de las verduras picadas y la coliflor. Cocer a fuego medio durante 10 minutos.

En otra sartén freír la sepia.

Una vez que la sepia esté lista, añadirla a la sartén con las verduras y la tortilla cortada en dados.

Bacalao al horno con ralladura de limón y especias

Para 4 personas

4 filetes de bacalao desalado

2 dientes de ajo picados

Perejil fresco

Aceite de oliva virgen extra

1 cda. de ralladura de limón

Comino, cardamomo, cúrcuma, pimienta y tomillo

Precalentar el horno a 200 ºC.

En un bol mezclar el aceite de oliva virgen extra, el ajo, las especias y la ralladura de limón.

Colocar los filetes de bacalao en una fuente apta para horno y pintar con un pincel cada filete con la mezcla del punto 2.

Hornear el bacalao 20 minutos.

Una vez retirado del horno, añadir el perejil fresco por encima a modo de guarnición.

Barquitos de endivia con sardinas y pico de gallo

Para 2 personas

2 endivias grandes

Sardinas en conserva o ya horneadas

1 tomate maduro picado

½ cebolla picada

½ limón exprimido

Cilantro fresco picado

Aceite de oliva virgen extra

Pimienta y cúrcuma

Cortar las endivias en forma de barco.

Triturar las sardinas con la espina (sí, tienen más calcio y vitamina D) en una batidora y, una vez que esté la mezcla, pasarla a un bol junto con el tomate, la cebolla, el zumo de limón, el aceite de oliva virgen extra y el cilantro.

Rellenar los barquitos de endivias con la mezcla del punto 2.

Añadir pimienta y cúrcuma por encima.

Bizcocho rápido con arándanos y té matcha

Para 1-2 personas

2 huevos ecológicos

2 plátanos

1 cdta. de té matcha en polvo

1 cda. de semillas de lino molidas

Un puñado de arándanos

Mezclar los huevos con los plátanos en la batidora hasta obtener una mezcla homogénea. Después, añadir el té matcha y las semillas de lino molidas.

A continuación, poner la mezcla en un recipiente de cristal y calentar en el micro a potencia máxima durante 8 minutos o hasta que esté cocido.

Añadir arándanos por encima para decorar.

Bizcocho rápido de chocolate

Para 1-2 personas

2 huevos ecológicos

2 plátanos

1 cdta. de cacao puro en polvo

1 cda. de semillas de lino molidas

Frutos rojos

Mezclar los huevos con los plátanos en la batidora hasta obtener una mezcla homogénea. Después, añadir el cacao puro y las semillas de lino molidas.

A continuación, poner la mezcla en un recipiente de cristal y calentar en el micro a potencia máxima durante 8 minutos o hasta que esté cocido.

Añadir frutos rojos por encima para decorar.

Caldo de huesos de pollo

Para 5-6 personas

2 kg de huesos de pollo

Apio, zanahoria, col y cebolla al gusto

3 hojas de laurel

3 l de agua

Precalentar el horno a 200 ºC.

Colocar los huesos de pollo en una bandeja para horno y asar durante 30 minutos hasta que estén dorados.

En una olla de cocción lenta, colocar los huesos de pollo y el agua y dejar cocer durante 24 horas a fuego bajo.

Pasadas 24 horas, añadir las verduras y dejar cocer una hora más.

Colar el caldo, que ya estará listo para consumir.

Coles de Bruselas con jamón ibérico

Para 2 personas

400 g de coles de Bruselas frescas

1 cebolla

1 diente de ajo picado

150 g de jamón ibérico

2 cdas. de aceite de oliva virgen extra

Pimienta

Cocer las coles de Bruselas en agua hirviendo durante 5 minutos. Escurrir bien y reservar.

En una sartén grande calentar el aceite de oliva virgen extra a fuego medio y añadir la cebolla picada y los ajos. Sofreír hasta que se doren.

Agregar a continuación las coles de Bruselas y saltearlas 5 minutos más.

Añadir el jamón y pimienta al gusto.

Crema de apio y jengibre
Para 2 personas

1 apio entero

1 cebolla mediana

Aceite de oliva virgen extra

Caldo de verduras

3 cm de jengibre pelado

Cúrcuma y pimienta

Poner en una olla el aceite de oliva virgen extra y sofreír la cebolla. Una vez que esté sofrita la cebolla, agregar el apio, el jengibre y el caldo de verduras y dejar hervir hasta que el apio se ablande.

Triturar la mezcla y añadir la cúrcuma y la pimienta.

Crema de brócoli
Para 2 personas

450 g de brócoli

90 g de puerro

1 diente de ajo

Perejil fresco

3 cdas. de aceite de oliva virgen extra

500 ml de caldo de verduras

Pimienta negra, cúrcuma y comino

Poner en una olla el aceite de oliva virgen extra y el diente de ajo picado. Al cabo de 1 minuto añadir el puerro picado.

Añadir el brócoli (incluido el tallo, ya que es rico en calcio) y el caldo y dejar cocer a fuego lento durante 10 minutos.

Después triturar la mezcla con una batidora hasta conseguir una crema homogénea y añadir la cúrcuma, el comino y la pimienta.

Servir con perejil fresco de guarnición.

Crema de coliflor

Para 2 personas

1 coliflor

1 cebolla

500 ml de caldo de verduras

Cúrcuma, pimienta y romero

Aceite de oliva virgen extra

Poner en una olla el aceite de oliva virgen extra y sofreír la cebolla. Una vez que esté sofrita, añadir la coliflor en dados y el caldo de verduras. Dejar cocer 10 minutos.

Batir la mezcla y añadir las especias.

Crema de jengibre y zanahoria

Para 2 personas

4 zanahorias

1 cebolla

1 patata mediana

1 cda. de jengibre fresco rallado

Romero y tomillo

Aceite de oliva virgen extra

Cortar las zanahorias, la cebolla y la patata en trozos del mismo tamaño.

Poner una olla al fuego con medio litro de agua y agregar las verduras cortadas. Llevar a ebullición y dejar cocer durante 15 minutos.

Triturar la mezcla para que quede homogénea y añadir las especias y el aceite de oliva virgen extra crudo.

Cúrcuma *latte*

1 taza de bebida vegetal sin azúcar ni edulcorantes

1 cdta. de cúrcuma en polvo

½ cdta. de canela de Ceilán en polvo

½ cdta. de jengibre en polvo

1 cdta. de aceite de coco prensado en frío

Calentar la leche sin que llegue a hervir.
Retirar del fuego y añadir el resto de los ingredientes.
Remover bien.

Aliño de cúrcuma

Aceite de oliva virgen extra

Cúrcuma

Pimienta

Gotas de zumo de limón

Mezclar 2 cucharadas de aceite de oliva virgen extra, 1 cucharadita de cúrcuma, una pizca de pimienta y unas gotas de limón.

Se puede hacer más cantidad y guardar en la nevera, aguanta una semana sin estropearse.

Ensalada de medicalimentos

Para 2 personas

Endivias troceadas

Pimientos de colores en tiras (verde, rojo y amarillo)

Col lombarda en tiras

Zanahoria rallada

Germinados de brócoli

Aceitunas y alcaparras (10 unidades por persona)

1 cda. de kimchi

Disponer todos los ingredientes en una fuente y aliñar al gusto.

Ensalada de rúcula, mandarina, hinojo y granada

Para 2 personas

2 tazas de rúcula

2 mandarinas desmenuzadas

Hinojo fresco rallado

1 granada desmenuzada

1 cda. de alcaparras

1 zanahoria rallada

Aceite de oliva virgen extra, vinagre de manzana, cúrcuma y pimienta

Mezclar todos los ingredientes en una fuente y aliñar al gusto.

Espaguetis de trigo sarraceno salteados con puerro, setas *shiitake*, col y nueces

Para 2 personas

200 g de espaguetis de trigo sarraceno

1 puerro cortado en láminas finas

1 taza de col cortada en tiras finas

2 tazas de setas *shiitake* frescas cortadas en láminas

1 diente de ajo picado

Aceite de oliva virgen extra

6 nueces

Sal, pimienta y cúrcuma

Hervir los espaguetis de trigo sarraceno, escurrir y reservar.

Calentar una sartén a fuego medio con el aceite de oliva virgen extra y añadir el puerro, la col y las setas *shiitake*. Saltear durante 5 minutos hasta que los ingredientes estén tiernos.

Agregar los espaguetis ya escurridos y mezclar todo bien.

Añadir las especias y las nueces.

Fideos de trigo sarraceno con almejas

Para 2 personas

200 g de fideos de trigo sarraceno

600 g de almejas frescas o congeladas

2 dientes de ajo picados

500 ml de caldo de pescado

Aceite de oliva virgen extra

Perejil y cayena

Limpiar las almejas y dejarlas en remojo en agua fría durante una hora para que suelten la arena.

Hervir los fideos de trigo sarraceno, escurrir y reservar.

En una sartén calentar el aceite de oliva virgen extra a fuego medio, agregar el ajo y la cayena y sofreír durante 1 minuto. Añadir las almejas y cocer a fuego medio hasta que se abran. Desechar las que no se abran y añadir el caldo de pescado. Cocer 3 minutos.

Mezclar los fideos escurridos con las almejas y decorar con perejil fresco.

Guiso de rape con gambas, espárragos y alcachofas
Para 4 personas

4 lomos de rape limpios

200 g de gambas

Un manojo de espárragos

1 taza de trozos de alcachofas congeladas

500 ml de caldo de pescado

1 cebolla mediana picada

1 cdta. de pimentón dulce

1 diente de ajo picado

Una pizca de cayena

Perejil fresco

Aceite de oliva virgen extra

Calentar el aceite de oliva virgen extra en una cazuela y agregar la cebolla, el ajo y la cayena. Sofreír hasta que se dore la cebolla.

Añadir las verduras y el rape y cubrir con el caldo de pescado. Dejar cocer todo durante 20 minutos a fuego medio.

Agregar las gambas y dejar cocer todo 3 minutos más.

Añadir pimentón dulce al gusto y servir con perejil fresco.

Hamburguesas de ternera saludable

Para 2 personas

300 g de carne de ternera picada magra

1 huevo

2 cdas. de pan rallado sin gluten

1 cebolla picada muy finita

2 cdas. de perejil fresco picado

Aceite de oliva virgen extra

Sal, tomillo y pimienta

Disponer la carne en una fuente y añadir el pan rallado, la cebolla, el huevo, el perejil, la sal y la pimienta. Mezclar y amasar bien.

Dividir la mezcla en dos porciones iguales y darles forma de hamburguesa.

Freír las hamburguesas en una sartén a fuego medio-alto con tomillo para evitar la formación de compuestos nitrogenados.

Mejillones al vapor con apio y jengibre

Para 2 personas

1 kg de mejillones frescos y limpios

1 tallo de apio

Jengibre fresco cortado en rodajas

Aceite de oliva virgen extra

En una olla grande calentar el aceite de oliva virgen extra y agregar el apio y el jengibre. Sofreír durante 2 minutos y añadir los mejillones y medio litro de agua. Cocer hasta que los mejillones se abran.

A continuación, retirar la olla del fuego y descartar los mejillones que no se hayan abierto. Rociar con aceite y perejil fresco si se desea.

Merluza al pilpil con alcaparras

Para 2 personas

2 filetes de merluza

4 dientes de ajo picados

2 cdas. de perejil fresco picado

4 cdas. de aceite de oliva virgen extra

1 cayena

2 cdas. de alcaparras

Sal y pimienta

Salpimentar los filetes de merluza.

Calentar el aceite de oliva virgen extra en una sartén y agregar el ajo y la cayena. Cuando el ajo esté dorado, añadir los filetes de merluza.

Una vez que esté hecha la merluza añadir las alcaparras y el perejil.

Montaditos de boniato con escalivada y anchoas

Para 2 personas

2 boniatos grandes horneados y cortados en rodajas finas

1 pimiento rojo

1 pimiento verde

1 berenjena

1 cebolla

1 diente de ajo picado

1 lata de anchoas en aceite de oliva virgen extra

Aceite de oliva virgen extra

Perejil

Precalentar el horno a 200 ºC.

Cortar la cebolla, los pimientos y la berenjena en rodajas finas.

Añadir el ajo picado por encima y aceite de oliva virgen extra, y hornear durante 20 minutos.

Una vez horneadas, sacar las verduras del horno y dejarlas enfriar.

Armar los montaditos añadiendo las verduras encima de las rodajas de boniato y poniendo una anchoa en cada uno.

Decorar con perejil y añadir especias al gusto.

Montadito de boniato con paté de hígado de bacalao y germinados de brócoli

Para 2 personas

2 boniatos grandes horneados y cortados en rodajas finas

Hígado de bacalao en conserva

2 lomos de bonito del norte en conserva

1 cda. de ajo en polvo

1 cdta. de jengibre en polvo

Germinados de brócoli frescos

Preparar el paté mezclando en una batidora el hígado de bacalao, el bonito, el ajo y el jengibre. Triturar hasta que quede una salsa homogénea.

Disponer las rodajas de boniato en una fuente y colocar por encima el paté con los germinados frescos de guarnición.

Montadito de pepino, olivada y anchoas

Para 2 personas

10 rodajas de pepino sin piel

4 cdas. de olivada

Anchoas

Perejil fresco

Cubrir con la olivada las rodajas de pepino. Colocar una anchoa y perejil fresco por encima.

Montadito de sandía y queso de cabra

Para 2 personas

Sandía cortada en cuadrados pequeños (4 cuadrados)

4 rodajas de queso de cabra

1 cda. de piñones

Menta fresca

Calentar una sartén a fuego medio y añadir la sandía.

Después agregar el queso de cabra y, cuando se empiece a fundir, añadir los piñones y la menta fresca al gusto.

Nuggets de pollo saludables

Para 2 personas

300 g de pechuga de pollo

3 cdas. de pan rallado sin gluten

1 huevo

1 cda. de ajo en polvo

Aceite de oliva virgen extra, sal, pimienta y tomillo

Una pizca de jengibre en polvo

En un procesador de alimentos picar las pechugas de pollo y formar una mezcla con el huevo, el pan rallado, el ajo y las especias.

Amasar en forma de *nuggets* y cocerlos en una sartén a fuego medio hasta que estén dorados pero no quemados.

Porrubroquisalda con cúrcuma

Para 2 personas

1 puerro

1 patata mediana

200 g de brócoli

2 zanahorias

Caldo de verduras

3 cdas. de aceite de oliva virgen extra

Pimienta negra y cúrcuma

Poner en una olla el aceite de oliva virgen extra y el puerro picado. Rehogar durante 1 minuto.

A continuación, añadir las patatas, la zanahoria y el caldo y dejar a fuego medio durante 20 minutos.

Los últimos 5 minutos agregar el brócoli para que quede *al dente*.

Finalmente añadir la pimienta y la cúrcuma.

Poke bowl probiótico 1

Para 1 persona

100 g de boniato con almidón resistente de tipo 3

150 g de salmón crudo cortado en dados

½ aguacate cortado en dados

1 taza de rúcula

1 cda. de gomasio

Jengibre rallado al gusto

10 alcaparras

1 cda. de kimchi

Zumo de ½ lima

1 cda. de tamari

Disponer la rúcula en una fuente.

Añadir el boniato, el salmón y el resto de los ingredientes.

Agregar el zumo de lima y el tamari y mezclar.

Poke bowl probiótico 2

Para 1 persona

100 g de calabaza cocida en dados

1 taza de canónigos

150 g de sepia a la plancha cortada en dados

1 cda. de kimchi

10 aceitunas

Zumo de ½ lima

1 cda. de tamari

Jengibre rallado al gusto

Disponer los canónigos en una fuente.

Añadir la calabaza, la sepia y el resto de los ingredientes.

Agregar el zumo de lima y el tamari y mezclar.

Pudin de chía

Para 1 persona

200 ml de yogur de cabra

2 cdas. de semillas de chía

1 cda. de semillas de lino molidas

15 pistachos

Frutos rojos al gusto

1 cdta. de polen

Mezclar el yogur de cabra con las semillas de chía en un bol y dejar reposar la mezcla toda la noche en la nevera.

Al día siguiente añadir las semillas de lino molidas, los pistachos, los frutos rojos y el polen.

Sopa antiinflamatoria 1

Para 5 personas

2 puerros cortados en rodajas
2 zanahorias cortadas en rodajas
7 hojas de col cortadas en tiras
1 tallo de apio cortado finito
3 dientes de ajo picados
1 trozo de jengibre de 2,5 cm pelado y picado
2 l de agua
2 hojas de laurel
Perejil fresco

Poner una olla grande a ebullición con los 2 litros de agua y el resto de los ingredientes, menos el perejil fresco. Hervir a fuego medio-alto durante 12 minutos.

Servir con el perejil fresco.

Sopa antiinflamatoria 2

Para 5 personas

Un manojo de acelgas sin tallos y cortadas
1 calabacín cortado finito
1 cebolla picada
2 dientes de ajo picados
1 trozo de jengibre de 2,5 cm pelado y picado
4 zanahorias picadas finitas
1 taza de setas variadas cortadas en tiras
1 cdta. de romero en polvo
1 cdta. de tomillo en polvo
1 cda. de vinagre de manzana
2 l de agua

Poner una olla grande a ebullición con los 2 litros de agua y el resto de los ingredientes. Hervir a fuego medio-alto durante 12 minutos.

Tallarines de calabacín con pestococo
Para 2 personas

2 calabacines cortados en forma de tallarines con la ayuda de una mandolina

1 taza de coco rallado

½ taza de hojas de albahaca frescas

½ taza de piñones

¼ de taza de aceite de oliva virgen extra

1 diente de ajo picado

1 cda. de zumo de limón

En una batidora, triturar la albahaca, los piñones, el ajo, el aceite de oliva virgen extra, el zumo de limón y el coco hasta obtener una pasta suave.

Calentar una sartén a fuego bajo, añadir los tallarines de calabacín y saltear durante 2 minutos.

Agregar el pestococo en la sartén y remover un par de minutos, hasta que quede una mezcla homogénea.

8
CONCLUSIONES Y RESUMEN PARA CADA ENFERMEDAD AUTOINMUNE

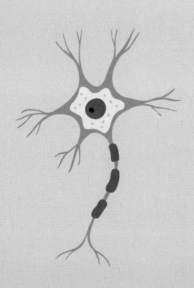

La mejor medicina es enseñarle a la gente cómo no necesitarla.

HIPÓCRATES

Si has llegado hasta aquí, ya sabes mucho de enfermedades autoinmunes. En este capítulo haremos un repaso general y luego te daré diez hábitos fundamentales para cada enfermedad. Estoy segura de que si los cumples, tu calidad de vida mejorará notablemente.

Pero antes déjame recordarte que estos hábitos tienen que ir al servicio de la vida y no al revés. Cada persona gestiona la información de una manera determinada. He visto pacientes a los que les parece maravilloso que les des un menú de siete páginas porque así tienen más material, y hay otras personas que si ven un menú de siete páginas, no saben por dónde empezar y se angustian. Cada persona asimila la información de forma distinta. No tiene sentido agobiarse por tener que caminar cada día, por comer vegetales en todas las ingestas… Si eres de los que se sienten abrumados porque tantos cambios les suponen un altibajo, empieza por pequeños pasos y felicítate al cumplir cada uno. Sé autocompasivo y no te exijas más de lo que puedes hacer. Tienes que cambiar de hábitos para ganar salud, no para perder la cordura. Nadie lo hace todo perfecto, pero siempre es mejor intentarlo.

Recuerda también que hay que tener paciencia y que los cambios no vendrán de un día para otro; lo que ha estado mal durante muchos años no se solucionará en dos o tres días. No desistas. Recuerda que hay que disfrutar del camino.

LOS PILARES DE LA SALUD

Alimentación

Los pilares de la alimentación antiinflamatoria son menos ultraprocesados y más alimentos como hortalizas, pescado azul, tubérculos, proteínas de calidad, etc. Recuerda que queremos reducir la inflamación para apagar la llama que aviva estas enfermedades y que existen alimentos que por sus características serán más inflamatorios que otros. En este libro tienes un menú de quince días de ejemplo y unas recetas para familiarizarte con este tipo de alimentación. No solo hay que ver lo que comes, sino cuánto y cómo comes. El *overeating* («comer de más», en inglés) no es beneficioso en las enfermedades autoinmunes, así que intenta terminar las ingestas sin haberte llenado al cien por cien. Es importante masticar, comer sentado, comer sin prisa, etc. También es importante que dejes descansar el intestino y espacies el desayuno de la cena unas doce o trece horas. Comer no es solo nutrirse; comer también es parar y disfrutar. Sería ideal que disfrutaras cocinando y planeando tu alimentación, y que esto no supusiera una obligación. Si es una obligación impuesta te acabarás cansando. Pero si afrontas este cambio como un cambio en el estilo de vida, estoy segura de que puede durar para siempre.

Activación parasimpática

Recuerda que se trata de estar más parasimpático que simpático. El sistema parasimpático es el de la relajación y el de la recuperación. Acuérdate de la respiración 4-7-8. Es fundamental que la realices dos minutos, dos veces al día, ya que solo con eso mejorará la calidad de tus digestiones y bajarán tus niveles de cortisol. Meditar nos puede ayudar a cambiar nuestro cerebro, reducir el estrés y mejorar la resiliencia (¡y en una enfermedad autoinmune hace falta mucha resiliencia!). También se ha visto que la meditación mejora el pronóstico de enfermedades autoinmunes por su papel inmunomodulador. El yoga y la meditación bajan las interleucinas inflamatorias IL-6 y IL-10 y el TNF-α. Meditar también nos ayudará a reducir la prisa de la vida moderna y a contemplar, lo cual ayudará a nuestro bienestar y nuestra tranquilidad. Practica lo que te convenga para relajarte; si ves que el yoga no es para ti, busca en tu interior lo que te relaja y te mantiene en calma. Pasea, pinta mandalas, baila, contempla a tu alrededor… Estoy segura de que encontrarás aquello que te relaja y te transmite paz para encontrarte con tu sistema parasimpático.

Vitamina N

La naturaleza —vitamina N— y el sistema inmunitario están estrechamente relacionados. Exponerse a la naturaleza fortalece nuestro sistema inmunitario y tiene efectos positivos en nuestra salud, ya que aumenta la actividad de las células *natural killer*. Además, hace que disminuyan los niveles de citocinas inflamatorias, las problemáticas. Recuerda que no hace falta que te desplaces hasta un bosque; un parque en medio de una ciudad puede darte la vitamina N que necesitas.

Vitahormona D

La deficiencia de vitamina D puede desencadenar o empeorar las enfermedades autoinmunes. Asegúrate de tener unos niveles de vitahormona de entre 40 ng/ml y 60 ng/ml. A menos que lo tengas contraindicado, te recomiendo exponerte al sol sin protección solar gradualmente y dependiendo de tu tolerancia. Recuerda que la vitahormona D aumenta también los linfocitos T reguladores (Tregs), unas células muy importantes en autoinmunidad. Tomar el sol también es muy beneficioso porque la síntesis de vitamina D aumenta la síntesis de serotonina y hace que descansemos mejor por la noche por la regulación de la melatonina. ¿Tienes poco tiempo? Muchos de mis pacientes practican actividad física mientras toman el sol. Es una buena forma de juntar dos buenos hábitos de vida. ¡Y si encima lo haces en la naturaleza, generas vitamina N y tienes un tres por uno! Recuerda siempre que tomar el sol depende de tu adaptación, tu tolerancia y tu tipo de piel.

Adopta alguna enseñanza japonesa en tu vida

El *ikigai* es una filosofía de vida japonesa que afirma que tener un propósito en la vida nos acerca a la felicidad, y esta podría ser una de las razones que explican la longevidad de los japoneses. Para los japoneses, el *ikigai* es «una razón para levantarte por la mañana». Tampoco te olvides del *kaizen*, del *seikaju*, del *gaman*… Todos estos conceptos parten de la misma base: la gratitud, la perseverancia, la resiliencia… Valores que nos hacen mucha falta cuando llevamos la mochila de la autoinmunidad.

Sueño y descanso

Recuerda que descansar es fundamental para bajar el cortisol y reducir la inflamación. La inflamación es la gasolina de las enfermedades autoinmunes. La fatiga, esta enemiga tan presente en las enfermedades autoinmunes, puede afectar a la calidad del sueño haciendo que la persona se sienta somnolienta durante el día y con dificultades para dormir durante la noche. Practica la higiene del sueño y respeta tu descanso tanto como tu alimentación; es una pieza fundamental.

La tribu

Las personas de las que nos rodeamos tienen un poder enorme sobre nuestra salud. «Dime con quién vas y te diré quién eres», sin ir más lejos. Si te rodeas de personas propensas a las críticas, las quejas y la negatividad, es probable que tú seas así también. Si te rodeas de personas activas, que intentan ser su mejor versión y agradecen lo que tienen, seguramente tú serás una persona parecida. Es importante tener relaciones de calidad. He observado que muchos de mis pacientes, después de recibir el diagnóstico de alguna enfermedad, tienden al aislamiento. Evolutivamente estar en sociedad nos ha hecho sobrevivir. ¿Cómo habríamos luchado? ¿Cómo habríamos cazado? ¡Ni siquiera podríamos haber dormido solos! La compañía siempre ha ofrecido protección, y además disminuye la tasa de depresión y ansiedad. Es importante que compartas la vida con buenas personas con valores similares a los tuyos. También es igual de importante que evites las personas tóxicas.

Ritmos circadianos

Una cosa es la exposición solar para sintetizar vitamina D y otra es la regulación de los ritmos circadianos. Actualmente, con la moda del teletrabajo, hay personas que no salen de casa por la mañana y empiezan a trabajar nada más despertar. Esto es nefasto porque tus ojos no han visto la luz del día y no han informado a tu cerebro de que es de día y, por lo tanto, te estás perdiendo una regulación natural de cortisol-melatonina que se da diariamente gracias a la luz del sol. Los pacientes que viven en zonas donde abundan los días nublados me preguntan, preocupados, si esto les afecta, y la respuesta es que no; aunque esté nublado, tus ojos saben que es de día, ya que perciben luz, y le transmiten esta información al cerebro para que ponga en marcha los mecanismos pertinentes. Recuerda que, a menos que tu trabajo no te lo permita, de día se vive y de noche se descansa.

Evita los tóxicos

Evitarlos por completo es imposible, pero sí que podemos reducir los más nocivos en la medida de lo posible. Recuerda que, aparte de reducir los tóxicos ambientales, también hay que reducir la adicción a la información y a las redes sociales y las relaciones con personas tóxicas, pues también nos generan inflamación.

Movimiento y ejercicio diario

De nuevo, el movimiento diario es innegociable y el ejercicio es muy recomendable. Haz ejercicio como mínimo dos o tres veces por semana para ganar y mantener masa muscular, lo cual es un seguro de vida. El «chasis» tiene que estar fuerte, así que hay que entrenar ejercicio de fuerza; cuesta al principio, pero después es una necesidad. Para garantizar el movimiento obligatorio intenta andar como mínimo ocho mil pasos.

DIEZ CONSEJOS PARA CADA ENFERMEDAD

Lo primero que debo decirte es que te será muy beneficioso ponerte en manos de un profesional de la salud integrativo que pueda ayudarte en este camino. La alimentación antiinflamatoria, la suplementación dirigida y los hábitos de vida saludables son un traje a medida. Un profesional de la salud integrativo también te podrá recomendar psicólogos, fisioterapeutas y otros profesionales de la salud para que trabajéis en conjunto. A continuación, te detallaré algunos consejos generales para cada enfermedad, pero las personas podemos tener necesidades distintas según nuestro contexto.

Esclerosis múltiple

1. En tu alimentación antiinflamatoria debes priorizar las grasas saludables. El pescado azul de pequeño tamaño, el aguacate, el aceite de oliva virgen extra, la chía o el lino ¡no pueden faltar en tu despensa! Es importante también mantener un peso saludable y evitar el exceso de grasa. Recuerda que la grasa es un máquina de fabricar inflamación.
2. La cúrcuma es una gran aliada para rebajar la neuroinflamación. Consume cúrcuma *latte* y el aliño de cúrcuma

del recetario y, si tu terapeuta lo considera necesario, suplméntate con cúrcuma.

3. Evita la deficiencia de vitamina D; hay más de mil publicaciones que relacionan la deficiencia de esta vitamina con un empeoramiento de la enfermedad. Revisa tus valores de vitamina D como mínimo una vez al año, e idealmente cada seis meses.

4. Aparte de andar y hacer ejercicio de forma regular, haz estiramientos, ya que en algunos pacientes con esclerosis múltiple se ha visto un acortamiento de los músculos de las piernas. Si eres mujer, no olvides fortalecer el suelo pélvico y aprender a vaciar bien la vejiga cuando vayas al baño. Si crees que puedes tener algún problema de incontinencia u obstrucción urinaria, pide a tu neurólogo que te derive a ginecología para que te sometan a una prueba llamada «urodinamia».

5. Reduce el estrés negativo en la medida de lo posible. En la mayoría de los casos, cuando mis pacientes experimentan un brote o un pseudobrote, se debe a picos de estrés en su vida. Si ves que no eres capaz de hacerlo por tu cuenta, pide ayuda a un psicólogo que tenga conocimiento de tu enfermedad. En muchas asociaciones de esclerosis múltiple hay psicólogos muy bien informados al respecto. No vale cualquier psicólogo, tiene que ser un psicólogo conocedor de la enfermedad.

6. Tener un buen patrón de sueño baja los niveles de cortisol y promueve la expresión de citocinas antiinflamatorias.

7. Aprende a gestionar tu moneda energética y a identificar qué te provoca fatiga. La meditación, el yoga y la respiración profunda no solo te ayudan a relajarte, sino que también te pueden devolver energía.

8. Elimina el alcohol. En salud no hay ninguna dosis de alcohol segura, pero, dado que aumenta la neuroinflamación, es importante que lo reduzcas a cero. Otro tóxico muy negativo para la esclerosis múltiple es el tabaco.

9. Conoce tu enfermedad, aprende a identificar los pseudobrotes y los factores de empeoramiento en tu caso y evítalos. Nadie conoce tu cuerpo mejor que tú.

10. La suplementación más adecuada para un paciente con esclerosis múltiple dependerá de cada individuo, de su sexo, de su condición física, de su contexto… No te puedo ofrecer dosis ni posologías fuera de la consulta; no obstante, estos son algunos principios activos que podrían ayudarte: omega 3 (que sea rico en DHA), curcumina, ácido alfa lipoico, probióticos (*Lactobacillus rhamnosus*, *Lactobacillus plantarum*, *Bifidobacterium bifidum*, *Lactobacillus paracasei*…), *Hericium erinaceus*, vitamina D, complejo de vitaminas del grupo B, fosfatidilserina, magnesio, aminoácidos ramificados, butirato, N-palmitoiletanolamida…

Enfermedad celiaca

1. Es muy importante que el primer año tras tu diagnóstico te formes e investigues en profundidad para evitar la contaminación cruzada. Tienes que ser un as de las etiquetas. Lee información rigurosa, como la que puedes encontrar en: <https://celiacos.org/recien-diagnosticados/>.

2. Evita los alimentos sin gluten de los supermercados llenos de azúcar, conservantes, harinas refinadas… Recuerda que el hecho de que no lleven gluten no significa que sean saludables. Si sufres enfermedad celiaca, tienes que convertirte

en un maestro de leer etiquetas y elegir siempre alimentos saludables; no basta con que ponga «sin gluten».

3. Durante el primer año tras el diagnóstico es importante que revises tu permeabilidad intestinal, y en caso de que esté muy alterada (te lo indicará un valor de zonulina elevada), es fundamental que te pongas manos a la obra para mejorarla.

4. Si sufres estreñimiento o diarrea, registra la escala de Bristol y coméntalo con tu médico digestivo; es muy importante que revises tus heces y te asegures de hacer un Bristol 3-4 la mayoría de las veces.

5. Durante el primer año tras el diagnóstico evita también la avena sin gluten, ya que en algunos estudios se ha visto que el consumo de avena —incluso siendo avena sin gluten— podría causar daño en la mucosa intestinal de los pacientes con enfermedad celiaca.

6. Recuerda siempre que la celiaquía es una enfermedad intestinal con afectación extradigestiva; debes tener en cuenta los síntomas extradigestivos para saber si te estás contaminando con gluten. Recuerda que no seguir una dieta sin gluten siendo celiaco puede aumentar las probabilidades de padecer cualquier cáncer intestinal y también cáncer del sistema linfático.

7. Comer despacio alimentos saludables y sin gluten es el único tratamiento que tienes. Las respiraciones 4-7-8, realizadas durante dos minutos y dos veces al día, mejoran la digestión.

8. Hazte una analítica completa como mínimo una vez al año y revisa tus niveles de vitamina D, ferritina, ácido fólico, cobalamina, zinc, albúmina, prealbúmina…

9. Las infusiones de jengibre pueden ayudar a reducir la inflamación intestinal en personas celiacas.

10. La suplementación más adecuada para un paciente con enfermedad celiaca dependerá de cada individuo, de su sexo, de su condición física, de su contexto… No te puedo ofrecer dosis ni posologías fuera de la consulta; no obstante, estos son algunos principios activos que podrían ayudarte: butirato, glicina, omega 3, zinc, vitamina A, vitamina E, vitamina C, L-glutamina, ácido fólico, cobalamina, enzimas digestivas, curcumina, gingerol, bisglicinato de hierro, quercetina, probióticos (*Lactobacillus*, *Bacillus subtilis*). En algunos casos no necesitarás suplementación.

Enfermedad de Graves-Basedow

1. Como tu cuerpo ya está lo bastante hiperactivado, te será muy útil la práctica de técnicas de relajación, como la meditación, las respiraciones 4-7-8 o el yoga.
2. Mantén un registro diario de tus síntomas y de tu progreso para ver la evolución de la enfermedad.
3. Evita el consumo de cafeína, té, mate, bebidas energéticas, alcohol y estimulantes.
4. Revisa periódicamente los niveles de calcio y vitamina D.
5. Consume con moderación los alimentos ricos en yodo, como el marisco, las algas, la sal yodada… Tómalos, como máximo, dos veces por semana, y evita la sal yodada.
6. El consumo de alimentos altos en selenio frena la absorción del yodo. Algunos ejemplos de estos alimentos son: la ciruela, el melón, los cítricos, la carne de aves, las semillas de lino, las semillas de sésamo, las nueces de Brasil, las castañas…
7. Si tienes diarrea como consecuencia de esta enfermedad, opta por panes hechos a base de arroz blanco, que no sea integral.

8. El consumo de ácido elágico podría ayudar con el daño causado en la tiroides; contienen ácido elágico las uvas negras y las granadas.

9. Como el cuerpo está hiperactivado, consume más energía y vitaminas, por lo que es interesante aumentar el aporte de vitaminas A, C y E.

10. Revisa tu vista anualmente con un buen profesional de la salud, ya que esta enfermedad puede degenerar en oftalmopatía tiroidea.

Hipotiroidismo de Hashimoto

1. Toma diariamente la levotiroxina por completo en ayunas junto con un vaso de agua y espera, como mínimo, cuarenta y cinco minutos para desayunar.

2. Realizar ejercicio de fuerza mejora la conversión de T4 a T3. Además, te ayudará a tener más energía.

3. Evita los siguientes disruptores endocrinos: BPA, parabenos, ftalatos… Utiliza cosmética y productos de limpieza con el sello Ecocert. Evita beber agua embotellada e instala un filtro en tu casa para minimizar el uso de botellas de plástico.

4. Bebe suficiente agua a diario para mantenerte hidratado y que no aumenten los niveles de cortisol. En algunos casos, añadir un chupito de agua de mar purificada a tu botella de agua será beneficioso.

5. Evita el alcohol, ya que disminuye el volumen de la glándula tiroidea y los valores de T4 y T3.

6. Añade suficiente omega 3 a tu dieta: pescado azul, semillas de chía, semillas de lino…

7. El ajo es un antiinflamatorio natural y puede ayudar a redu-

cir la inflamación de la tiroides. Utiliza el ajo en guisos, en purés, rallado en ensaladas, en aliños…

8. Tomar infusiones de jengibre y cúrcuma *latte* no solo será un buen hábito para incrementar el consumo de agua; también te ayudará a frenar la expresión de citocinas inflamatorias.

9. Si te quieres quedar embarazada, consulta con tu ginecólogo y realiza un chequeo completo antes. Es importante tener la TSH bien controlada antes de la búsqueda gestacional.

10. La suplementación más adecuada para un paciente con hipotiroidismo de Hashimoto dependerá de cada individuo, de su sexo, de su condición física, de su contexto… No te puedo ofrecer dosis ni posologías fuera de la consulta; no obstante, estos son algunos principios activos que podrían ayudarte: selenio, zinc, vitamina D, *ashwagandha*, vitaminas del grupo B, vitamina C, vitamina E, magnesio, hierro, L-tirosina, omega 3 (EPA y DHA), aceite esencial de tomillo, *ginseng*…

Enfermedades autoinmunes reumatológicas (artritis reumatoide, espondilitis anquilosante, esclerodermia y artritis psoriásica)

1. No lleves una vida sedentaria y realiza ejercicio físico a diario; el sedentarismo es tu enemigo. Como habrás visto, el movimiento ha demostrado tener efectos antiinflamatorios en estas enfermedades. Los ejercicios de fuerza y de movilidad serán tus aliados.

2. Evita el sobrepeso, ya que un exceso de grasa desgastará más tus articulaciones y se producirá un ambiente más inflamatorio que agravará la enfermedad.

3. Cuando tengas un episodio de dolor e inflamación, prueba a aplicar calor en la zona afectada. Por ejemplo, con una esterilla eléctrica o incluso un baño relajante a 38 °C. Si te das un baño relajante, puedes probar a añadirle sales de Epsom, ya que han demostrado ser eficaces para la inflamación y el dolor en las enfermedades autoinmunes reumatológicas.

4. Es crucial tener la vitamina D en rangos óptimos, entre 40 y 60 mg/dl. Tomar el sol te será beneficioso, salvo si tienes lupus con fotosensibilidad o si tomas fármacos fotosensibilizantes como la hidroxicloroquina.

5. Asegúrate de consumir suficiente omega 3 en tu dieta; es un nutriente esencial para regular la inflamación. Consume tres o cuatro veces por semana pescado azul de pequeño tamaño y semillas de chía y lino a diario.

6. Consume diariamente cúrcuma en forma de aliño y cúrcuma *latte*; recuerda que la cúrcuma es un potente antiinflamatorio natural que ayuda al cuerpo a inhibir la producción de citocinas inflamatorias.

7. Consumir té verde tiene efectos antiinflamatorios y antioxidantes; además, es una variedad con muy poca cafeína y no te generará nerviosismo. Y tomar entre dos y tres tazas de café al día generaría efectos antiinflamatorios en tu organismo.

8. Dormir es muy importante cuando se tiene una enfermedad autoinmune reumatológica; aparte de mitigar la inflamación, mientras dormimos el cuerpo produce hormonas que reparan los tejidos dañados. Establece una rutina de sueño regular y practica la higiene del sueño para mejorar el descanso nocturno.

9. Ten una comunicación fluida con tu médico. Comunicarle tus preocupaciones, tus síntomas, tus factores de mejora y los factores de empeoramiento te ayudará a tener más control de la enfermedad.

10. La suplementación más adecuada para un paciente con una enfermedad autoinmune reumatológica dependerá de cada individuo, de su sexo, de su condición física, de su contexto… No te puedo ofrecer dosis ni posologías fuera de la consulta; no obstante, estos son algunos principios activos que podrían ayudarte: vitamina D, quercetina, glicina, té verde, harpagófito, sauce blanco, vitaminas del grupo B, glucosamina, vitamina C, vitamina E, magnesio, condroitín sulfato, bromelina, *Boswellia serrata*, curcumina, omega 3 (DHA), coenzima Q10…

> El mal tiempo (frío, humedad y cambios bruscos) puede empeorar las enfermedades autoinmunes reumatológicas. Tú no eliges el tiempo que va a hacer, pero puedes anticiparte un poco y taparte de más o compensar el frío con un baño caliente con sales de Epsom.

Diabetes mellitus de *tipo 1*

1. Lleva siempre encima un kit de emergencia por si sufres una hipoglucemia o una subida de azúcar. También es recomendable llevar geles de glucosa o terrones de azúcar por si sufres una hipoglucemia, e insulina por si tienes una hiperglucemia. Conoce perfectamente tanto los síntomas de la hipoglucemia como de la cetoacidosis diabética para actuar con rapidez en caso de que sea necesario.

2. Revisa tu perfil lipídico como mínimo una vez al año, ya que el colesterol malo elevado (LDL) puede aumentar el riesgo cardiovascular; revisa también otros parámetros, como la lipoproteína A.

3. La suplementación dependerá de cada persona, de la gravedad de la enfermedad, etc. Serían útiles los siguientes complementos alimenticios: probióticos con *Lactobacillus casei*, magnesio, vitaminas del grupo B, omega 3, vitamina D, cromo, etc.

4. Consume té verde, ya que sus polifenoles pueden ayudar a mejorar la sensibilidad a la insulina y tienen efectos antioxidantes.

5. Consume las frutas con canela de Ceilán espolvoreada para controlar mejor el índice glucémico. No pases de las dos o tres frutas diarias a menos que hagas mucho deporte o tengas unos altos requerimientos energéticos. Prioriza las verduras antes que las frutas.

6. Gestiona el estrés, ya que los picos de estrés descontrolan de forma frecuente los niveles de azúcar de los pacientes diabéticos.

7. Huye de los tacones y utiliza calzado cómodo y adecuado, recuerda revisar tus pies con periodicidad.

8. Habla con tu médico sobre la posibilidad de utilizar un monitor continuo de glucosa. He visto que estos dispositivos proporcionan un mayor conocimiento de los niveles de glucosa y un mejor control de la diabetes; permiten recibir notificaciones de alerta cuando los niveles de glucosa están demasiado altos o demasiado bajos. Además, de esta forma se reduce el número de pinchazos en los dedos.

9. Revisa tu visión con regularidad. Tal y como has aprendido en este libro, la diabetes puede tener consecuencias negativas para tus ojos, y una revisión periódica puede detectar y frenar el problema a tiempo.

10. Evita el sedentarismo y ten una rutina de ejercicio físico regular.

Síndrome de Sjögren

1. Utiliza suficiente hidratación ocular; no esperes a notar los ojos secos. Durante la noche utiliza hidratante ocular en forma de gel, ya que es más humectante.
2. Si utilizas lentillas, mejor duras que blandas.
3. Instala un filtro HEPA en tu casa para garantizar la calidad del aire y minimizar la irritación de tu mucosa ocular. También puede ser de utilidad un humidificador.
4. Evita los agentes que causan deshidratación, como por ejemplo el café, el té, el alcohol, el tabaco y los alimentos muy azucarados. Es preciso evitar también los elixires bucales con bases de alcohol.
5. Evita los baños y duchas demasiado calientes.
6. Utiliza irrigador dental diariamente y cepíllate los dientes con un cepillo suave después de cada comida.
7. La sequedad vaginal en las pacientes con síndrome de Sjögren puede producir dispareunia (dolor en las relaciones sexuales). Para esto te serán de utilidad los lubricantes que contengan ácido hialurónico.
8. Si tienes deseo gestacional, comunícaselo a tu reumatólogo y revisa los anticuerpos anti-Ro y anti-LA.
9. Evita las comidas muy calientes o picantes.
10. Mastica dados de jengibre natural para estimular las glándulas salivales.

Enfermedad de Crohn

1. Aprende a identificar cuándo estás en brote y cuándo estás en remisión. Cuando estás en brote, debes evitar los

alimentos altos en residuos y seguir una dieta un poco más astringente.

2. Es mejor hacer comidas pequeñas con frecuencia que ingerir grandes cantidades de comida.

3. Consume caldo de huesos, ya que sus nutrientes paliarán la inflamación intestinal.

4. Añade fuentes de ácido butírico en tu dieta, como el *ghee*, el yogur de cabra y el aceite de coco.

5. Gestiona el estrés; ahora ya conoces el eje intestino-cerebro. Si tienes enfermedad de Crohn, sabrás que el estrés empeora los cuadros de la enfermedad e incluso puede causar brotes.

6. Las infusiones de jengibre pueden aliviar la inflamación y los síntomas gastrointestinales en los pacientes con enfermedad de Crohn.

7. Utiliza cúrcuma en tus platos por su efecto antiinflamatorio; se ha visto que puede ayudar a reducir el dolor abdominal y la diarrea.

8. Lleva un registro de tu alimentación y detecta los alimentos y los factores de empeoramiento en tu enfermedad para que puedas tratar de evitarlos.

9. Un verbo tan sencillo como «masticar» puede ayudar mucho a los pacientes con enfermedad de Crohn. Masticar bien ayuda a reducir la carga del tracto gastrointestinal, mientras que los trozos grandes de comida en el intestino pueden empeorar los síntomas.

10. Los probióticos, el omega 3, el butirato, el hidroxitirosol, la glicina, la glutamina, la vitamina A, el olmo americano, la vitamina E y la *Boswellia serrata* son suplementos que podrían utilizarse, pero siempre con un seguimiento por parte de un profesional.

9
UNA
RARA AVIS

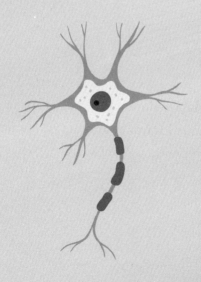

Yo me contento de haber caído de mi burro y de que me haya mostrado la experiencia la verdad.

Miguel de Cervantes,
El Quijote

A lo largo de este libro te he contado ejemplos reales de pacientes que he visto en la consulta, les he cambiado el nombre y he modificado algunos datos para que no puedan ser reconocidos, no querría saltarme la ley de protección de datos. En el último capítulo he querido contarte la historia de una paciente a la que llamaremos *rara avis*, aunque también la podríamos llamar ave fénix. *Rara avis* es una expresión latina que se utiliza para referirse a alguien que es poco común; ya veréis que el caso no es merecedor de ningún otro nombre que no sea este.

Se trata de una paciente que tiene en la actualidad treinta y tres años, con una suma de enfermedades autoinmunes y una serie de seguimientos y diagnósticos, y así empieza la historia.

La aventura comienza con la vida, que se inició en octubre de 1989 con un parto vaginal y estuvo alimentada exclusivamente con lactancia materna los primeros meses. Como ves, seguir las recomendaciones indicadas no garantiza el éxito, y la *rara avis* presentaba distensión abdominal y estreñimiento desde bien pequeña. Su abuelo le hacía comer naranjas creyendo que así su estreñimiento mejoraría y le daba una moneda de 25 pesetas por cada naranja que comía. A pesar de tener la hucha llena y fantasear con grandes compras, la *rara avis* no iba al baño, no había manera.

Sus padres no entendían mucho de medicina y recurrieron a varios pediatras con la mejor de las intenciones; les dijeron que todo era normal. Esa misma frase la han escuchado mis pacientes decenas de veces antes de ser bien atendidos.

La *rara avis*, aparte de estreñimiento, empezó a tener problemas dermatológicos que no se estudiaron con detenimiento; simplemente le administraban cremas con corticoides, un clásico. Ni siquiera les preguntaron a sus padres cómo era su alimentación o cómo eran sus deposiciones.

Durante un periodo de su adolescencia la *rara avis* se sentía cansada, agotada, tenía amigdalitis cada semana, estaba apática, tenía cambios de humor… Después de un sinfín de pruebas hubo un diagnóstico: enfermedad celiaca con mucha sintomatología intestinal (estreñimiento, cólicos y distensión abdominal) y también extraintestinal (fatiga, aftas bucales, apatía, dolor articular, irregularidades menstruales, etc.).

En este punto de la historia, el ave fénix resurgió por primera vez: con tan solo tres días de dieta estricta sin gluten empezó a mejorar y a regularizar las heces. ¡No se lo podía creer! ¡Ir al baño cada día es un gran hito para los que han estado estreñidos mucho tiempo! ¡Qué poco se valoran estas pequeñas cosas! Todo en la vida da vueltas y revueltas, y entonces la *rara avis* encontró una buena racha, el sol brillaba radiante. Empezó sus estudios universitarios en la ciudad donde siempre decía que quería vivir, Barcelona. La buena época llevó de la mano amistades que por suerte duran hasta la fecha, mucho estudio que ha dado sus frutos, trabajos temporales, viajes, nuevas aficiones, museos, muchos libros y también alguna que otra fiesta de guardar. La *rara avis* era una joven veinteañera que exprimía al máximo la vida.

Después de una estancia en Londres, donde estudió y trabajó a la vez, la *rara avis* volvió agotada. Tal vez se había pasado de frenada con tanto ajetreo. Al principio pensaba que era una ligera depresión, ya que quizá tendría que haberse quedado más tiempo en Londres, y ya se sabe, ¡caprichos del universo! Pero aquello no era normal, estaba tan agotada que recuerda que una vez, mientras hablaba con una amiga, tuvo que sentarse en la acera, en plena calle, porque no era capaz de mantenerse de pie.

En ese momento empezó la primera odisea, pero el destino no era precisamente Ítaca, sino un sinfín de peregrinajes a distintos especialistas. Para conseguir un diagnóstico la *rara avis* tuvo que ir a siete especialistas distintos. ¡Con lo fácil que habría sido pedirle una analítica completa desde el principio! A pesar de que ella pedía una analítica completa, ningún médico se la quería hacer porque la veían muy bien y era muy joven, y la *rara avis* se iba de las consultas sin que la atendieran correctamente. Incluso un médico llegó a decirle que no se preocupara porque era muy joven y muy guapa. Por suerte, esto no sería admisible hoy en día. Como la *rara avis* estaba estudiando farmacia y ya conocía mucho el cuerpo humano, no se rindió. La sexta especialista a la que visitó se equivocó en el diagnóstico. Le diagnosticaron hipertiroidismo porque, según la doctora, si la TSH estaba elevada era hipertiroidismo y si la TSH estaba baja era hipotiroidismo. ¡Tremenda pifia! La *rara avis* intentó poner cordura en esta hecatombe y le explicó de la forma más educada a la sexta doctora que la TSH regula de forma negativa las hormonas tiroideas y que, por lo tanto, si la TSH estaba alta era preciso fijarse en los valores de T3 y T4 en las analíticas, ya que estas probablemente estarían bajas y se trataría de un cuadro de hipotiroidismo. La sexta doctora no quiso escuchar a la *rara avis* e incluso le recetó Tirodril (metimazol), el tratamiento que se da en hipertiroidismo que tienes explicado en el diccionario de tratamientos. La doctora no quiso bajarse del burro, le dijo que la que sabía de medicina era ella y que si no estaba conforme que se fuera a otro especialista. La *rara avis* se fue de la consulta tomándole la palabra y visitó, por supuesto, a otro especialista.

La *rara avis* no se rindió y no se tomó el metimazol, y fue a pedir una séptima opinión. ¡Era todo un sinsentido! Una séptima opinión para conseguir un diagnóstico de algo sencillo con solo veintidós años… Qué desgaste y qué impotencia. La rara avis se preguntaba por qué le pasaba eso a ella. Como ves, a estas alturas de la historia ya hemos llegado al «Por qué a mí», el primer estadio por el que pasas cuando no estás bien de salud. La injusticia y la impotencia.

Por fin, el séptimo médico le diagnosticó hipotiroidismo, al cual le puso apellido (hipotiroidismo de Hashimoto) un mes más tarde, al comprobar que la *rara avis* tenía los anticuerpos ANTI TPO elevados a 3.500, una barbaridad.

La *rara avis* volvió a ser el ave fénix gracias al tratamiento adecuado. Como tenía ya estudios de farmacia, se suplementó con vitaminas y minerales para la glándula tiroides y pasó de ser accionista del gimnasio a acudir de forma seria. Entonces se le presentaron cinco años intensos de estudios, trabajos, viajes y algunos factores muy estresantes, como unas oposiciones, un doctorado a medias, muchas guardias en las farmacias… ¡Un ritmo trepidante! A pesar de estos factores estresantes, la *rara avis* cada vez sabía más de alimentación y se cuidaba más. Explicaba a sus compañeras de piso los beneficios de la cúrcuma mientras se tomaba cúrcumas *latte* y se quedaba estudiando hasta altas horas de la madrugada. Por si fuera poco, la *rara avis* contrajo mononucleosis, y como estaba haciendo tres trabajos a la vez no podía descansar bien para recuperarse del Epstein-Barr (mononucleosis). ¡No podía parar, estaba en la cresta de la ola!

En 2018 el cuerpo de la *rara avis* se rebeló. Se pasó el año yendo y viniendo del Hospital Clínic de Barcelona; todavía recuerda el nombre de los celadores, los médicos y los enfermeros. ¡Hasta el apellido! Porque una característica de la *rara avis* es la memoria. Había un celador que se llamaba Helios, y este celador llamaba a la *rara avis* y a su pareja «los enamorados». La *rara avis* se quedaba tranquila cuando escuchaba esa denominación porque a veces miraba a su pareja y pensaba: «Con el poco tiempo que llevamos juntos y la que se me viene encima, quizá un día deja de acompañarme al hospital». Pero el enamorado siguió y sigue a su lado, porque el amor de verdad no desaparece en los peores momentos de la vida. El enamorado aparecía en el hospital con libros, revistas y hasta un teclado de piano para entretener a la *rara avis*.

No sabían qué le pasaba, y la verdad es que en urgencias tampoco indagaban demasiado, porque las urgencias no están para diagnosticar, están para tratar urgencias. Un día ingresaba con vértigos, otro día con cefaleas inhabilitantes, otro día ingresaba por visión borrosa, otro día acudió con una infección de orina que terminó en nefritis tubulointersticial y un largo vaivén de idas y venidas del hospital. Eran tantos síntomas y tan inespecíficos… Lo único que sabía la *rara avis* era que su cuerpo se rebelaba; allí pasaba algo.

Un día la *rara avis* lloró de impotencia en la consulta de un oculista que le decía que era imposible que viera borroso, ya que él sabía mucho y no había lesión en su nervio óptico. Ni siquiera le había examinado el fondo del ojo. ¡Era desesperante!

Tras una conversación con un médico internista del Hospital Clínic, la *rara avis* decidió hacer interconsulta con un neurólogo. Este fue el principio del nudo de la historia.

En agosto de 2018 la *rara avis* se imaginaba que estaba en la última escena de *El Club de la Lucha*. Ella y el enamorado eran Tyler Durden y Marla Singer cogidos de la mano mientras el mundo explotaba y sonaba Pixies de fondo, por supuesto. La única diferencia era que lo que se rebelaba esa vez era su y no el mundo.

La banda sonora de aquel largo verano era una canción de un grupo *indie* que se llama The Sandwitches, la canción se titula «Summer of Love», y cuando la *rara avis* escucha la canción en la actualidad se le humedecen los ojos; no hay que olvidar que las personas con enfermedades autoinmunes tienen más posibilidades de ser personas altamente sensibles (PAS).

La *rara avis* siempre había sido una persona muy trabajadora y nunca había faltado al trabajo, siempre hacía horas extras y daba lo mejor de ella misma. Sin embargo, en aquella situación no podía trabajar. Estuvo de baja unos meses y, tras recibir bastantes exigencias de su trabajo a pesar de estar de baja, acabó firmando un despido voluntario. Como os he explicado antes con el ejemplo de otra paciente, no siempre es fácil luchar contra un despido y a la *rara avis* no le quedaban fuerzas para nada más que su salud. Se habla poco y se tiene que hablar más de los despidos de pacientes con enfermedades autoinmunes.

No estaba preocupada por el despido porque sabía que tenía un buen currículum y siempre había recibido muchas ofertas de trabajo, hasta de otros países. Por suerte, podía mantenerse económicamente; lo valoraba mucho, ya que no todo el mundo tiene esa suerte. Pero, a pesar de ser muy trabajadora, no era momento de pensar en trabajar, su cuerpo no podía. Dedicaba todos los momentos del día en que no estaba mareada o con vértigos al estudio del sistema inmunitario. La *rara avis* no podía parar de estudiar.

Ese fatídico agosto estuvo quince días esperando el diagnóstico de una resonancia magnética cerebral y medular, los días más largos de su vida. Agosto, el país parado y ella esperando un diagnóstico. Podía ser desde un tumor cerebral hasta una enfermedad desmielinizante como la esclerosis múltiple. La *rara avis* solo contaba con la información de que tenía «unas manchitas» en el cerebro «y otra cosa» en la médula. Así durante quince días. Esos quince días la *rara avis* creyó en todas las religiones y rezó a todos los dioses.

Las tres manchitas del cerebro finalmente fueron sugestivas de esclerosis múltiple; no obstante, la «otra cosa» de la médula resultó ser, por el momento, siringomielia. La punción lumbar salió sin presencia de bandas oligoclonales, por lo que no había todavía criterios suficientes para diagnosticar esclerosis múltiple con certeza. Sin embargo, ella no estaba bien. La neuróloga fue muy contundente. «La mayoría de los pacientes con tus tipos de manchas pueden acabar confirmando la enfermedad a lo largo de su vida, pero de momento no hay criterios para diagnosticar y poner un tratamiento».

Fue un alivio, pero también una gran sensación de incertidumbre. Y entre estas sensaciones no había solución. La *rara avis* seguía sin estar bien. El mismo día que la neuróloga le dio esta respuesta, ella había estado leyendo en la sala de espera del Hospital Clínic con un subrayador porque se perdía de línea por culpa de la visión borrosa y doble.

Como también presentaba mucho dolor articular, la pusieron en seguimiento de reumatología en el mismo Hospital Clínic, y con eso empezó la segunda odisea, que tampoco llegó a Ítaca. Si no tenía suficiente con la posible esclerosis múltiple, ahora querían descartar el lupus. Las pruebas médicas son solo pruebas y hay que contextualizarlas. Con tanta prueba, en una gammagrafía le diagnosticaron síndrome de Sjögren de grado II. ¡Otra autoinmune en la lista! Imagina, le diagnosticaron un síndrome de Sjögren sin mirar antes la vitamina D ni los autoanticuerpos específicos de la enfermedad. Ahora la *rara avis* mira al pasado y ve que se cometieron una serie de errores bastante importantes.

La lista ya empezaba a alargarse: celiaquía, hipotiroidismo de Hashimoto, esclerosis múltiple en estudio, lupus en estudio y síndrome de Sjögren de grado II.

Pero ¿cómo podía ser que le dieran un diagnóstico de síndrome de Sjögren de grado II cuando no había presencia de autoanticuerpos anti-Ro/SS-A y anti-La/SS-B ni sintomatología?

Entonces la *rara avis* gritó basta. Basta de diagnósticos y de pruebas. Empezó a aplicar sus conocimientos y volvió a ser el ave fénix por enésima vez. Se hizo unas analíticas a ella misma y ¡sorpresa!: la vitamina D a 7 ng/mL; en esta parte de la historia empezó su romance con la vitamina D, la que más ha estudiado, su favorita. Estaba en estudio de esclerosis múltiple y de lupus, y, a pesar de eso, ningún especialista había comprobado sus niveles plasmáticos de vitamina D. Quien haya llegado hasta esta página del libro ya sabe que esto es un error. La *rara avis* cogió las riendas, priorizó el descanso y los ritmos circadianos y, como era farmacéutica, se fabricó una suplementación a medida. Todo fue por partes y escalonado: altas dosis de DHA, vitamina D, bisglicinato de magnesio, cúrcuma en dosis altas, *Hericium erinaceus*, vitamina A+E, antioxidantes y muchos probióticos, y todavía mejoró más su alimentación. Se trató la reactivación que presentaba del síndrome de Epstein-Barr y consiguió bajar la carga viral.

Aunque le aseguraron que no había forma de mejorar los problemas de visión, ella fue a varios especialistas y puso en práctica cada día unos ejercicios para mejorar su capacidad visual. Recuerda la cita del principio del libro de Thomas Edison: «Cuando creas que has agotado todas las posibilidades, recuerda esto: no lo has hecho».

En la actualidad su capacidad visual es perfecta, aunque es miope, y solo presenta molestias si está muy cansada.

No pienses que lo hizo todo perfecto para recuperarse, nadie lo hace nunca todo perfecto. Además, había semanas de descontrol, como siempre en la vida. En ese momento la *rara avis* estaba estudiando un máster y la carrera de nutrición a la vez. La autoexigencia y la tendencia a extralimitarse siguen siendo sus asignaturas pendientes.

A estas alturas del capítulo ya puedes imaginarte quién es la *rara avis* y tal vez ya te pueda hablar en primera persona.

Os he hablado de Japón con mucho cariño, pero la memoria es selectiva, y lo grave empezó en un vuelo de Tokio a Barcelona en 2018. Yo jamás había sufrido ninguna infección de orina. Notaba que algo pasaba dentro de mí. El avión pasaba por unas turbulencias terribles y se había iluminado la señal del cinturón, pero no podía dejar de levantarme para ir al baño. ¡Con el miedo que me dan los aviones y yo levantada haciendo pppssss en medio de las turbulencias! Las azafatas me llamaron la atención dos veces para decirme que no podía ir al baño. Pero es que no podía dejar de ir al baño. Y me sentaba como podía en la taza del váter del avión y no me salía el pis. Tenía unas ganas tremendas de hacer pis, pero no me salía. Una sensación muy extraña que ahora sé que se debe a la cavidad que presento en la médula espinal. Ese fue mi primer episodio de RAO, lo que se conoce como una retención aguda de orina.

Después de sufrir una cuarta RAO me derivaron a una fisioterapeuta que me enseñó unos ejercicios, y desde entonces no he vuelto a sufrir ninguna más.

Las tres lesiones que presento en el cerebro presentan estabilidad radiológica en la actualidad y de momento no evolucionan. Solo tengo síntomas cuando me someto a mucho estrés; mis síntomas son hormigueos y entumecimiento en las extremidades, a veces también en la cara. Si me paso de frenada trabajando, también noto visión borrosa.

El síntoma que sigo presentando a temporadas es la fatiga. Si mis amigas quieren hacer planes conmigo, saben que tienen que ser de mediodía o de tarde. Por la noche necesito descansar y estar en mi casa, y no es capricho, es necesidad. Me hace mucha gracia cuando alguien me dice que tengo mucha energía; me lo tomo casi como un halago, ¡cuánto me ha costado volver a ser yo!

Hago dieta antiinflamatoria, pero de vez en cuando me doy mis caprichos, como todo el mundo. Me encanta el *sushi* y conocer nuevos restaurantes; eso sí, siempre sin gluten y respetando mi celiaquía. Debería hacer más ejercicio del que hago y, sobre todo, debería descansar más. No me siento culpable porque nadie es perfecto ni nadie lo hace todo perfecto, nunca he conocido a ningún paciente que lo haga todo bien. Estoy aprendiendo a vivir un poco más despacio y en esto me ayudan mi perrita Tiramisú y la terapia psicológica. ¿Lo ves? ¡El maravilloso remedio de los animales funciona! Ah, te confieso que me está encantando esto de vivir un poco más despacio, es genial. Paseo y me fijo en los árboles, los amaneceres, los atardeceres, las personas con las que me cruzo… Antes vivía demasiado deprisa y poco presente.

No estaba muy segura de incluir este capítulo en el libro porque sé que una vez que lo haya explicado no habrá vuelta atrás. Nunca he querido compartir en mis redes sociales mis enfermedades, ya que considero que soy una profesional de la salud y que si expongo mucho mi caso pareceré una gurú, y quiero alejarme mucho de esta imagen. No deseo transmitir el mensaje de «a mí me ha funcionado» porque lo que ha pasado es que yo he estudiado. Además, aunque tenga un perfil en redes sociales, soy una persona bastante introvertida y necesito mucho mi espacio. Temía contarlo y que me abrumaran con preguntas, comparaciones, consejos no pedidos y este tipo de cosas que nadie necesita. Tampoco me gusta que la gente sienta pena por mí ni que se preocupen en exceso. Al principio también sentía una especie de vergüenza porque, a pesar de conocer el sistema inmunitario, yo no había sido inmune a las enfermedades autoinmunes. También pasé una época de «y si». El «y si» es el paso posterior al «por qué a mí». En la fase del «y si» pensaba: «Si no hubiese forzado tanto mi cuerpo, quizá no tendría ninguna lesión desmielinizante», y reflexiones de este tipo.

De la misma manera que he expuesto decenas de casos de mis pacientes que llevan su enfermedad con la cabeza bien alta y sin ningún tipo de complejo, es injusto para mí y para ellos que yo no lo haga, así que aquí estoy. Además, a veces tengo pacientes muy jóvenes con enfermedades autoinmunes llorando en la primera visita y me muero de ganas de decirles que no, que no se acaba el mundo. Que no están solos. Que somos más de los que piensan. Que las enfermedades no nos definen y que tenemos que ser muy fuertes para no dejar que la enfermedad nos carcoma. Que hay tratamientos farmacológicos, alimentos y suplementos que pueden ayudarnos muchísimo. Que el ejercicio es fundamental y nos ayudará a recuperar la energía. Tengo ganas de decirles a mis pacientes recién diagnosticados que la tristeza y la profunda injusticia que sienten el primer año tras el diagnóstico desaparecerán. Os prometo que desaparecerán. La vida no es justa ni es injusta, la vida simplemente es, como dice la psicóloga Elena Puig. Y la vida, a veces, puede ser muy complicada. La salud es una serie de sucesos genéticos, ambientales y sociales que en ocasiones se juntan y se manifiestan en forma de enfermedad, y esto nos puede tocar. Y que sí, que todos tenemos parientes que fuman, comen mal y no se cuidan y están sanos. Y nosotros nos cuidamos y estamos enfermos. Uy, perdona. ¿He dicho estamos enfermos? Me he equivocado. Quería decir «tenemos una enfermedad». Porque no es lo mismo tener una enfermedad que estar enfermo. Yo no me siento enferma y muchos de mis pacientes tampoco. A veces tengo síntomas, pero no estoy enferma.

Como toda historia, esta también necesita un final, pero un final no se escribe hasta que acaba. Tengo mucha confianza en mi cuerpo, sé que es fuerte y se recupera de todas. Honro cada día mis brazos y mis piernas, y cuando me miro al espejo veo a una persona fuerte y ya no veo mis complejos. Abrí mi consulta en 2020 y, hoy en día, ya he visitado a más de cuatro mil pacientes. Me desvivo por ellos porque quiero que estén en las mejores manos y estudio muchísimo a diario para poder darles todo lo que sé. A pesar de que al principio no recibí una buena atención médica, hoy en día he encontrado profesionales de la salud muy implicados con sus pacientes, con mucha empatía y con una visión integral del cuerpo humano. Me siento profundamente agradecida de la atención médica que recibo en la actualidad y espero que mis pacientes también se sientan así conmigo.

Me casé con «el enamorado» y seguimos cantando «Summer of Love». La vida no es justa, pero a ratos es sensacional. A pesar de las adversidades, soy entusiasta por naturaleza y creo que lo mejor siempre está por llegar.

DICCIONARIO DEL SISTEMA INMUNITARIO

Querido lector, te dejo un breve diccionario para que puedas consultarlo a medida que vayas avanzando en la lectura de este libro.

OCHO TIPOS DE CÉLULAS SANGUÍNEAS

Serie blanca
1) Los monocitos
2) Los linfocitos
3) Los neutrófilos
4) Los eosinófilos
5) Los basófilos
6) Los macrófagos
Serie roja
7) Los eritrocitos
8) Las plaquetas

Los glóbulos blancos, o serie blanca, son las células de la sangre encargadas de la defensa contra la infección, como son los monocitos, los linfocitos, los neutrófilos, los eosinófilos, los basófilos y los macrófagos.

Los eritrocitos y las plaquetas forman parte de la serie roja. «Eritrocitos», «hematíes» y «glóbulos rojos» son tres términos para definir la misma célula; son las transportadoras de oxígeno a las células. Unos niveles bajos de eritrocitos indicarían un estado de anemia, enfermedades renales, hepáticas, etc.

Las plaquetas (o trombocitos) son las encargadas de la coagulación sanguínea y, entre muchas otras funciones, evitan la hemorragia al formar un coágulo cuando tenemos una herida.

ACCIONES DEL SISTEMA INMUNITARIO

Apoptosis. La apoptosis es un proceso controlado de muerte celular crucial para la eliminación de células dañadas del cuerpo humano; es un sistema de reciclaje. Los linfocitos T citotóxicos son capaces de inducir la apoptosis de las células infectadas con virus u otros agentes patógenos, lo que ayuda a limitar la propagación de la infección.

Fagocitosis. Es la función de captar diferentes cuerpos extraños (virus, bacterias, hongos y otros cuerpos) e introducirlos dentro de las células para destruirlos y eliminarlos. Fagocitar implica un trabajo celular intenso que se puede realizar gracias a la energía que suministran las mitocondrias. También se puede fagocitar tejidos y células que han muerto, como por ejemplo un óvulo que no ha sido fecundado o un resto de tejido que ha sido reemplazado por renovación celular.

Inflamación. La inflamación es una respuesta inmunitaria normal que ayuda al cuerpo a combatir una infección y promueve la reparación de tejidos dañados (recuerda el ejemplo del corte en el dedo). Sin embargo, el exceso de inflamación es el fuego que aviva y alimenta las enfermedades autoinmunes.

COMPONENTES DEL SISTEMA INMUNITARIO

Células dendríticas. Forman parte de los fagocitos. Encontramos grandes cantidades de estas células en la piel (donde se llaman «células de Langerhans») y en el revestimiento interior de los pulmones, la nariz, el estómago y el intestino. Las células dendríticas se llaman así porque recuerdan a las ramas de un árbol, y *dendron* es «árbol» en griego. Gracias a sus ramas, saben enseguida si ha entrado un patógeno en el cuerpo e informan a los linfocitos T de la mejor estrategia para eliminarlo.

Células *natural killer*. Reciben el nombre de «asesinas naturales», que parece sacado de Hollywood, ya que son las encargadas de destruir las células anormales, como por ejemplo las tumorales o las transformadas por un virus. También matan las células que han sido cubiertas por anticuerpos, es decir, las que se han señalado previamente como dañinas. Estas células tienen un importante papel de regulación de la respuesta inmunitaria, ya que tienen capacidad para secretar TNF-α e interferón gamma (IFN-γ).

Basófilos. Son células del sistema inmunitario que se generan y maduran en la médula ósea. Cuando detectan un invasor, los basófilos liberan el contenido de su compartimiento y eliminan el patógeno. Este contenido puede ser: histamina, lisosomas… La activación descontrolada de los basófilos es la responsable de las alergias. ¿Sufres ataques de asma, rinitis o sinusitis de forma frecuente? Revisa tus analíticas recientes; seguramente observarás que tienes los basófilos un poco por encima del limbo.

Eosinófilos. Participan en la respuesta inmune ante infecciones y están implicados en procesos inflamatorios, alergias e infecciones parasitarias. Tienen que estar muy bien regulados por el propio sistema inmunitario porque, si no, ellos mismos nos pueden causar asma. Si tenemos un parásito en el intestino, los eosinófilos trabajarán mucho y liberarán sustancias para ayudar a destruir el parásito, y en nuestras analíticas de sangre observaremos un incremento de eosinófilos. En el asma, los eosinófilos se llevan por error hacia los pulmones y las vías respiratorias, donde liberarán sustancias para estrechar las vías respiratorias y, en consecuencia, producirán dificultades para respirar. En personas asmáticas también observaremos un incremento de los eosinófilos en las analíticas. Asimismo, hemos visto un incremento de eosinófilos en personas con enfermedades gastrointestinales.

Eosinofilia. Niveles elevados de eosinófilos (alergias y parasitosis).

Eosinopenia. Niveles disminuidos de eosinófilos (situaciones de estrés e infecciones agudas).

Glóbulos blancos o leucocitos (serie blanca del sistema inmunitario). Engloban a los basófilos, eosinófilos, neutrófilos, linfocitos y monocitos. El recuento normal de glóbulos blancos fluctúa entre 4 y 11 x 10^9/l. Al aumento de este recuento se le llama «leucocitosis»; y al decrecimiento, «leucopenia». Podemos dividir los leucocitos en dos grandes clases, según tengan o no gránulos específicos. Tenemos por un lado los leucocitos granulocitos (neutrófilos, eosinófilos y basófilos) y, por otro, los leucocitos agranulocitos (monocitos y linfocitos). Los leucocitos ejercen un papel clave en la progresión de las enfermedades autoinmunes.

HLA. Son antígenos del grupo leucocitario humano A (HLA, por sus siglas en inglés). Cada persona tiene un conjunto distinto de estas proteínas en la superficie de sus células. Se identifican por medio de un análisis especial de sangre.

Linfocitos. Son los más pequeños de la familia, los que miden menos en el microscopio. Los podemos dividir entre linfocitos T y B.

Linfocitos B. El truco nemotécnico que utilizaba para los linfocitos B era que se originan en el *bone marrow*, la médula ósea, B de *bone*. Son responsables de producir anticuerpos y se ocupan de presentarles los antígenos a los linfocitos T para que se hagan amigos y se activen. Son el típico amigo que presenta a gente y después organiza fiestas. Lo negativo es que a veces estas «fiestas» terminan con una enfermedad autoinmune.

Linfocitos T. El truco nemotécnico que utilizaba en la carrera para los linfocitos T era que se llaman T porque se originan en el timo.

Linfocitos T colaboradores (o Linfocitos T *helper*). Los linfocitos T colaboradores reconocen a los antígenos y liberan citocinas, que, a su vez, estimularán la producción de anticuerpos. Los linfocitos T colaboradores se dividen en diferentes subtipos (Th1, Th2, Th17, entre otros), según las citocinas que producen y su función en la respuesta inmunitaria. En las enfermedades autoinmunes hay un aumento de la respuesta Th1 y Th17, y los linfocitos T colaboradores pueden reconocer y atacar erróneamente las células y los tejidos del propio cuerpo.

Linfocitos T reguladores. Este tipo de células son las que previenen la autoinmunidad, son las que deseamos tener en rango óptimo y funcionando de manera adecuada. Estas células pueden inhibir o suprimir la respuesta inmunitaria, previniendo así la autoinmunidad y la inflamación excesiva. Son la clave, ¿verdad? Además de desempeñar un papel preventivo en la autoinmunidad y la inflamación excesiva, los linfocitos T reguladores también podrían ayudar en la prevención de reacciones alérgicas.

Linfocitos T citotóxicos. A estas células las llamo «los tanques», van al tajo. Reconocen células anormales y las destruyen mediante apoptosis gracias a sus sustancias citotóxicas, como las perforinas y las granzimas (llamándose así no podrían ser sino sustancias tóxicas, ¿verdad?). También pueden ayudar a prevenir la autoinmunidad mediante la eliminación de células autorreactivas.

Macrófagos. Los tenemos en la piel, en el estómago, en los intestinos, en el hígado y en los pulmones. Su función es fascinante, ya que hacen de fagocitos, es decir, ¡se tragan el patógeno! ¡Se lo comen entero! Puede suceder que las personas con enfermedades autoinmunes tengan macrófagos que se pasan de la raya y ocasionen daño en su organismo. Los macrófagos nos dan una de cal y otra de arena en las enfermedades autoinmunes, ya que desempeñan un papel dual. En algunas personas con enfermedades autoinmunes, los macrófagos pueden contribuir al progreso de la enfermedad, ya que producirán citocinas proinflamatorias que encenderán más el fuego de la inflamación. Los macrófagos podrían ejercer un papel protector en la eliminación de la mielina dañada en la esclerosis múltiple, pero también podrían provocar una exacerbación de la enfermedad.

Monocitos. Tienen una función fagocítica, y su vida es muy larga, ya que reemplazan el contenido lisosomal y se van reciclando. Aparte de luchar contra determinadas enfermedades, son capaces

de eliminar células cancerígenas. Tener los monocitos altos en las analíticas sanguíneas puede indicar enfermedades autoinmunes, como lupus y artritis; enfermedades hematológicas, como el linfoma de Hodgkin; o procesos infecciosos.

Neutrófilos. Son células del sistema inmunitario que cumplen la acción de destruir microbios. Se mueven con gran facilidad y tienen una consistencia gelatinosa para atravesar las paredes de los vasos sanguíneos y migrar hacia tejidos para destruir bacterias. Un menor recuento de neutrófilos (llamado «neutropenia») nos hace más vulnerables a sufrir una infección. El déficit de vitamina B12 y la consumición alcohol de forma frecuente nos pueden ocasionar neutropenia. En la artritis reumatoide observamos de forma frecuente un recuento de neutrófilos bajo. Cuando hay tabaquismo, estrés y urticaria familiar vemos un incremento del número de neutrófilos, lo que se llama «neutrofilia».

Neutrofilia. Aumento del recuento de neutrófilos cuando se dan situaciones de inflamación aguda, estrés, infecciones, y el uso de algunos fármacos (aspirina, heparina, antibióticos y corticoides).

Neutropenia. Disminución del recuento de neutrófilos cuando se dan situaciones de déficit de ácido fólico y déficit de cobalamina.

ÓRGANOS IMPLICADOS EN EL SISTEMA INMUNITARIO

Amígdalas. Son masas de tejido en la parte posterior de la garganta. Antes se creía que no servían para nada, pero actualmente se ha visto que forman parte del sistema inmunitario, ya que participan en la formación de inmunoglobulinas. Durante la infancia las amígdalas son importantes para atrapar gérmenes que entran por la nariz y por la boca, y a partir de la adolescencia el sistema inmunitario ya ha desarrollado otros mecanismos defensivos y no son tan importantes.

Bazo. Está localizado en el lado izquierdo del abdomen, cerca del estómago. Es el encargado de producir linfocitos, filtrar la sangre, almacenar las células sanguíneas y destruir las células sanguíneas viejas.

Hígado, pulmones y otros órganos. Aunque no pensemos en estos órganos cuando hablamos del sistema inmune, hay que tenerlos en cuenta, ya que ayudan a la eliminación de células extrañas del cuerpo y al reciclaje de sustancias.

Intestino. El intestino alberga una gran cantidad de células del sistema inmunitario, como por ejemplo linfocitos T, linfocitos B, células dendríticas, macrófagos, etc. Todo el intestino está rodeado de tejido linfoide asociado a mucosas (MALT). Además, en el intestino es donde hay más cantidad de microbiota; tan solo la microbiota del intestino de un adulto puede llegar a pesar dos kilos.

Médula ósea. Es un tejido esponjoso que se encuentra en el interior de algunos huesos, como por ejemplo la cresta iliaca, el esternón, los huesos del cráneo… Produce y madura los leucocitos.

Mucosas. Son el revestimiento interior húmedo de algunas cavidades del cuerpo, como la boca, los ojos, el estómago, los pulmones, el intestino, el aparato ginecológico, la uretra… Las mucosas producen un líquido llamado «moco» que protege y mantiene húmedas las mucosas.

Piel. Se entiende como un órgano también del sistema inmunitario, ya que es la primera barrera del sistema inmunitario innato. Es la principal barrera del cuerpo contra los ataques físicos y los microorganismos patógenos.

Tejidos linfoides asociados al intestino. Incluyen el apéndice, las placas de Peyer y el tejido linfoide asociado a mucosas (MALT).

Timo. Es un órgano pequeño situado debajo y detrás del esternón. Su función es producir linfocitos T y participar en la tolerancia inmunitaria. El tamaño y la función del timo disminuyen con la edad. El timo empieza a hacerse más pequeño después de la pubertad; a este fenómeno se le llama «atrofia tímica», y podría explicar por qué las personas mayores sufren más cáncer que las jóvenes.

Vasos linfáticos. Son tubos delgados que recorren los tejidos del cuerpo, al igual que los vasos sanguíneos. Por ellos circulan la linfa y los glóbulos blancos.

DICCIONARIO
DE PRUEBAS MÉDICAS

PRUEBA DE *HELICOBACTER PYLORI*

Es importante comprobar la presencia de *Helicobacter pylori* en pacientes con hipotiroidismo de Hashimoto que no mejoran.

Como la bacteria *H. pylori* habita en las paredes del estómago de algunas personas, sobrevive al pH ácido del estómago gracias a una enzima que se llama «ureasa». Esta enzima consigue convertir la urea en productos básicos que reaccionan con el ácido y mantienen un microambiente con un pH apto para la supervivencia de la bacteria *H. pylori*. Hay que diagnosticar correctamente a las personas que sufren esta infección, ya que esta bacteria es la responsable de muchas gastritis crónicas, úlceras duodenales y cánceres de estómago. Además, esta bacteria puede empeorar algunas enfermedades autoinmunes, como el hipotiroidismo de Hashimoto.

Hay diferentes maneras de hacer una prueba de *H. pylori*; las más habituales son detectando antígenos en heces o realizando un test de ureasa en el aliento (conocido como «prueba del aliento»), aunque también se puede detectar la presencia de *H. pylori* mediante una gastroscopia. La forma más fehaciente y rápida de detectar *H. pylori* es realizando el test de ureasa, ya que la prueba de antígeno en heces no detecta la isla de patogenicidad.

Para la realización de la prueba se ingiere una disolución que contiene urea marcada con carbono 13 o carbono 14 y posteriormente se detecta en el aliento. La bacteria *H. pylori* produce ureasa, la cual rompe la urea ingerida en la disolución de la prueba y libera el carbono, el cual se detectará a posteriori en el aliento de la persona.

Precauciones que se deben tener en cuenta antes de la prueba de H. pylori

○ Hay que hacer un ayuno de al menos ocho horas.
○ No se debe haber consumido antibióticos o sales de bismuto durante las cuatro semanas anteriores.
○ No se debe haber consumido inhibidores de la bomba de protones durante las dos semanas anteriores. Estos inhibidores son los siguientes: omeprazol, esomeprazol, pantoprazol… Si el paciente tiene muchas molestias estomacales y no puede estar dos semanas sin tomar estas medicinas, puede tomar inhibidores de la histamina H2: ranitidina, cimetidina, famotidina.

Complicaciones asociadas a estas pruebas

El test de ureasa y la prueba de heces no tienen ningún tipo de complicación. La endoscopia, al tratarse de una prueba invasiva, conlleva ciertos riesgos, como todas las intervenciones, aunque son muy poco habituales. Además, te sedarán y no te enterarás de nada. Tendrás que hacer ayuno las horas que te indique el profesional de la salud. Eso sí, ¡acude a la prueba acompañado!

MEDICIÓN DE CALPROTECTINA

La prueba de la calprotectina se realiza a partir de una muestra de heces y es útil para detectar la inflamación de los intestinos. La inflamación intestinal se asocia, por ejemplo, a algunas infecciones bacterianas, y en personas con enfermedad inflamatoria intestinal (EII), colitis ulcerosa y enfermedad de Crohn se asocia a actividad y gravedad de la enfermedad. La prueba también es útil para predecir una recidiva o para monitorizar la respuesta al tratamiento farmacológico.

VALORES DE LA CALPROTECTINA

Por debajo de 50 µg/g son normales; indican que no hay inflamación en el tracto gastrointestinal.

Entre 50 y 100 µg/g indican inflamación intestinal leve/moderada.

Por encima de 100 µg/g indican inflamación moderada/severa y que la enfermedad está activa.

En pacientes con enfermedad de Crohn muy activa se pueden observar calprotectinas por encima de 1.000 µg/g.

El sedentarismo y el ácido acetilsalicílico pueden elevar la calprotectina. Así que, una vez más, es necesario recalcar la importancia de llevar un estilo de vida activo y practicar ejercicio. Si tomas aspirina, informa a tu médico antes de realizarte una prueba fecal de calprotectina.

¿Cómo tomar la muestra de calprotectina?

Coloca abundante papel higiénico en el váter y siéntate de cara a él. Una vez que hayas terminado de hacer caca, recoge una pequeña cantidad de las heces y deposítalas en el bote que te ha ofrecido el laboratorio. Guarda la muestra en la nevera hasta que vayas a entregarla.

MEDICIÓN DE ZONULINA

La zonulina es una proteína que se utiliza como marcador de permeabilidad intestinal. Regula las uniones estrechas del intestino permitiendo que se abran y cierren según sea necesario. Si hay un exceso de zonulina, las uniones estrechas del intestino se abren de manera excesiva y dejan entrar en el torrente sanguíneo sustancias no deseadas. En condiciones normales, los valores de zonulina de una persona deben ser bajos y estables; si estos valores están alterados (>90ng/g), se confirma que hay un intestino hiperpermeable.

¿Cómo tomar la muestra de zonulina?

Coloca abundante papel higiénico en el váter y siéntate de cara a él. Una vez que hayas terminado de hacer caca recoge una pequeña cantidad de las heces y deposítalas en el bote que te ha ofrecido el laboratorio. Guarda la muestra en la nevera hasta que vayas a entregarla.

PRUEBAS DE DISBIOSIS EN HECES

Son pruebas que utilizamos de forma frecuente los profesionales de la salud que trabajamos de forma integrativa. Nos ofrecen una foto del momento de tu microbiota. No siempre son efectivas, ya que, dependiendo del tratamiento que lleves, el resultado puede salir alterado y no ser del todo fehaciente. Son pruebas bastante caras que no incluye ninguna aseguradora, así que, antes de hacértela, acude a un profesional de la salud que tenga experiencia en este tipo de pruebas y suficiente formación en el campo de la biología, microbiología, parasitología… Las carreras universitarias como la de medicina, la de biología y la de farmacia brindan esta formación; en farmacia, de hecho, hay tres asignaturas de microbiología y una de parasitología. Las carreras universitarias como la de nutrición no ofrecen suficientes competencias para interpretar este tipo de pruebas, y a menudo vemos muchos errores. Así que, por favor, acude a un profesional que tenga suficiente formación.

PUNCIÓN LUMBAR

La punción lumbar es un procedimiento ambulatorio mediante el cual se recolecta líquido cefalorraquídeo con una punción entre las vértebras (normalmente entre L3 y L4). Este líquido se lleva a analizar y se busca si hay presencia de bandas oligoclonales.

Sirve para diagnosticar enfermedades autoinmunes neurológicas como la esclerosis múltiple.

Para la prueba es necesario colocarse en posición fetal y de costado y respirar hondo.

Después del procedimiento

Durante una semana puedes sufrir dolor de cabeza, vértigos, mareos... Después, todo esto desaparecerá. A este efecto secundario se le llama «cefalea postpunción». Durante esta semana es muy importante beber mucha agua; también pueden ayudarte las bebidas frías con cafeína, como por ejemplo un café con hielo o incluso una Coca-Cola (quizá es la única vez que aconsejo a mis pacientes que tomen Coca-Cola). También ayuda tumbarse.

GAMMAGRAFÍA DE GLÁNDULAS SALIVALES

La gammagrafía de glándulas salivales es una prueba de imagen que se puede utilizar en el diagnóstico del síndrome de Sjögren. En esta prueba se inyecta una pequeña cantidad de una sustancia radiactiva en la vena del brazo del paciente, que se acumulará en las glándulas salivales y se puede detectar mediante una cámara especial. La gammagrafía de glándulas salivales mostrará las áreas donde hay más inflamación y daño de las glándulas.

Precauciones para después de la gammagrafía de glándulas salivales

El contraste que se utiliza en la gammagrafía suele ser tecnecio-99m, un radiofármaco. Al eliminarse mediante la orina, es muy importante que el paciente ingiera abundante agua después de la prueba para asegurarse de que excreta el fármaco radioactivo lo más rápido posible.

RESONANCIA MAGNÉTICA

Es la prueba que se utiliza para el diagnóstico y el seguimiento de la esclerosis múltiple. Es muy segura e indolora, sin efectos adversos, aunque a muchos pacientes les causa angustia al sentirse encerrados en una máquina con tanto ruido y con tan poco espacio.

Trucos para soportar mejor la resonancia magnética

Entre la incertidumbre del diagnóstico, la claustrofobia que produce y el ruido tan molesto, hay algunos pacientes que lo pasan francamente mal en esta prueba. Por este motivo he recopilado estos trucos:

- Pide una manta para abrigarte, ya que normalmente hace un poco de frío y, además, estarás parado durante un rato.
- ¡Ve al baño antes! Como necesites ir durante la prueba, tendrás que apretar el botón, con lo que te sacarán de la máquina para que vayas al baño y habrá que volver a empezar la prueba.
- Quítate todas las joyas y *piercings* antes de ir al hospital. No puedes entrar en la máquina con nada metálico.
- Lleva unos tapones para los oídos. Aunque ellos te pondrán unos cascos, escucharás igual el ruido, así que mejor que te lleves unos tapones.
- Cierra los ojos y utiliza técnicas de relajación cuando estés dentro de la máquina. La respiración 4-7-8 explicada en la página 298 te será fundamental.

Después de una resonancia magnética, te recomiendo beber muchísima agua para ayudar a tu cuerpo a eliminar el contraste, y también te recomiendo baños con sales de Epsom para eliminarlo y para relajarte. Puedes poner 3 kilos de sales por bañera.

GASTROSCOPIA

La gastroscopia (o endoscopia gastrointestinal alta) es una técnica en la que se le introduce al paciente un endoscopio a través de la boca hacia el esófago, el estómago y el duodeno (primera parte del intestino delgado). El endoscopio es un tubo largo y delgado con una cámara para poder tomar imágenes durante la prueba. Mientras se hace la gastroscopia, el médico también puede tomar biopsias (paso crucial para diagnosticar la enfermedad celiaca).

La gastroscopia se utiliza para diagnosticar enfermedades autoinmunes como la enfermedad celiaca y la enfermedad de Crohn (dependiendo del sitio al que afecte la enfermedad de Crohn). También se pueden diagnosticar otras enfermedades con la gastroscopia, como la infección por la bacteria *Helicobacter pylori*, el reflujo gastroesofágico (ERGE), las úlceras, etc.

COLONOSCOPIA

Es la técnica que utilizan los médicos digestivos para examinar completamente el colon. Se utiliza un colonoscopio, que es un tubo largo con una pequeña cámara en el extremo para captar imágenes. Es la técnica para diagnosticar o confirmar la enfermedad de Crohn, la colitis ulcerosa y otras enfermedades, como por ejemplo el cáncer colorrectal o las hemorroides internas. En primer lugar se seda al paciente y a continuación se le inserta el colonoscopio por el ano; se avanza a través del colon tomando imágenes y a veces muestras.

> Es muy importante que antes de la colonoscopia sigas la dieta que te dará tu médico digestivo y tomes los sobres laxantes a las horas indicadas, ya que, de lo contrario, tu intestino no estará limpio y no se verán bien las imágenes en la cámara.

¿Cómo es la sedación en la gastroscopia y en la colonoscopia? ¿Me dolerá?

Tanto en la colonoscopia como en la gastroscopia, aparte de estar acompañado por un médico digestivo y enfermeros, estarás con un anestesista que te administrará sedación. Normalmente se utiliza propofol, un sedante intravenoso de acción muy rápida y de recuperación también muy rápida. Tendrás que ir acompañado, ya que puede ser que al despertar de la sedación no estés completamente en tus cabales durante unos minutos. Es importante que ese día no conduzcas y, si puede ser, te cojas el día libre, ya que puedes experimentar un ligero dolor de cabeza y malestar.

No te preocupes, los riesgos asociados a estas dos pruebas son muy bajos. Piensa algo bonito mientras te inyecten el propofol y confía en la farmacología, vas a descansar como nunca.

EL VADEMÉCUM DE LOS MEDICAMENTOS DE LAS ENFERMEDADES AUTOINMUNES

En este apartado veremos los fármacos más utilizados en las enfermedades autoinmunes, para que sepas lo que tomas y cómo actúa en tu cuerpo; es importante que conozcas también los posibles efectos secundarios de los tratamientos para que puedas comunicárselos a tu médico. Hay un abanico muy grande de posibilidades terapéuticas y tienes que sentirte cómodo con el fármaco.

Acetato de glatiramero

Es un fármaco que ejerce una modulación sobre el sistema inmunitario y reduce la inflamación en los pacientes con esclerosis múltiple. Además, este fármaco es un análogo sintético de la mielina y dirige el sistema inmunitario lejos de la mielina; de esta manera puede reducir la inflamación en el cerebro y la médula espinal. El tratamiento puede utilizarse en el embarazo. Se administra con inyecciones subcutáneas generalmente tres veces por semana.

Antiinflamatorios no esteroideos (AINE)

Estos fármacos se utilizan para reducir el dolor y la inflamación en las enfermedades autoinmunes como terapia de rescate. Si los pacientes toman una cantidad de AINE elevada, significa que la enfermedad no está bien regulada, ya que lo ideal es que se tomen solo como rescate cuando hay dolor. Son de la familia de los AINE las siguientes moléculas: ibuprofeno, dexketoprofeno, naproxeno, celecoxib, diclofenaco, meloxicam, etc.

El modo de acción de los AINE es bloquear una molécula que se llama ciclooxigenasa (COX), que se encuentra en todo el cuerpo y produce prostaglandinas, sustancias que causan dolor e inflamación. Cabe destacar que los AINE no actúan en el sistema inmunitario y, por lo tanto, no modifican ni frenan la enfermedad, solo participan en el dolor y la inflamación, ya que no afectan a las citocinas, solo a las prostaglandinas.

Generalmente son seguros, pero tienen efectos secundarios, como malestar gastrointestinal y daño renal. Conviene no sobrepasar las dosis diarias indicadas, ya que de lo contrario pueden ser hepatotóxicos y exacerbar los efectos secundarios.

> Si necesitas AINE diariamente puede ser que tu enfermedad autoinmune no esté correctamente controlada.

Ciclosporina

La ciclosporina es un tratamiento inmunosupresor que se usa para prevenir el rechazo en pacientes trasplantados, pero también se emplea en algunos pacientes con enfermedades autoinmunes como la artritis reumatoide. La ciclosporina actúa inhibiendo la sobreactivación de los linfocitos T, ya que, si están demasiado altos, generarán un autoataque en pacientes con enfermedades autoinmunes, y también frena la inflamación. La ciclosporina se toma en forma de cápsulas o en jarabe una o dos veces al día.

Los efectos adversos de la ciclosporina pueden ser: hipertensión arterial, aumento del riesgo de infecciones y daño hepático. Si tomas ciclosporina, evita estar en contacto con personas resfriadas y extrema las medidas higiénico-sanitarias en épocas de infecciones utilizando mascarilla, gel hidroalcohólico y aumentando la frecuencia del lavado de manos.

La ciclosporina interacciona con muchos antibióticos, así que, siempre que te prescriban un antibiótico, recuérdale a tu médico y farmacéutico que tomas ciclosporina.

Cladibrina

Es una molécula para el tratamiento de la esclerosis múltiple que se administra en forma de comprimidos, por lo general durante cinco días consecutivos. Pasado un tiempo se vuelven a administrar los comprimidos durante cinco días, y estos dos ciclos de tratamiento pueden tener efecto a lo largo de dos años. Esta molécula disminuye la inflamación y la progresión de la enfermedad.

Los efectos adversos frecuentes pueden ser náuseas y fatiga durante la toma del tratamiento. Durante los dos años que dura el efecto del tratamiento el paciente puede ser más vulnerable a las infecciones, por lo que hay que incrementar las medidas de precaución.

Clorhidrato de pilocarpina

La pilocarpina mejora la xeroftalmia y la xerostomía en pacientes con síndrome de Sjögren. El efecto suele aparecer en una hora y puede durar hasta cuatro horas. La dosis máxima es de 15 mg/día y puede ir subiéndose poco a poco, empezando con una dosis de 2,5 mg. A veces con una dosis baja el paciente ya tiene más que suficiente.

Este fármaco actúa estimulando las glándulas salivales y lacrimales para aumentar la producción de saliva y de lágrimas y así aliviar la sequedad.

La pilocarpina debe evitarse en enfermedades cardiacas, pulmonares y hepáticas. Los efectos adversos más frecuentes son: sudoración, náuseas, mareo, visión borrosa y palpitaciones.

Corticoides

Son medicamentos de la familia de los esteroides y son varias las moléculas que forman parte de esta familia. Se dividen en glucocorticoides y mineralocorticoides. Para tratar las enfermedades autoinmunes se utilizan los glucocorticoides; a este grupo pertenecen moléculas como la prednisona, la dexametasona, la hidrocortisona, etc. La acción de los glucocorticoides es, por una parte, reducir la inflamación y, por otra, frenar la respuesta inmunitaria.

Los corticoides se utilizan en periodo de brote a dosis altas o también como mantenimiento a dosis bajas. Una dosis baja de corticoides sería, por ejemplo, 5 mg al día de prednisona, mientras que una dosis alta sería administrar a un paciente con esclerosis múltiple en brote una dosis de metilprednisolona en forma de bolo.

Los pacientes que toman corticoides pueden experimentar un aumento en los niveles de azúcar en sangre; por eso es muy importante apoyarse siempre de una dieta antiinflamatoria.

Otros efectos secundarios frecuentes del uso de corticoides son la retención de líquidos, insomnio, aumento de peso, osteoporosis, acné y estrías e incluso afectación del estado de ánimo.

Dimetilfumarato o fumarato de dimetilo

El dimetilfumarato es un tratamiento que se utiliza en la esclerosis múltiple y que actúa como un regulador del sistema inmunitario reduciendo la inflamación de las células del sistema nervioso. Se administra en forma de comprimidos, generalmente dos veces al día (mañana y noche).

Además de reducir la inflamación, el dimetilfumarato retrasa la progresión de la enfermedad.

Los efectos adversos más frecuentes del dimetilfumarato son sofocos, enrojecimiento de la piel, náuseas y malestar intestinal.

Como el tratamiento con dimetilfumarato puede generar malestar intestinal, a continuación te dejo tres trucos muy útiles que utilizo en la consulta:

1) Tómalo siempre después de comer.

2) Si puede ser, antes de la toma del dimetilfumarato consume alimentos altos en grasas saludables, como AOVE, frutos secos (nueces, pistachos, etc.), cremas de frutos secos o aguacate.

3) Si a pesar de consumirlo con alimentos sigue generándote malestar intestinal, tómalo junto con un chupito de zumo de aloe vera.

Si el dimetilfumarato te provoca sofocos y enrojecimiento de la piel, habla con tu neurólogo, ya que podría prescribirte ácido acetilsalicílico en dosis bajas para prevenir este efecto en días puntuales. Por ejemplo: si tienes una exposición oral en el trabajo y sabes que te pondrás muy rojo, este efecto adverso seguramente desaparecerá si tomas ácido acetilsalicílico el día anterior.

Fingolimod

Es un medicamento que se emplea en el tratamiento de la esclerosis múltiple, ya que reduce las células del sistema nervioso que atacan las vainas de mielina del sistema nervioso. Este tratamiento se toma vía oral una vez al día y es de uso hospitalario; significa que tienes que ir a buscarlo a la farmacia de tu hospital en vez de a una farmacia a pie de calle.

Es muy importante que, si se te olvida tomar una dosis de este fármaco, te la tomes tan pronto como te sea posible y sigas con tu calendario de toma habitual. Es un tratamiento que puede producir alteración en la visión, por lo que necesitas que un buen oftalmólogo te someta a una revisión exhaustiva tres meses después de haber iniciado el tratamiento.

Los efectos adversos más frecuentes de este fármaco son mareo y cansancio. La primera vez que tomes el tratamiento puedes notar un enlentecimiento del ritmo cardiaco; no obstante, este se regulará. De no ser así, pide que te deriven a un cardiólogo para que haga las pruebas pertinentes y, si es conveniente, se cambie el tratamiento.

Glucagón

Es una hormona producida por el páncreas, que aumenta los niveles de azúcar en sangre. Se utiliza en forma de inyección en pacientes diabéticos con hipoglucemia grave y es lo que llamamos un medicamento de emergencia. De no disponer de glucagón en casa, el paciente deberá tomar zumos o terrones de azúcar para subir de forma rápida los niveles de azúcar en sangre.

Hidroxicloroquina

Es un medicamento antimalárico, es decir, sirve para tratar la malaria. Sin embargo, es un fármaco que tiene efectos inmunorreguladores, ya que reduce la producción de citocinas inflamatorias y se utiliza en pacientes con enfermedades autoinmunes como el lupus, la artritis, la espondilitis anquilosante, la esclerodermia y el síndrome de Sjögren.

La hidroxicloroquina es un tratamiento con un perfil bajo de efectos adversos; un efecto adverso frecuente suele ser malestar intestinal, que desaparece al administrar el medicamento junto con alimentos. Eso sí, es muy importante que todos los pacientes que toman hidroxicloroquina se hagan una revisión oftalmológica una vez al año, ya que uno de los efectos secundarios podría ser retinopatía, daño en la córnea y en el cristalino.

Insulina lenta (o de acción prolongada)

La insulina lenta también se inyecta por vía subcutánea, como la rápida, pero esta empieza a actuar después de unas horas y alcanza su efecto máximo al cabo de entre cuatro y doce horas. El efecto de la insulina lenta puede durar veinticuatro horas o más. Por lo general, se administra entre comidas o por la noche para controlar los niveles de azúcar en sangre.

> Todos los pacientes diabéticos que reciben tratamiento de insulinoterapia deben conocer los síntomas tanto de la hiperglucemia como de la hipoglucemia.

Insulina rápida

Es un tipo de insulina que se inyecta por vía subcutánea y comienza a actuar en el organismo en pocos minutos. Alcanza su efecto máximo en una hora y actúa durante aproximadamente entre tres y cinco horas. La insulina rápida, por lo general, es la que se usa después de las comidas para reducir los niveles de azúcar y también se utiliza en situaciones de emergencia, como por ejemplo cuando hay una subida de glucosa repentina o para el tratamiento de la cetoacidosis diabética.

Interferones (interferón-beta-1a e interferón-beta-1b)

El interferón es un medicamento en forma de proteína que ayuda a regular el sistema inmunitario para regular la respuesta desmedida que este ocasiona. Es un tratamiento utilizado en la esclerosis múltiple que se administra mediante una inyección subcutánea en los brazos, las piernas o el abdomen.

Hay varios tipos de interferón que se utilizan para el tratamiento de la esclerosis múltiple: el interferón alfa, el interferón beta-1a y el interferón beta-1b.

La efectividad del interferón puede disminuir con el tiempo. Por lo general, si disminuye la efectividad del tratamiento se cambia la terapia farmacológica y se elige otro fármaco según varios criterios.

Los efectos adversos del interferón incluyen dolor de cabeza, mialgia, fiebre y reacción en el lugar de la inyección. Conviene hacer analíticas periódicas y revisar la TSH, T4 y T3 de los pacientes, ya que otro efecto adverso del tratamiento con interferones puede ser el hipotiroidismo.

Leflunomida o teriflunomida

La leflunomida y la teriflunomida son moléculas primas hermanas, muy parecidas. Se utilizan para tratar a los pacientes con artritis reumatoide y esclerosis múltiple, y son fármacos modificadores de la enfermedad, es decir, que frenan el transcurso de la enfermedad para que no avance. Se toman por vía oral en forma de comprimidos, y siempre es mejor tomar estos dos fármacos con alimentos.

La lefunomida no se puede tomar durante la gestación y debe suspenderse dos años antes de la búsqueda del embarazo.

Si se quiere buscar el embarazo mientras se toma teriflunomida, es preciso suspender el tratamiento y comprobar que los niveles plasmáticos del fármaco no estén por encima de 0,02 mg/L. A algunas pacientes este periodo de espera para excretar el fármaco del cuerpo les supone entre ocho meses y dos años.

La leflunomida y la teriflunomida te sentarán mejor junto con alimentos. Tanto si tomas leflunomida como teriflunomida debes aumentar la cantidad de agua diaria.

Los efectos adversos más frecuentes de estos dos fármacos son diarrea, náuseas y dolor abdominal. La dieta antiinflamatoria es muy efectiva para reducir estos efectos adversos.

Levotiroxina

Es el medicamento que se utiliza para tratar el hipotiroidismo de Hashimoto. Se trata de una forma sintética de hormona tiroidea T4 (tiroxina). Se toma por vía oral en forma de comprimido o en forma líquida con viales unidosis. Por lo general, si esta medicación está bien dosificada no causa efectos adversos, ya que reemplaza una hormona que nos falta. Yo les digo a los pacientes que es como si no tomaran ningún medicamento, ya que simplemente les estamos administrando la hormona que les falta.

Es extremadamente importante tomar la levotiroxina en ayunas con un buen vaso de agua y esperar como mínimo entre 30 y 45 minutos para desayunar y que el fármaco se absorba correctamente. Para saber si estamos utilizando la dosis correcta de levotiroxina hay que medir los niveles de T4, T3 y TSH del paciente. Solo se producen efectos adversos si nos pasamos de la dosis, ya que entonces entramos en un estado de hipertiroidismo. Los síntomas de esta sobredosificación de levotiroxina serían pérdida de peso, ansiedad, sensación de calor, palpitaciones, diarrea, etc.

Metimazol

Es un medicamento antitiroideo utilizado para tratar el hipertiroidismo. La acción del metimazol es inhibir la producción de hormonas tiroideas en el cuerpo para que los niveles de T3 y T4 de los pacientes se regularicen. Normalmente son precisas entre una y tres tomas diarias de metimazol.

Los efectos secundarios más frecuentes son náuseas, vómitos, dolor de cabeza, fiebre y dolor muscular.

Metotrexato

Es un fármaco que se utiliza para reducir la inflamación y disminuir la sobreactivación del sistema inmunitario para que no genere ningún autoataque. Se utiliza en el tratamiento de la psoriasis, la artritis reumatoide, el lupus, la espondilitis anquilosante, la esclerodermia, etc. También sirve para tratar algunos tipos de cáncer. El metotrexato se puede administrar en forma de comprimidos por vía oral o en inyecciones subcutáneas; por lo general se administra semanalmente en caso de enfermedades autoinmunes. Las dosis dependen de cada paciente.

Es un fármaco bastante antiguo que se ha utilizado durante muchos años como tratamiento de primera línea; no obstante, tiene una toxicidad bastante alta y hay que controlar concienzudamente al paciente con analíticas y revisiones, y tratar de administrarle la menor dosis posible que sea eficaz.

Los efectos adversos del metotrexato son náuseas, fatiga, pérdida de apetito, dolor de cabeza y vómitos. Como este tratamiento puede causar daño hepático, es importante ir haciendo analíticas.

El médico te recetará ácido fólico para que te lo tomes justo veinticuatro horas después de la toma de metotrexato. Es muy importante que te acuerdes de tomarlo veinticuatro horas después, ya que este fármaco podría causar deficiencia de ácido fólico en nuestro organismo, lo que tendría muchos efectos adversos.

Por lo general, los pacientes experimentan algo de resaca el mismo día o el día después de la toma de metotrexato. Hay pacientes que prefieren tomarlo entre semana, hay otros que prefieren tomarlo el viernes para descansar tranquilamente el sábado, y hay otros que prefieren hacerlo a principios de semana y así pasar un buen fin de semana. Estudia tu situación y tómalo cuando te convenga. Lo único que tienes que recordar es que debes tomar el ácido fólico veinticuatro horas después.

Es muy importante que si quieres quedarte embarazada, suspendas la toma de metotrexato como mínimo cuatro meses antes de intentarlo; esta indicación depende de la dosis y del tiempo que te lo hayas tomado, y por eso algunos especialistas recomiendan incluso seis meses de espera hasta la búsqueda gestacional.

Sulfasalazina

La sulfasalazina es un medicamento antiinflamatorio e inmunomodular que regula el sistema inmune para que no nos ataque a nosotros mismos. Además, este fármaco reduce el nivel de las citocinas proinflamatorias, las problemáticas y las que no queremos. Se utiliza para tratar algunas enfermedades autoinmunes, como la artritis reumatoide, la espondilitis anquilosante y la enfermedad de Crohn. Se toma en forma de comprimidos una o varias veces al día, con alimentos o justo después de las comidas.

Importante: es crucial que tomes los comprimidos de sulfasalazina con abundante agua y con alimentos o después de comer.

Efectos adversos más frecuentes de la sulfasalazina: dolor de cabeza, náuseas, pérdida de apetito y malestar estomacal. Tanto las náuseas como el malestar estomacal suelen desaparecer siguiendo una dieta antiinflamatoria.

TRATAMIENTOS BIOLÓGICOS

Anticuerpos monoclonales

Estos tratamientos son la revolución de la inmunología. Aunque tienen nombre de juzgado de guardia, que te explicaré con detalle, me gustaría contar primero su misión. Son moléculas diseñadas para unirse únicamente a ciertas moléculas del cuerpo con el objetivo de bloquear su función o ponerles un pin para que el sistema inmune las reconozca y las destruya. Por ejemplo: se pueden unir a las citocinas IL-6 para bloquear su función. Estas citocinas ya te suenan a estas alturas de la película, pues son citocinas inflamatorias que en exceso empeoran las enfermedades autoinmunes.

Aunque los anticuerpos monoclonales son la revolución del tratamiento de las enfermedades autoinmunes, también se utilizan para tratar el cáncer.

Puede parecer que los nombres de estos fármacos se han puesto de mala fe para torturar a los estudiantes de medicina y farmacia, pero veamos a qué responden:

1. Un prefijo aleatorio que los farmacéuticos ponen al tuntún y no atiende a ningún criterio concreto.
2. Un tipo de diana. «ba»: bacteriana, «ci»: sistema circulatorio, «fu»: hongo, «gro»: factor de crecimiento, «ki»: interleucina, «li»: sistema inmunitario, «ne»: neural, «so»: hueso, «toxa»: toxina, «tu»: tumor y «vi»: viral.
3. La especie de origen:
   - Si es animal: «a», «e», «i», «o», «u» o «vet».
   - Si es quimérico: «xi». Estos anticuerpos son una combinación de secuencias de aminoácidos de ratones y humanos. Si el origen es quimérico, puede aumentar la eficacia del tratamiento, ya que la región que se une al antígeno es la del ratón y la región constante que se une al sistema inmunitario es la humana.
   - Si es humanizado: «zu». La estructura de los anticuerpos monoclonales humanizados es más parecida a la de los anticuerpos humanos, lo que reduce la respuesta inmunitaria del paciente y aumenta la eficacia del tratamiento.
   - Si es quimérico y humanizado: «xizu».

4. Un sufijo, que puede ser «-mab», que significa «monoclonal antibody»; «-pab», que significa «policlonal antibody»; o «-cept», que es una proteína de fusión.

Ejemplos de anticuerpos monoclonales más utilizados en el tratamiento de enfermedades autoinmunes

Antes de empezar a leer la descripción de estos fármacos me gustaría recordarte que estos medicamentos se administran en el hospital. Te los van a poner por vía intravenosa durante cuatro o cinco horas mientras estás cómodamente sentado en una butaca. Es importante que lleves libros, el móvil cargado, cargador, etc. para estar lo más entretenido posible y disminuir de paso el cortisol. Las primeras dosis suelen durar más tiempo y después ya son sesiones más rápidas, de dos o tres horas. La frecuencia y la dosis de fármaco dependerán de cada paciente y de su evolución.

Abatacept
Actúa bloqueando la activación de los linfocitos T y así inhibe la expresión de citocinas inflamatorias que causan inflamación. Es un tratamiento muy utilizado en la artritis reumatoide y la artritis idiopática juvenil, ya que aparte de disminuir la inflamación y el dolor de la enfermedad mejoran la función articular y previenen la deformación y el daño articular a largo plazo.

Adalimumab
Este anticuerpo, tal y como indica su nombre, es totalmente humanizado, lo que permite disminuir bastante la inmunogenidad. Resulta más cómodo para los pacientes, ya que se lo pueden administrar ellos mismos con unas jeringas subcutáneas muy fáciles de manejar. Aunque sea un medicamento que te administras en tu

casa, no se compra en farmacias a pie de calle y es preciso recogerlo en la farmacia del hospital. La dosis de mantenimiento general es de 40 mg cada dos semanas, aunque depende del paciente y de su evolución. Se utiliza adalimumab en la artritis reumatoide, la psoriasis, la espondilitis anquilosante y otras enfermedades autoinmunes.

Belimumab

Es un anticuerpo ampliamente utilizado en casos de lupus que ataca a las células B del sistema inmunitario. Se puede utilizar en inyecciones que se administrará el propio paciente en casa o lo pueden administrar en el hospital.

Certolizumab

Es un fármaco que inhibe el factor de necrosis tumoral alfa (TNF- α) y de esta manera reduce la inflamación de la enfermedad y el daño tisular que se pueden producir por los autoataques de la enfermedad. Es un fármaco utilizado en la artritis reumatoide, la espondilitis anquilosante, el lupus y la enfermedad de Crohn. Este tratamiento se lo administra por vía subcutánea el propio paciente en su casa y es más cómodo que los tratamientos biológicos que deben administrarse en el hospital.

La mayoría de los tratamientos biológicos no son seguros en el embarazo; sin embargo, el certolizumab sí lo es, aunque a veces, según la guía clínica que utilice el reumatólogo, se suspende en el tercer trimestre; no obstante, no sería necesario.

Infliximab

Es un anticuerpo quimérico monoclonal que ataca el factor de necrosis tumoral alfa (TNF-α) para reducir la inflamación del cuerpo y de esta manera disminuir la enfermedad autoinmune. Se utiliza en la artritis reumatoide, la enfermedad de Crohn, la espondilitis anquilosante y la psoriasis.

Natalizumab

Se emplea en pacientes que han tenido más de dos brotes de esclerosis múltiple en un año o pacientes con una enfermedad remitente recurrente muy activa.

Como efecto adverso puede producir infecciones urinarias frecuentes, nasofaringitis, náuseas, mareo, cefalea y artralgias.

Ocrelizumab

Es un anticuerpo monoclonal modificado para dirigirse contra el antígeno CD20 de las células B de forma selectiva; su función es inhibir su proliferación y frenar el autoataque del sistema inmunitario a las células del sistema nervioso de los pacientes con esclerosis múltiple.

Se administra en forma de perfusión en el hospital, junto con algún corticoide o antihistamínico para que no produzca efectos adversos.

Los efectos adversos frecuentes de este tratamiento son tos y dolor de cabeza. Hay que pedir serologías periódicas de los pacientes para confirmar que no se reactivan algunos virus, como por ejemplo el de la hepatitis B.

Rituximab

Es un tratamiento que se dirige hacia las proteínas CD20 de los linfocitos B y reduce la inflamación y la sintomatología de la artritis reumatoide y el lupus eritematoso sistémico. Este tratamiento también se utiliza en pacientes con linfoma no Hodgkin y con vasculitis autoinmune. Aunque no es específico para la esclerosis múltiple, se emplea en algunos pacientes que no reaccionan a tratamientos convencionales. Cuando para una enfermedad utilizamos un tratamiento con otra indicación lo denominamos tratamiento *off-label*.

Son efectos adversos frecuentes del rituximab el malestar general, la cefalea, las náuseas y la fatiga.

Tocilizumab

Ataca a la citocina IL-6 y ayuda de esta manera a reducir la actividad del sistema inmunitario y la inflamación. Se utiliza en la artritis reumatoide, la artritis idiopática juvenil y la espondilitis anquilosante. Es un tratamiento que se puede combinar con corticoides y con metotrexato dependiendo de la gravedad del paciente. Se ha demostrado en los últimos dos años que este tratamiento podría ser de utilidad frente a la COVID-19, ya que inhibe la citocina IL-6, que sería la promotora de esta tormenta.

REFERENCIAS BIBLIOGRÁFICAS

Inflamación y sistema inmunológico

Abbas, A. K., A. H. Lichtman y S. Pillai, *Inmunología celular y molecular*, 9.ª ed., Ámsterdam, Elsevier, 2018.

Arrieta, M. C., *et al.*, «The intestinal microbiome in early life: health and disease», *Front Immunol*, 5 (2014), p. 427.

Belkaid, Y., y T. W. Hand, «Role of the microbiota in immunity and inflammation», *Cell*, 157, n.º 1 (2014), pp. 121-141.

Brodin, P., y M. M. Davis, «Human immune system variation», *Nat Rev Immunol*, 17, n.º 1 (enero de 2017), pp. 21-29, <https://doi.org/10.1038/nri.2016.125>.

Cossarizza, A., H. D. Chang y A. Radbruch, «A healthy immune system», *Science*, 356, n.º 6337 (2017), pp. 1183-1184.

Crotty, S., «T follicular helper cell differentiation, function, and roles in disease», *Immunity*, 41, n.º 4 (2014), pp. 529-542.

Flock, Michael R., *et al.*, «Immunometabolic role of long-chain omega-3 fatty acids in obesity-induced inflammation», *Diabetes/Metabolism Research and Reviews*, 29, n.º 6 (2013), pp. 431-445, <https://doi.org/10.1002/dmrr.2414>.

Geuking, M. B., *et al.*, «The interplay between the gut microbiota and the immune system», *Gut Microbes*, 5, n.º 3 (2014), pp. 411-418.

Guo, S., y L. A. DiPietro, «Factors affecting wound healing», *J Dent Res*, 89, n.º 3 (marzo de 2010), pp. 219-229.

Heredia, Fátima Pérez de, *et al.*, «Obesity, inflammation and the immune system», *The Proceedings of the Nutrition Society*, 71, n.º 2 (2012), pp. 332-338, <https://doi.org/10.1017/S0029665112000092>.

Hotamisligil, G. S., «Inflammation and metabolic disorders», *Nature*, 444, n.º 7121 (14 de diciembre de 2006), pp. 860-867.

Hunter, P., «The inflammation theory of disease: The growing realization that chronic inflammation is crucial in many diseases opens new avenues for treatment», *EMBO Rep*, 13, n.º 11 (noviembre de 2012), pp. 968-970.

Kotas, M. E., y R. Medzhitov, «Homeostasis, inflammation, and disease susceptibility», *Cell*, 160, n.º 5 (2015), pp. 816-827.

Lerner, A., P. Jeremias y T. Matthias, «The world incidence and prevalence of autoimmune diseases is increasing», *Int J Celiac Dis*, 3, n.º 4 (2015), pp. 151-155.

Lumeng, C. N., y A. R. Saltiel, «Inflammatory links between obesity and metabolic disease», *J Clin Invest*, 121, n.º 6 (junio de 2011), pp. 2111-2117.

Male, D., *et al.*, *Immunology*, 8.ª ed., Filadelfia, Elsevier Saunders, 2013.

Medzhitov, R., «Origin and physiological roles of inflammation», *Nature*, 454, n.º 7203 (2008), pp. 428-435.

Nagpal, R., *et al.*, «Gut microbiome and aging: physiological and mechanistic insights», *Nutr Healthy Aging*, 4, n.º 4 (2018), pp. 267-285.

Organización Mundial de la Salud, «Vacunas e inmunización: ¿qué es la vacunación?», OMS (30 de agosto de 2021), <https://www.who.int/es/news-room/q-a-detail/vaccines-and-immunization-what-is-vaccination>.

Yuan, M., *et al.*, «Omega-3 fatty acids protect against autoimmune disease via inflammation and immune modulation», *Inflammopharmacology*, 30, n.º 1 (2022), pp. 1-12.

HÁBITOS DE VIDA Y ENFERMEDADES AUTOINMUNES

Ascherio, A., y K. L. Munger, «EBV and autoimmunity», *Curr Top Microbiol Immunol*, 390 (2015), pp. 365-385.

Bland, J. S., «Therapeutic Use of Omega-3 Fatty Acids for Immune Disorders *In Search of the Ideal Omega-3 Supplement*», *Integr Med (Encinitas)*, 21, n.º 5 (noviembre de 2022), pp. 14-18.

Bonaventura, P., *et al.*, «Zinc and its role in immunity and inflammation», *Autoimmun Rev*, 14, n.º 4 (abril de 2015), pp. 277-285.

Fasano, A., «Zonulin and its regulation of intestinal barrier function: the biological door to inflammation, autoimmunity, and cancer», *Physiol Rev*, 91, n.º 1 (enero de 2011), pp. 151-175.

—, «Zonulin, regulation of tight junctions, and autoimmune diseases», *Ann N Y Acad Sci*, 1258, n.º 1 (julio de 2012), pp. 25-33, <https://doi.org/10.1111/j.1749-6632.2012.06538.x>.

— y C. Catassi, «Clinical practice. Celiac disease», *N Engl J Med*, 366, n.º 25 (21 de junio de 2012), pp. 2344-2352.

—, *et al.*, «Nonceliac gluten sensitivity», *Gastroenterology*, 148, n.º 6 (mayo de 2015), pp. 1195-1204, <https://doi.org/10.1053/j.gastro.2014.12.049>.

Ho, J., *et al.*, «The effects of alcohol on the immune system», *Nat Rev Immunol*, 19, n.º 8 (2019), pp. 517-532.

Huang, X., *et al.*, «The association between omega-3 fatty acids and incidence of autoimmune diseases: a systematic review and meta-analysis», *Nutrients*, 12, n.º 11 (2020), p. 3368.

Irwin, M. R., «Why sleep is important for health: a psychoneuroimmunology perspective», *Annual Review of Psychology*, 66 (2015), pp. 143-172.

Kocaadam, B., y Nevin Şanlier, «Curcumin, an active component of turmeric (*Curcuma longa*), and its effects on health», *Critical Reviews in Food Science and Nutrition*, 57, n.º 13 (2017), pp. 2889-2895.

Kondrashova, A., *et al.*, «Diet during pregnancy and development of celiac disease in the child», *JAMA Pediatr*, 171, n.º 8 (7 de agosto de 2017), <https://doi.org/10.1001/jamapediatrics.2017.1325>.

Lamon, S., *et al.*, «The effect of acute sleep deprivation on skeletal muscle protein synthesis and the hormonal environment», *Physiological Reports*, 9, n.º 1 (2021), <https://doi.org/10.14814/phy2.14660>.

Léger, D., *et al.*, «"You look sleepy…". The impact of sleep restriction on skin parameters and facial appearance of 24 women», *Sleep Medicine*,

89 (junio de 2022), pp. 97-103, <https://doi.org/10.1016/j.sleep.
2021.11.011>.

Lerner, A., y T. Matthias, «Changes in intestinal tight junction permea-
bility associated with industrial food additives explain the rising incidence of autoimmune disease», *Autoimmun Rev*, 14, n.º 6 (2015),
pp. 479-489.

Liese, A. D., *et al.*, «Dietary glycemic index and glycemic load, carbohy-
drate and fiber intake, and measures of insulin sensitivity, secretion,
and adiposity in the Insulin Resistance Atherosclerosis Study», *Diabetes Care*, 28, n.º 12 (2005), pp. 2832-2838.

Malik, V. S., y F. B. Hu, «Fructose and cardiometabolic health: what the
evidence from sugar-sweetened beverages tells us», *J Am Coll Cardiol*,
66, n.º 14 (2015), pp. 1615-1624.

Mozaffarian, D., *et al.*, «Changes in diet and lifestyle and long-term
weight gain in women and men», *N Engl J Med*, 364, n.º 25 (2011),
pp. 2392-2404.

Qi, Q., *et al.*, «Fried food consumption, genetic risk, and body mass index: gene-diet interaction analysis in three US cohort studies», *BMJ*,
348 (2014), <https://doi.org/10.1136/bmj.g1610>.

Samasca, G., *et al.*, «Polyautoimmunity - The missing ingredient», *Autoimmunity Reviews*, 17, n.º 8 (2018), pp. 840-841, <https://doi.org/
10.1016/j.autrev.2018.03.008>.

Souza, C. O., *et al.*, «Omega-3 fatty acids improve oxidative stress and
inflammation markers in patients with autoimmune diseases: a systematic review and meta-analysis», *J Acad Nutr Diet*, 121, n.º 5 (2021),
pp. 912-924.

Stojanovich, L., y D. Marisavljevich, «Stress as a trigger of autoimmune
disease», *Autoimmun Rev*, 7, n.º 3 (2008), pp. 209-213.

ESCLEROSIS MÚLTIPLE

Almohmeed, Y. H., *et al.*, «Systematic review and meta-analysis of the
sero-epidemiological association between Epstein-Barr virus and

multiple sclerosis», *PLoS One*, 8, n.º 4 (9 de abril de 2013), <https://doi.org/10.1371/journal.pone.0061110>.

Alroughani, R., y S. Alotaibi, «The impact of vitamin D replacement on multiple sclerosis outcomes», *BMC Neurol*, 22, n.º 1 (2022), pp. 1-10.

Chou, I. J., *et al.*, «Risk of multiple sclerosis in patients with autoimmune thyroid diseases: A nationwide population-based cohort study», *J Autoimmun*, 126 (2022), p. 102863.

D'hooghe, M. B., *et al.*, «Alcohol, coffee, fish, smoking and disease progression in multiple sclerosis», *Eur J Neurol*, 19, n.º 1 (enero de 2012), pp. 616-624, <https://pubmed.ncbi.nlm.nih.gov/22117611/>.

Daltrozzo, T., *et al.*, «Exercise and MS: a systematic review of randomized controlled trials», *Mult Scler*, 21, n.º 8 (julio de 2015), pp. 1025-1036 <https://doi.org/10.1177/1352458515570329>.

Fitzgerald, K. C., *et al.*, «Diet quality is associated with disability and symptom severity in multiple sclerosis», *Neurology*, 91, n.º 3 (17 de julio de 2018), e244-e252, <https://doi.org/10.1212/WNL.0000000000004768>, <https://pubmed.ncbi.nlm.nih.gov/29212827/>.

Liu, J., *et al.*, «The Association between Gut Microbiota and Multiple Sclerosis: A Systematic Review and Meta-Analysis», *Multiple Sclerosis and Related Disorders*, 56 (2021), p. 103198.

Matias-Guiu, J., *et al.*, «Vitamina D y remielinización en la esclerosis múltiple», *Neurología*, 33, n.º 3 (2018), pp. 177-186, <https://doi.org/10.1016/j.nrl.2016.05.001>.

McGinley, M. P., C. H. Goldschmidt y A. D. Rae-Grant, «Diagnosis and Treatment of Multiple Sclerosis: A Review», *JAMA*, 325, n.º 8 (2021), pp. 765-779, <https://doi.org/10.1001/jama.2020.26858>.

Smith, J., *et al.*, «New insights into the pathophysiology of multiple sclerosis», *Nat Rev Neurol*, 18, n.º 2 (2022), pp. 65-73.

Hipotiroidismo de Hashimoto

Benvenga, S., *et al.*, «Altered intestinal absorption of L-thyroxine caused by coffee», *Thyroid*, 18, n.º 3 (2008), pp. 293-301.

Duntas, L. H., «Environmental factors and thyroid autoimmunity», *Ann Endocrinol* (Paris), 72, n.º 2 (2011), pp. 108-113.

Effraimidis, G., y W. M. Wiersinga, «Mechanisms in endocrinology: autoimmune thyroid disease: old and new players», *Eur J Endocrinol*, 170, n.º 6 (2014), R241-252.

Gärtner, R., *et al.*, «Selenium supplementation in patients with autoimmune thyroiditis decreases thyroid peroxidase antibodies concentrations», *J Clin Endocrinol Metab*, 87, n.º 4 (2002), pp. 1687-1691, <https://doi.org/10.1210/jcem.87.4.8421>.

Mikulska, Aniceta, A., *et al.*, «Metabolic Characteristics of Hashimoto's Thyroiditis Patients and the Role of Microelements and Diet in the Disease Management-An Overview», *International Journal of Molecular Sciences*, 23, n.º 12 (13 de junio de 2022), p. 6580, <https://doi.org/10.3390/ijms23126580>, <https://www.ncbi.nlm.nih.gov/pmc/articles/PMC9223845/>.

Min, Yu, *et al.*, «The exploration of Hashimoto's Thyroiditis related miscarriage for better treatment modalities», *International Journal of Medical Sciences*, 17, n.º 16 (29 de agosto de 2020), pp. 2402-2415, <https://doi.org/10.7150/ijms.48128>, <https://www.ncbi.nlm.nih.gov/pmc/articles/PMC7532476/>.

Panzironi, I., *et al.*, «Mediterranean diet and thyroid autoimmunity in patients with Hashimoto's thyroiditis: a pilot study», *Eur Rev Med Pharmacol Sci*, 24, n.º 17 (septiembre de 2020), pp. 9001-9006.

Pasqualetti, G., U. Pagotto y R. Pasquali, «The role of Mediterranean diet on the risk of thyroid disease: a systematic review», *Endocrine*, 71, n.º 3 (marzo de 2021), pp. 521-534.

Yavuz, D. G., *et al.*, «Mediterranean diet and Hashimoto's thyroiditis: a randomized clinical trial», *Endocrine*, 67, n.º 3 (marzo de 2020), pp. 543-550.

Wang, S., *et al.*, «Immunomodulatory Effects of Green Tea Polyphenols», *Molecules*, 26 (2021), p. 3755, <https://doi.org/10.3390/molecules26123755>, <https://www.mdpi.com/1420-3049/26/12/3755>.

Caio, G., *et al.*, «Celiac disease: a comprehensive current review», *BMC Medicine*, 17, n.º 1 (23 de julio de 2019), p. 142, <https://doi.org/10.1186/s12916-019-1380-z>.

Cenit, M.ª C., *et al.*, «Intestinal Microbiota and Celiac Disease: Cause, Consequence or Co-Evolution?», *Nutrients*, 7, n.º 8 (17 de agosto de 2015), pp. 6900-6923, <https://doi.org/10.3390/nu7085314>.

Fasano, A., y C. Catassi, «Current approaches to diagnosis and treatment of celiac disease: an evolving spectrum», *Gastroenterology*, 120, n.º 3 (febrero de 2001), pp. 636-651, <https://doi.org/10.1053/gast.2001.22123>.

Jericho, H., *et al.*, «Extraintestinal Manifestations of Celiac Disease: Effectiveness of the Gluten-Free Diet», *Journal of Pediatric Gastroenterology and Nutrition*, 65, n.º 1 (2017), pp. 75-79, <https://doi.org/10.1097/MPG.0000000000001420>.

Lebwohl, B., D. S. Sanders y P. H. R. Green, «Coeliac disease», *The Lancet*, 391, n.º 10115 (2 de junio de 2018), pp. 70-81, <https://doi.org/10.1016/S0140-6736(17)31796-8>.

Leffler, D. A., *et al.*, «Extraintestinal manifestations of coeliac disease», *Nature Reviews. Gastroenterology & Hepatology*, 12, n.º 10 (2015), pp. 561-571, <https://doi.org/10.1038/nrgastro.2015.131>.

Loftus Jr., E. V., «Epidemiology of celiac disease: what are the prevalence, incidence, and progression of celiac disease?», *Gastroenterology*, 148, n.º 6 (mayo de 2015), pp. 1175-1184, DOI: 10.1053/j.gastro.2005.02.030.

Rubio-Tapia, A., *et al.*, «ACG clinical guidelines: diagnosis and management of celiac disease», *Am J Gastroenterol*, 108, n.º 5 (mayo de 2013), pp. 656-676, <https://doi.org/10.1038/ajg.2013.79>.

Sapone, A., *et al.*, «Spectrum of gluten-related disorders: consensus on new nomenclature and classification», *BMC Med*, 10, n.º 13 (7 de febrero de 2012), <https://doi.org/10.1186/1741-7015-10-13>.

Valitutti, F., *et al.*, «Celiac Disease and the Microbiome», *Nutrients*, 11, n.º 10 (2019), p. 2403, <https://doi.org/10.3390/nu11102403>.

Arriens, C., *et al.*, «Placebo-controlled randomized clinical trial of fish oil's impact on fatigue, quality of life, and disease activity in Systemic Lupus Erythematosus», *Nutr J*, 14, n.º 82 (2015), <https://link.springer.com/article/10.1186/s12937-015-0068-2>.

Brahma, S. K., *et al.*, «Dietary Interventions in Systemic Lupus Erythematosus: A Systematic Review of Randomized Controlled Trials», *Nutr Clin Pract*, 35, n.º 3 (2020), pp. 450-460, <https://doi.org/10.1002/ncp.10409>.

Davis, L. S., y A. M. Reimold, «Research and therapeutics-traditional and emerging therapies in systemic lupus erythematosus», *Rheumatology* (Oxford), 56, Supl. 1 (abril de 2017), pp. i100-i113, <https://doi.org/10.1093/rheumatology/kew417>.

Fanouriakis, A., *et al.*, «Coexistence of systemic lupus erythematosus and multiple sclerosis: prevalence, clinical characteristics, and natural history», *Seminars in Arthritis and Rheumatism*, 43, n.º 6 (2014), pp. 751-758, <https://doi.org/10.1016/j.semarthrit.2013.11.007>.

Fava, A., y M. Petri, «Systemic lupus erythematosus: Diagnosis and clinical management», *Journal of Autoimmunity*, 96 (enero de 2019), pp. 1-13, <https://doi.org/10.1016/j.jaut.2018.11.001>.

Felten, R., *et al.*, «The history of lupus throughout the ages», *Journal of the American Academy of Dermatology*, 87, n.º 6 (2022), pp. 1361-1369, <https://doi.org/10.1016/j.jaad.2020.04.150>.

Rees, F., *et al.*, «The worldwide incidence and prevalence of systemic lupus erythematosus: a systematic review of epidemiological studies», *Rheumatology* (Oxford), 56, n.º 11 (2017), pp. 1945-1961, <https://doi.org/10.1093/rheumatology/kex260>.

Wang, Jinghua, *et al.*, «Association between alcohol intake and the risk of systemic lupus erythematosus: A systematic review and meta-analysis», *Lupus*, 30, n.º 5 (2021): pp. 725-733, <https://doi.org/10.1177/0961203321991918>, <https://pubmed.ncbi.nlm.nih.gov/33557684/>.

Wright, S. A., *et al.*, «A randomised interventional trial of omega-3-

polyunsaturated fatty acids on endothelial function and disease activity in systemic lupus erythematosus», *Annals of the Rheumatic Diseases*, 67, n.°6(2008):pp.841-848,<https://doi.org/10.1136/ard.2007.077156>, <https://pubmed.ncbi.nlm.nih.gov/17875549/>.

Espondilitis anquilosante

Ben-Shabat, N., *et al.*, «Low Vitamin D Levels Predict Mortality in Ankylosing Spondylitis Patients: A Nationwide Population-Based Cohort Study», *Nutrients*, 12, n.° 5 (13 de mayo de 2020), p. 1400, <https://doi.org/10.3390/nu12051400>, <https://www.ncbi.nlm.nih.gov/pmc/articles/PMC7285142/>.

Braun, J., y J. Sieper, «Ankylosing spondylitis», *The Lancet*, 369, n.° 9570 (2007), pp. 1379-1390, <https://doi.org/10.1016/S0140-6736(07)60635-7>.

Chung, H. Y., *et al.*, «Smokers in early axial spondyloarthritis have earlier disease onset, more disease activity, inflammation and damage, and poorer function and health-related quality of life: results from the DESIR cohort», *Ann Rheum Dis*, 78, n.° 5 (2019), pp. 589-590, <https://pubmed.ncbi.nlm.nih.gov/21989541/>.

Ortolan, A., *et al.*, «The impact of diet on disease activity in spondyloarthritis: A systematic literature review», *Joint Bone Spine*, 90, n.° 2 (2023), p. 105476, <https://doi.org/10.1016/j.jbspin.2022.105476>, <https://pubmed.ncbi.nlm.nih.gov/36404571/>.

Dougados, M., y D. Baeten, «Spondyloarthritis», *The Lancet*, 377, n.° 9783 (2011), pp. 2127-2137, <https://doi.org/10.1016/S0140-6736(11)60071-8>.

Feldtkeller, E., *et al.*, «Age at disease onset and diagnosis delay in HLA-B27 negative vs. positive patients with ankylosing spondylitis», *Rheumatol Int*, 23, n.° 2 (2003), pp. 61-66, <https://doi.org/10.1007/s00296-002-0237-4>.

Liang, Hui, *et al.*, «The comparative efficacy of supervised- versus home-based exercise programs in patients with ankylosing spondylitis:

A meta-analysis», *Medicine*, 99, n.º 8 (2020), p. e19229, <https://doi. org/10.1097/MD.0000000000019229>, <https://www.ncbi.nlm. nih.gov/pmc/articles/PMC7034711/>.

Liu, Meng, *et al.*, «Prevalence of metabolic syndrome and its associated factors in Chinese patients with ankylosing spondylitis», *Diabetes, Metabolic Syndrome and Obesity: Targets and Therapy*, 12 (11 de abril de 2019), pp. 477-484, <https://doi.org/10.2147/DMSO.S197745>, <https:// www.ncbi.nlm.nih.gov/pmc/articles/PMC6489596/>.

Macfarlane, T. V., *et al.*, «Relationship between diet and ankylosing spondylitis: A systematic review», *European Journal of Rheumatology*, 5, n.º 1 (2018): pp. 45-52, <https://doi.org/10.5152/eurjrheum.2017.16103>, <https://www.ncbi.nlm.nih.gov/pmc/articles/PMC5895151/>.

Regnaux, J.-P., *et al.*, «Exercise programmes for ankylosing spondylitis», *The Cochrane Database of Systematic Reviews*, 2019, n.º 10 (2 de octubre de 2019): CD011321, <https://doi.org/10.1002/14651858. CD011321.pub2>, <https://www.ncbi.nlm.nih.gov/pmc/articles/ PMC6774752/>.

Song, Zi-Yi, *et al.*, «Role of the microbiome and its metabolites in ankylosing spondylitis», *Frontiers in Immunology*, 13 (13 de octubre de 2022), p. 1010572, <https://doi.org/10.3389/fimmu.2022.1010572>, <https://www.ncbi.nlm.nih.gov/pmc/articles/PMC9608452/>.

Enfermedad de Crohn

Ananthakrishnan, A. N., *et al.*, «Long-term intake of dietary fat and risk of ulcerative colitis and Crohn's disease», *Gut*, 63, n.º 5 (2014), pp. 776-784, <https://doi.org/10.1136/gutjnl-2013-305304>.

Barbalho, S. M., *et al.*, «Inflammatory bowel disease: can omega-3 fatty acids really help?», *Ann Gastroenterol*, 29, n.º 1 (2016), pp. 37-43, <https:// pubmed.ncbi.nlm.nih.gov/26752948/>.

Baumgart, D. C., y W. J. Sandborn, «Crohn's disease», *The Lancet*, 380, n.º 9853 (2012), pp. 1590-1605, <https://doi.org/10.1016/S0140-6736(12)60026-9>.

Cosnes, J., *et al.*, «Effects of current and former cigarette smoking on the clinical course of Crohn's disease», *Aliment Pharmacol Ther*, 13, n.º 11 (1999), pp. 1403-1411, < https://onlinelibrary.wiley.com/doi/10.10 46/j.1365-2036.1999.00630.x>.

Oliveira, G. L. V. de, *et al.*, «Intestinal dysbiosis and probiotic applications in autoimmune diseases», *Immunology*, 152, n.º 1 (2017), pp. 1-12, <https://doi.org/10.1111/imm.12765>, <https://pubmed.ncbi.nlm. nih.gov/28556916/>.

Rahimi, R., *et al.*, «A meta-analysis on the efficacy of probiotics for maintenance of remission and prevention of clinical and endoscopic relapse in Crohn's disease», *Digestive Diseases and Sciences*, 53, n.º 9 (2008), pp. 2524-2531, <https://doi.org/10.1007/s10620-007-0171-0>, <https://pubmed.ncbi.nlm.nih.gov/18270836/>.

Torres, Joana, *et al.*, «Crohn's disease», *The Lancet*, 389, n.º 10080 (2017), pp. 1741-1755, <https://doi.org/10.1016/S0140-6736(16)31711-1>, <https://pubmed.ncbi.nlm.nih.gov/27914655/>.

PSORIASIS

Armstrong, A. W., y C. Read, «Pathophysiology, clinical presentation, and treatment of psoriasis: a review», *JAMA*, 323, n.º 19 (2020), pp. 1945-1960.

Barrea, L., *et al.*, «Nutrition and psoriasis: is there any association between the severity of the disease and adherence to the Mediterranean diet?», *J Transl Med*, 19, n.º 1 (2021), p. 190, < https://pubmed. ncbi.nlm.nih.gov/25622660/>.

Benhadou, F., *et al.*, «Psoriasis and diet: a review of the literature», *J Eur Acad Dermatol Venereol*, 32, n.º 5 (2018), pp. 844-852.

Boehncke, W.-H., y M. P. Schön, «Psoriasis», *The Lancet*, 386, n.º 9997 (2015), pp. 983-994.

Celis-González, C., *et al.*, «Psoriasis and nutrition: a review», *Rev Assoc Med Bras (1992)*, 66, n.º 10 (2020), pp. 1369-1374.

Colucci, R., F. Dragoni y S. Moretti, «The food-gut-psoriasis connection: an update on the role of the gut microbiome in psoriasis», *Int J Mol Sci*, 22, n.º 3 (2021), pp. 1052.

Famenini, S., y J. J. Wu, «The use of dietary supplements for patients with psoriasis: a review», *Dermatol Ther* (Heidelb), 8, n.º 4 (2018), pp. 507-520.

Gan, R. W., *et al.*, «A systematic review and meta-analysis on the effects of probiotics in psoriasis», *Ther Adv Chronic Dis*, 12 (2021), p. 20406 22320984534.

Gianfrancesco, M. A., *et al.*, «A systematic review and meta-analysis on the effects of omega-3 fatty acids in psoriasis», *J Dermatolog Treat*, 32, n.º 5 (2021), pp. 515-524.

Han, J., *et al.*, «Association between intake of fruit and vegetable and risk of psoriasis: a meta-analysis», *Nutr Res*, 83 (2020), pp. 1-11.

Korman, N. J., «Management of psoriasis as a systemic disease: what is the evidence?», *Br J Dermatol*, 183, n.º 4 (2020), pp. 616-618.

Lowes, M. A., M. Suárez-Fariñas y J. G. Krueger, «Immunology of psoriasis», *Annu Rev Immunol*, 32 (2014), pp. 227-255.

Prinz, J. C., «The role of T cells in psoriasis», *J Eur Acad Dermatol Venereol*, 17, n.º 3 (2003), pp. 257-270.

Enfermedad de Graves

Bahn, R. S., *et al.*, «Hyperthyroidism and other causes of thyrotoxicosis: management guidelines of the American Thyroid Association and American Association of Clinical Endocrinologists», *Endocr Pract*, 17, n.º 3 (2011), pp. 456-520.

Brent, G. A., T. F. Davies y J. M. Hershman, «Thyroid function and dysfunction», en S. Melmed, K. S., *et al.*, eds., *Williams Textbook of Endocrinology*, 13.ª ed., Filadelfia, Elsevier, 2016, pp. 365-422.

Jang, E. J., *et al.*, «Changes in the serum levels of trace elements in patients with Graves' disease before and after antithyroid treatment», *Endocr Res*, 43, n.º 3 (2018), pp. 209-215.

Kahaly, G. J., *et al.*, «2018 European Thyroid Association guideline for the management of Graves' hyperthyroidism», *Eur Thyroid J*, 7, n.º 4 (2018), pp. 167-186.

Marcocci, C., *et al.*, «Selenium and the course of mild Graves'orbitopathy», *N Engl J Med*, 364, n.º 20 (2011), pp. 1920-1931.

Sharma, R., *et al.*, «Effect of curcumin supplementation on clinical outcomes and inflammatory markers in patients with autoimmune thyroiditis: a randomized double-blind placebo-controlled trial», *Clin Endocrinol*, 84, n.º 1 (2016), pp. 9-15.

Smith, T. J., y L. Hegedüs, «Graves' disease», *N Engl J Med*, 375, n.º 16 (2016), pp. 1552-1565.

Xu, W., *et al.*, «Effects of vitamin D on thyroid autoimmunity: a systematic review and meta-analysis of randomized controlled trials», *Endocrine*, 63, n.º 3 (2019), pp. 493-500.

Diabetes *mellitus*

American Diabetes Association, «Nutrition therapy recommendations for the management of adults with diabetes», *Diabetes Care*, 37, Supl. 1 (2014), S120-143.

—, «Comprehensive Medical Evaluation and Assessment of Comorbidities: Standards of Medical Care in Diabetes-2018», *Diabetes Care*, 41, Supl. 1 (2018), S28-S37.

Benhalima, K., *et al.*, «Type 1 diabetes mellitus and physical exercise: a review of the literature and practical applications», *Diabetes Metab Res Rev*, 33, n.º 6 (2017), p. e2900.

Bohn, B., *et al.*, «Impact of physical activity on glycemic control and prevalence of cardiovascular risk factors in adults with type 1 diabetes: a cross-sectional multicenter study of 18,028 patients», *Diabetes Care*, 38, n.º 8 (2015), pp. 1536-1543.

Brand-Miller, J. C., *et al.*, «Low-glycemic index diets in the management of diabetes: a meta-analysis of randomized controlled trials», *Diabetes Care*, 26, n.º 8 (2003), pp. 2261-2267.

Brusko, T. M., *et al.*, «Prevention of type 1 diabetes: current status and future directions», *Diabetes Metab Res Rev*, 30, n.º 8 (2014), pp. 726-736.

Perfect, M. M., «Sleep-related disorders in patients with type 1 diabetes mellitus: current insights», *Nature and Science of Sleep*, 12 (11 de febrero de 2020), pp. 101-123, <https://doi.org/10.2147/NSS.S152555>, <https://pubmed.ncbi.nlm.nih.gov/32104119/>.

Reutrakul, S., *et al.*, «Sleep characteristics in type 1 diabetes and associations with glycemic control: systematic review and meta-analysis», *Sleep Medicine*, 23 (2016), pp. 26-45, <https://doi.org/10.1016/j.sleep.2016.03.019>, <https://pubmed.ncbi.nlm.nih.gov/27692274/>.

Wu, N., *et al.*, «Association between physical activity level and cardiovascular risk factors in adolescents living with type 1 diabetes mellitus: a cross-sectional study», *Cardiovascular Diabetology*, 20, n.º 1 (12 de marzo de 2021), p. 62, <https://doi.org/10.1186/s12933-021-01255-0>, <https://pubmed.ncbi.nlm.nih.gov/33712025/>.

Artritis reumatoide

Ahmed, S., *et al.*, «Biomarkers in rheumatoid arthritis: a review», *Rheumatology*, 44, n.º 6 (2005), pp. 721-726.

Andrade, P., *et al.*, «The Burden of Rheumatoid Arthritis in Spain», *Health Econ Outcome Res*, 3, n.º 1 (2017).

Bengtsson, C., *et al.*, «Socioeconomic status and the risk of developing rheumatoid arthritis: results from the Swedish EIRA study», *Ann Rheum Dis*, 64, n.º 11 (2005), pp. 1588-1594, <https://ard.bmj.com/content/64/11/1588.citation-tools>.

Dawczynski, C., *et al.*, «Docosahexaenoic acid in the treatment of rheumatoid arthritis: A double-blind, placebo-controlled, randomized cross-over study with microalgae vs. sunflower oil», *Clinical Nutrition*, 37, n.º 2 (2018), pp. 494-504.

Dougados, M., *et al.*, «Prevalence of comorbidities in rheumatoid arthritis and evaluation of their monitoring: results of an international, cross-sectional study (COMORA)», *Ann Rheum Dis*, 73 (2014), pp. 62-68.

Forsyth, C., *et al.*, «The effects of the Mediterranean diet on rheumatoid arthritis prevention and treatment: a systematic review of human prospective studies», *Rheumatol Int*, 38, n.º 5 (2018), p. 737-747.

García de Yébenes, M. J., y E. Loza, «Artritis reumatoide: epidemiología e impacto sanitario», *Reumatología Clínica*, 14, n.º 2 (2018), pp. 3-6.

Hu, Y., *et al.*, «Sugar-sweetened soda consumption and risk of developing rheumatoid arthritis in women», *The American Journal of Clinical Nutrition*, 100, n.º 3 (2014), pp. 959-967.

—, «Long-term dietary quality and risk of developing rheumatoid arthritis in women», *Ann Rheum Dis*, 76, n.º 8 (2017), pp. 1357-1364, <https://doi.org/10.1136/annrheumdis-2016-210431>.

Ishikawa, Y., y C. Terao, «The Impact of Cigarette Smoking on Risk of Rheumatoid Arthritis: A Narrative Review», *Cells*, 9, n.º 2 (19 de febrero de 2020), p. 475, <https://doi.org/10.3390/cells9020475>.

Kim, Y., Y. Je y E. Giovannucci, «Coffee consumption and rheumatoid arthritis risk: a dose-response meta-analysis», *Arthritis Res Ther*, 21, n.º 1 (2019), p. 127.

Kozijn, A. E., *et al.*, «Variable cartilage degradation in mice with diet-induced metabolic dysfunction: food for thought», *Osteoarthritis and Cartilage*, 26, n.º 1 (2018), pp. 95-107, <https://doi.org/10.1016/j.jo ca.2017.10.010>, <https://pubmed.ncbi.nlm.nih.gov/29074298/>.

Lin, M. C., *et al.*, «Increased risk of depression in patients with rheumatoid arthritis: a seven-year population-based cohort study», *Clinics*, 70, n.º 2 (2015), pp. 91-96.

Vaghef-Mehrabany, E., *et al.*, «Probiotic supplementation improves inflammatory status in patients with rheumatoid arthritis», *Nutrition*, 30, n.º 4 (2014), pp. 430-435.

Zaccardelli, A., *et al.*, «Potential of Lifestyle Changes for Reducing the Risk of Developing Rheumatoid Arthritis: Is an Ounce of Prevention Worth a Pound of Cure?», *Clin Ther*, 41, n.º 7 (2019), pp. 1323-1345.

Altorok, N., Y. Wang y B. Kahaleh, «Endothelial dysfunction in systemic sclerosis», *Curr Opin Rheumatol*, 26, n.º 6 (2014), pp. 615-620.

Andrade, M., *et al.*, «Clinical manifestations of systemic sclerosis: a review», *Acta Reumatol Port*, 42, n.º 1 (2017), pp. 18-24.

Bongi, S. M., *et al.*, «Aerobic exercise capacity and its relation to disease severity in systemic sclerosis», *J Rheumatol*, 38, n.º 11 (2011), pp. 2406-2410.

Cabral-Marques, O., y G. Riemekasten, «Air pollution and systemic sclerosis: the role of environmental toxins», *Curr Rheumatol Rep*, 20, n.º 7 (2018), p. 41.

Colpo, E., *et al.*, «The role of dietary habits in autoimmune diseases: a comprehensive review», *J Autoimmun*, 77 (2017), pp. 77-85.

Etehad Tavakol, M., M. Sadeghi y M. Daneshpazhooh, «Association between cigarette smoking and systemic sclerosis: A meta-analysis», *Clin Rheumatol*, 40, n.º 3 (marzo de 2021), pp. 1159-1167.

Hasegawa, M., *et al.*, «Association of serum cytokine receptor levels with pulmonary function and nutritional status in patients with systemic sclerosis», *Arthritis Rheum*, 65, n.º 8 (2013), pp. 2392-2400.

Kowal-Bielecka, O., *et al.*, «Update of EULAR recommendations for the treatment of systemic sclerosis», *Ann Rheum Dis*, 76, n.º 8 (febrero de 2017), pp. 1327-1339.

Lai, N. S., *et al.*, «Immunomodulatory effects of exercise training in patients with autoimmune diseases: a systematic review», *Autoimmun Rev*, 17, n.º 8 (2018), pp. 813-823.

Peluso, I., M. Palmery y M. Serafini, «Association of polyphenol intake with autoimmune diseases: a systematic review and meta-analysis», *Pharmacol Res*, 132 (2018), pp. 34-45.

Petersen, A. B., *et al.*, «Shift work, chronotype and the risk of autoimmune diseases: a systematic review and meta-analysis», *Eur J Epidemiol*, 34, n.º 10 (2019), pp. 1015-1038.

AGRADECIMIENTOS

A Dani, por ser el mejor compañero de vida que jamás habría imaginado. ¡Vamos a cruzar los pasos de cebra al compás toda la vida!

Gracias, papá y mamá, por el sacrificio que hicisteis para que pudiera ir a la universidad, y gracias infinitas por inculcarme el don de la perseverancia. ¡A nosotros trabajando no nos gana nadie!

Mención especial para mi abuela Teresita (la Tita), por enseñarme a juntar palabras desde bien pequeña e inculcarme el hábito de la lectura, que tanto me ha servido para todos mis estudios, y por permitirme no devolverle ningún libro de su librería. Mención también para mi abuelo de ochenta y ocho años (el Pepe), que mientras escribo este libro seguramente estará volando en avioneta.

A mis abuelos que no están, Sebastià y Antonia, porque siempre los tengo presentes, aunque llevan años en el cielo. Mi abuelo Sebastià me enseñó a multiplicar y a dividir antes de que en el colegio nos enseñaran a sumar.

A la doctora Marimer Pérez, porque es más que una médica y que una amiga; es un ser de luz. Un regalo que la vida puso en mi camino. Ella, que es médica, sabrá el piropo que le lanzo cuando le digo que es puro ATP.

Al doctor Enrique Esteve, gracias por escribirme el prólogo del libro. Te digo lo que pienso de ti: ¡eres un linfocito T regulador! ¿Qué mejor piropo se le puede lanzar a un inmunólogo?

A Marta Castroviejo y a Xusa Sanz, porque lo nuestro no sé si es amistad o directamente hermandad. Os quiero con todo mi corazón. ¡Sois vitahormona D!

A la doctora Maria Arqué, porque un día la vida nos juntó y desde entonces compartimos una gran amistad y muchas pacientes. Maria, tú eres DHA. Porque si te digo que eres una crucífera o un cefalópodo, igual me matas.

A Júlia Rovira, más conocida como @vadesabores, porque es un regalo que me hicieron las redes sociales, y por corregirme el primer manuscrito de este libro un viernes a altas horas de la madrugada, y por animarme a seguir escribiendo cuando me quedé atascada. Sospecho que no me escucha cuando le hablo de los ritmos circadianos.

A Marta Obrador y a María José Nicolau, porque la carrera de farmacia no habría sido lo mismo sin ellas. Porque nadie sabrá nunca nuestro secreto para aprobar la botánica. Ni los botes de Nutella que comíamos antes de ser *healthy*. Y, aunque vosotras estéis en Mallorca y yo en Barcelona, el amor nos llega. ¡Y qué caray! Yo tengo casa en Mallorca y vosotras en Barcelona.

A Núria Torrent Josa, mi amiga desde los tres años y, según nuestras abuelas, también mi prima. Gracias, Núria, por estar en todos los momentos de mi vida, los buenos y los malos. Eres una persona entusiasta y lista, y muy buena amiga. Jamás me has dado un consejo equivocado.

A Almudena Jiménez, Inés Grasses, Carles Badenes, Priscila Ciscar, Montse Gou, Ana Santamarina, Naida Camarasa, las doctoras Amaia Ochoa y Rudith Guzmán, Andrea Combalia, Carolina Simona, Alba Oliveres y María Fraile Guerra. Porque, aunque cada uno tenga un proyecto distinto de vida, vivamos lejos y estemos muy ajetreados, tenemos un denominador común: nos queremos mutuamente y nos deseamos lo mejor. Gracias por comprender que, debido a mi trabajo, no siempre puedo estar presente en todos los saraos, pero os quiero mucho.

A mi prima Laura Capell y a su pareja, Jordi Solé, porque sé que les hará una ilusión enorme ver su nombre en los agradecimientos.

A mi suegra Milagros y a la tía Rosalía, gracias siempre por los buenos consejos, por tener en vuestras casas el chocolate que me gusta y por la buena conversación.

A Genni Macias y a Zaida Mateo, porque juntas somos el mejor equipo del mundo. No hay semana suficientemente dura como para que no la podamos superar. Gracias por vuestro gran trabajo diario, gracias por vuestra profesionalidad y vuestra actitud maravillosa. A vosotras no os hace falta leer a Viktor Frankl; lo lleváis en el ADN. Gracias, Genni, por formar parte de nuestra familia y por pensar siempre platos nuevos para mis pacientes. Gracias, Zaida, por tu empatía con nuestros pacientes, por tu buen trabajo diario, por la Zaidoterapia, porque no hay día lo bastante duro como para que no terminemos comentando alguna anécdota graciosa del día mientras comemos, aunque a veces comamos a las tantas.

A mis colaboradores: Lucía Martínez, Víctor Díaz, Elena Puig y Marta Clemente. Porque gracias a vosotros nuestros cursos son una maravilla y recibimos unas críticas estupendas.

A todos los profesores que he tenido a lo largo de mi vida y que me han iluminado por su maravilloso conocimiento: Alfons del Pozo, Jordi Camarasa, Juan Mesa, Pau Oller, Xevi Verdaguer, Gina Lladó, Juanjo Herrero y Margarita Torres.

Y, como digo en la primera página, el libro está dedicado a todos mis pacientes. Quiero que mi agradecimiento hacia ellos conste también en estas últimas páginas, porque los estudios me han proporcionado los títulos, pero ellos me aportan conocimiento y lecciones cada día.

No podían faltar en estos agradecimientos Laura Álvarez y la editorial Grijalbo, por tener fe en este proyecto y en mí.

Y finalmente a Coco, Basic, Dalí, Mickey, Blanqueta, Tiramisú y a todos los perritos y gatos que adoptamos mi hermano y yo cuando éramos pequeños. Tuvimos hasta una tortuga. ¡Casi montamos una protectora de animales! Y ahora ya sabes que ellos fueron el motor del maravilloso remedio de los animales del que tanto he hablado en este libro.

Gracias infinitas a ti, que tienes este libro en las manos.